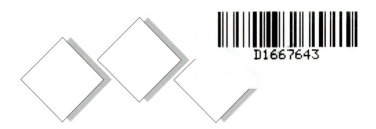

Fritz K. Beller

Brevier des Frauenarztes als Hausarzt der Frau

Band 2: Gynäkologische Grenzgebiete

Herausgeber:
Berufsverband der Frauenärzte e. V.

Wir danken dem Unternehmen
Solvay Arzneimittel GmbH, Hannover,
für die freundliche Unterstützung
bei der Produktion dieses Buches.

pro Kongressverlag Gertrud Lulinski GmbH – 86928 Hofstetten

Die Fortbildungsreihe des BERUFSVERBANDES DER FRAUENÄRZTE e. V. wird von A. Malter herausgegeben.

Bisher erschienen:

Das Risiko vaskulärer Komplikationen unter oralen Kontrazeptiva, Februar 1993, ISBN 3-7987-0316-7, Verlag: Karl Elser Druck, Mühlacker

Geburtsasphyxie und kindlicher Hirnschaden, Mai 1995, Verlag: MCM-Verlag, Sekretariat MJCM AG, c/o Mediatech, Steinackerweg 2, CH-8488 Turbenthal/Schweiz

Der chronische Schmerz im kleinen Becken, Oktober 1996, ISBN 3-980-4852-1-8, Verlag: pro service & verlag, Hofstetten

Gebührenrecht, 1996, ISBN 3-980-4852-0-X, Verlag: pro service & verlag, Hofstetten

Brevier der Menopausenbehandlung, 1998, ISBN 3-980-4852-2-6, Verlag: pro service & verlag, Hofstetten

Gestagene – Ein Ratgeber für die Praxis, 1998, ISBN 3-980-4852-3-4, Verlag: pro Kongressverlag Gertrud Lulinski GmbH, Hofstetten

Brevier des Frauenarztes als Hausarzt der Frau, Bd. 1, 2000, ISBN 3-935 195-00-1, Verlag: pro Kongressverlag Gertrud Lulinski GmbH, Hofstetten

Herausgeber:
Prof. Dr. med. Dr. med. h. c. Fritz K. Beller
Berufsverband der Frauenärzte e. V.
Pettenkoferstraße 35, 80336 München, Telefon 0 89/ 5 32 84 32, Fax 0 89/ 5 38 91 10
Präsident: Dr. med. Armin Malter; Hauptgeschäftsführer: Dr. Burkhard Scheele

Autoren:
Univ.-Prof. Dr. med. Gerd Assmann, Münster; Prof. Dr. med. Dr. med. h. c. Fritz K. Beller, Fort Myers; Priv.-Doz. Dr. Norbert Boos, Zürich; Dr. med. Viktor A. Czaika, Berlin; Priv.-Doz. Dr. med. Walter Dmoch, Düsseldorf; Priv.-Doz. Dr. med. Arnold von Eckardstein, Münster; Dr. med. Andreas Hamann, Heidelberg; Prof. Dr. med. Dr. med. h. c. Renate Huch, Zürich; Prof. Dr. med. Friedrich Husmann, Bad Sassendorf; Prof. Dr. med. Heribert Kentenich, Berlin; Prof. Dr. med. Vera Loening-Baucke, Iowa City; Prof. em. Eberhard F. Mammen, M. D., Detroit; Dr. med. Friederike Siedentopf, Berlin; Prof. Dr. med. Rolf A. K. Stahl, Hamburg; Prof. Dr. med. Wolfram Sterry, Berlin; Dr. med. Sergio Thomann, Zürich; Dr. med. Winfried Voderholzer, Berlin; Prof. Dr. med. Hans-Josef Weh, Bielefeld; Dr. med. Ulrich Wenzel, Hamburg; Prof. Dr. med. Eberhard Windler, Hamburg

Verlag:
pro Kongressverlag Gertrud Lulinski GmbH
Am Anger 22, 86928 Hofstetten, Telefon 0 81 96/99 90 49, Fax 0 81 96/13 40

Lektorat:	Angelika Forster-Walter	
Projekt-/Herstellungsleitung:	Stefanie Motz	Printed in Germany
Satz/Grafik:	Wollinsky & Partner, München	
Druck:	Bosch-Druck GmbH, Ergolding	ISBN 3-935 195-02-8

Inhalt

Autoren

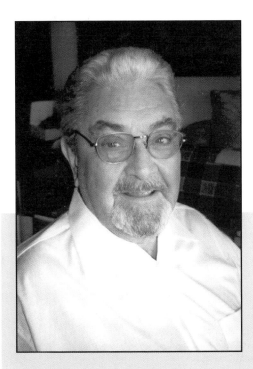

Fritz K. Beller, Prof. Dr. med. Dr. h. c.

Professor Beller hat sich 1955 in Gießen habilitiert und wurde 1960 an das Department of Obstetrics and Gynecology der New York University berufen. Von 1973 bis 1988 war er Direktor der Universitäts-Frauenklinik Münster, anschließend wurde er auf die Keettel-Professur der University of Iowa berufen.

Nach seiner erneuten Emeritierung lebt Professor Beller in Florida.

Fritz K. Beller hat den Seminarkongress des Frauenarztes mehr als 18 Jahre geleitet und auch organisatorisch verantwortet. Die „Fortbildungsreihe des Berufsverbandes der Frauenärzte" geht auf ihn zurück.

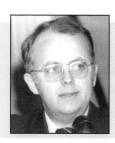

Gerd Assmann, Prof. Dr. med.
Direktor des Instituts für Klinische Chemie und
Laboratoriumsmedizin
Westfälische Wilhelms-Universität Münster
Albert-Schweitzer-Str. 33, D-48129 Münster
Geschäftsführender Direktor
Institut für Arterioskleroseforschung an der
Universität Münster, Domagkstr. 3, D-48149 Münster

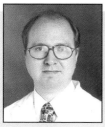

Norbert Boos, PD Dr.
Leitender Arzt
Orthopädische Universitätsklinik Balgrist
Forchstr. 340
CH-8008 Zürich

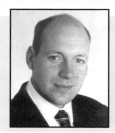

Viktor A. Czaika, Dr. med.
Facharzt für Dermatologie und Venerologie
Klinik für Dermatologie, Venerologie und Allergologie
mit Asthma-Poliklinik
Universitätsklinikum Charité
der Humboldt-Universität zu Berlin
Schumannstr. 20/21
D-10117 Berlin

Walter Dmoch, PD Dr. med. habil.
Arzt für Neurologie und Psychiatrie, Psychoanalytiker
Bromberger Str. 22
40599 Düsseldorf

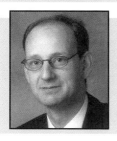

Arnold von Eckardstein, Prof. Dr. med.
Oberarzt am Institut für Klinische Chemie und
Laboratoriumsmedizin,
Zentrallaboratorium
Westfälische Wilhelms-Universität Münster
Albert-Schweitzer-Str. 33
D-48129 Münster

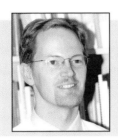

Andreas Hamann, Dr. med.
Oberarzt der Abteilung Innere Medizin I
Universitätsklinikum Heidelberg
Medizinische Klinik und Poliklinik
Bergheimer Str. 58
D-69115 Heidelberg

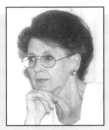

Renate Huch, Prof. Dr. Dr. h.c.
Leitende Ärztin und Leitung
der Perinatalphysiologischen Forschungsabteilung
UniversitätsSpital Zürich
Dept. Frauenheilkunde, Klinik und Poliklinik
für Geburtshilfe
Frauenklinikstr. 10
CH-8091 Zürich

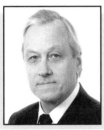

Friedrich Husmann, Prof. Dr. med.
Zur Hepper Höhe 2e
D-59505 Bad Sassendorf

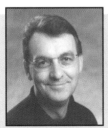

Heribert Kentenich, Prof. Dr. med.
Chefarzt der DRK-Frauenklinik Pulsstraße
Pulsstr. 4
D-14059 Berlin
Präsident der Deutschen Gesellschaft
für Psychosomatische Geburtshilfe und Gynäkologie

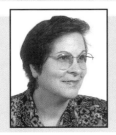

Vera Loening-Baucke, M. D., Prof. Dr. med.
Professorin der Kinderheilkunde
Department of Pediatrics
University of Iowa
200 Hawkins Drive – JCP 2555
Iowa City, IA 52242-1083, USA

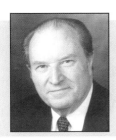

Eberhard Mammen, F. M. D.
Professor Emeritus
Wayne State University
School of Medicine
Detroit, MI, USA

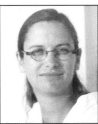

Friederike Siedentopf, Dr. med.
Fachärztin für Gynäkologie und Geburtshilfe
Assistenzärztin an der DRK-Frauen-
und Kinderklinik Pulsstraße
Pulsstr. 4
D-14059 Berlin

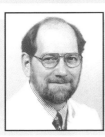

Rolf A. K. Stahl, Prof. Dr. med.
Direktor der Abteilung für Nephrologie und Osteologie
Universitäts-Krankenhaus Eppendorf
Medizinische Klinik und Poliklinik
Martinistr. 52
D-20246 Hamburg

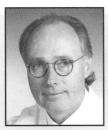

Wolfram Sterry, Prof. Dr. med.
Klinikdirektor der Klinik für Dermatologie, Venerologie
und Allergologie mit Asthma-Poliklinik
Universitätsklinikum Charité
der Humboldt-Universität zu Berlin
Schumannstr. 20/21
D-10117 Berlin

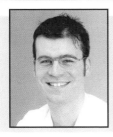

Sergio Thomann, Dr. med.
Dufarrstr. 61
CH-8008 Zürich

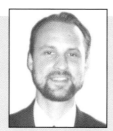

Winfried Voderholzer, Dr. med.
Assistenzarzt, Leiter des Gastrointestinalen
Motilitätslabors
Universitätsklinikum Charité
der Humboldt-Universität zu Berlin
IV. Medizinische Klinik, Abteilung Motilität
Schumannstr. 20/21
D- 10117 Berlin

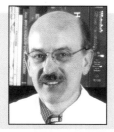

Hans-Josef Weh, Prof. Dr. med.
Chefarzt der Medizinischen Klinik II,
Hämatologie – Onkologie – Immunologie
St. Franziskus-Hospital
Kiskerstr. 26
D-33615 Bielefeld

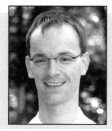

Ulrich Wenzel, Dr. med.
Assistenzarzt am
Universitäts-Krankenhaus Eppendorf
Klinik und Poliklinik für Innere Medizin
Abteilung für Nephrologie und Osteologie
Martinistr. 52
D-20246 Hamburg

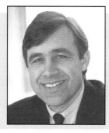

Eberhard Windler, Prof. Dr. med.
Oberarzt
Universitäts-Krankenhaus Eppendorf
Klinik und Poliklinik für Innere Medizin
Martinistr. 52
D-20246 Hamburg

Vorwort

VORWORT

Der erste Teil des zweibändigen „Brevier des Frauenarztes als Hausarzt der Frau" liegt seit dem „Kongress der Deutschen Gesellschaft für Gynäkologie und Geburtshilfe" im Juni 2000 vor. Zuschriften und persönliche Aussagen geben mir die Gewissheit, dass dieses Buch als kurz gefasster Abriss der Gynäkologie seinen Zweck erfüllt. Sie werden bemerkt haben, dass viele zeitgemäße Gedanken eingeflossen sind.

Der zweite Band enthält Kapitel über die Randgebiete unseres Faches. Damit liegt erstmals ein Kompendium vor, das über Erkrankungen informiert, bei denen der Frauenarzt als Hausarzt der Frau beratend tätig werden kann. Die einzelnen Kapitel werden dem Frauenarzt die Überweisung der Patientin an die Fachärztin/den Facharzt vereinfachen, und die Patientin – eventuell auch ihre Familienmitglieder – werden die Kompetenz der Beratung mit Hochachtung bemerken, wenn schon eine Honorierung zunächst noch nicht möglich ist.

In den USA wurden bereits im Rahmen einer neuen Ausbildung Kenntnisse über die gynäkologischen Randgebiete vermittelt. In Deutschland wird es noch lange dauern, bis daran zu denken ist. Aber ich bin sicher, dass dieser Band ein Wegbereiter dafür ist, was die Bezeichnung „der Frauenarzt als Hausarzt der Frau" im Einzelnen beinhaltet.

Wie bereits im ersten Band finden Sie im vorliegenden zwei Arten von Literaturhinweisen: zum ersten Verfassernamen und/oder Nummern im Text, die sich auf umfangreiche Literaturverzeichnisse beziehen, die auf Anfrage bei den Verfassern erhältlich sind (Anschriften siehe Autorenverzeichnis, S. 7ff.). Am Ende aller Kapitel finden sich Hinweise auf weiterführende Literatur.

Die Autoren, vorwiegend in nicht gynäkologischen Fachbereichen tätig, haben den Sinn dieses Buches verstanden und klar gegliederte Kapitel geschrieben, für die ich mich im Interesse der Leser herzlich bedanken möchte. Insbesondere liegt mir daran, die vertrauensvolle Zusammenarbeit herauszustellen.

Auch die Zusammenarbeit mit dem pro Kongressverlag Gertrud Lulinski, insbesondere mit Frau Forster-Walter, war wie immer ausgezeichnet.

Fritz K. Beller   Fort Myers, Florida

(Januar 2001)

Herzkrankheiten

Eberhard Windler

HERZKRANKHEITEN

Eberhard Windler

Die häufigen und klinisch wesentlichen Krankheiten des Herzens unterscheiden sich in jüngeren und höheren Jahren. Während sich bei der jungen Frau noch angeborene Herzfehler bemerkbar machen können und funktionelle Störungen häufig sind, stehen mit fortschreitendem Alter degenerative Erkrankungen, insbesondere Auswirkungen der Arteriosklerose, im Vordergrund.

Klinisch lassen sich die häufigen Herzkrankheiten in vier Kategorien mit allerdings überschneidender Ätiologie und Symptomatik einteilen:
• Herzinsuffizienz
• Herzfehler
• Herzrhythmusstörungen
• Koronare Herzkrankheit

Symptome und Beschwerden

Die Symptomatik, mit der sich die häufigen Herzerkrankungen bemerkbar machen, ist überwiegend charakteristisch. Auf die Beseitigung dieser Beschwerden zielt die Therapie in erster Linie ab.

● Knöchel- und Unterschenkelödeme
Ödeme als Zeichen der Rechtsherzinsuffizienz sind gut eindrückbar und symmetrisch, also beidseits. Sie sind abends stärker ausgeprägt und werden in der Nacht ausgeschwemmt, was sich als Nykturie bemerkbar macht.

● Dyspnoe

Luftnot ist einerseits vieldeutig, andererseits für die Linksherzinsuffizienz charakteristisch. Feuchte Rasselgeräusche beiderseits über den basalen Lungenabschnitten sind ein typischer Hinweis. Davon abzugrenzen ist die Dyspnoe durch Lungenerkrankungen: Pneumonie mit Entzündungszeichen und meist asymmetrischen Rasselgeräuschen, Asthma und chronisch-obstruktive Lungenerkrankung mit Spastik und trockenen Rasselgeräuschen und dem akuten Ereignis einer Lungenembolie in prädisponierenden Situationen.

In ausgeprägten Fällen besteht in der Regel bereits Ruhedyspnoe. Belastungsdyspnoe, die z. B. beim Treppensteigen zum Pausieren zwingt, kann Hinweis auf eine latente Linksherzinsuffizienz sein. Typischerweise profitieren die Patientinnen von einer sitzenden Haltung auch im Bett (Orthopnoe).

Da häufig kein weiterer klinischer Befund zu erheben ist, bedarf die Differentialdiagnose zumindest bei Neuauftreten der Symptome der weiterführenden Diagnostik zum Ausschluss der genannten Lungenerkrankungen bis hin zum Ausschluss einer Raumforderung.

● Palpitationen

Das Spüren des Herzschlags wird als unangenehm empfunden, muss aber keinen Krankheitswert haben. Es kann durch
– stärkeren Herzschlag (z. B. bei erhöhtem Blutdruck),
– schnellen oder langsamen Puls oder
– Rhythmusstörungen
bedingt sein.

● Angina pectoris

Pectanginöse Beschwerden sind zwar auf den ersten Blick uncharakteristisch; durch Beachten weiterer Symptome kann aber häufig ein Thoraxschmerz anderer Genese abgegrenzt werden.

Der pectanginöse Schmerz ist schlecht lokalisierbar. Er projiziert sich nicht direkt auf das Herz. Überwiegend wird er als unangenehmer, dumpfer Druck empfunden, der nicht oberflächlich, sondern in der Tiefe des Thorax gespürt wird. Anders als der vertebragen oder costal bedingte Schmerz ist Angina pectoris nicht punktuell, nicht stichartig und nicht durch Druck auslösbar oder zu verstärken.

Genauso charakteristisch wie verwirrend kann die Lokalisation und Ausstrahlung der Angina pectoris sein. Sie kann isoliert oder ausstrahlend in der linken Schulter, im linken Arm bis in die Hand, seltener im rechten Arm oder in beiden Armen, im Epigastrium, zwischen den Schulterblättern, im Unterkiefer oder am lateralen Hals empfunden werden.

Typisch ist das Auftreten der Beschwerden bei Belastung, z. B. Treppensteigen, und das Sistieren in Ruhe oder zwei bis vier Minuten nach Nitrospray.

Kälte, insbesondere das Heraustreten in die Kälte, kann der Auslöser sein. Hoher, unkontrollierter Blutdruck kann Angina pectoris hervorrufen.

Auch in Ruhe können pectanginöse Beschwerden auftreten.

Einerseits gibt es besonders bei älteren Menschen die Dekubitalangina. Sie kann beim Hinlegen durch vermehrten Rückstrom des Bluts zum Herzen ausgelöst werden oder tritt in den frühen Morgenstunden durch ansteigende Katecholamine und Blutdruck auf.

Andererseits ist die Ruheangina ein typisches Zeichen für instabile Angina, also Angina, die auf eine neue Plaqueruptur hinweist und damit einen drohenden Infarkt anzeigt. Das ist ein medizinischer Notfall, der die Klinikeinweisung zum Ausschluss oder zur Therapie eines Infarkts erfordert.

Klinik häufiger Herzkrankheiten

Herzinsuffizienz

Rechtsherzinsuffizienz
Beschwerden
Symmetrische Knöchel- und Unterschenkelödeme sind das Kardinalsymptom der Rechtsherzinsuffizienz. Die Ödeme sind gut eindrückbar

und hinterlassen persistierende Dellen. Sie sind abends und nach längerem Stehen oder Sitzen stärker ausgeprägt.

Nachts werden sie durch die kardiale Entlastung im Liegen ausgeschwemmt, was zur Nykturie führt.

Nur in schweren Fällen bildet sich eine Stauungsleber, die typischerweise im Akutstadium druckschmerzhaft ist. Infolgedessen kann sich Aszites ausbilden.

Häufiger muss man mit Resorptionsstörungen durch ein Ödem der Darmwand rechnen. Das schränkt zum Beispiel die Resorption von Diuretika wie Furosemid bei dekompensierter Rechtsherzinsuffizienz deutlich ein, so dass eine intravenöse Behandlung notwendig werden kann.

Gestaute Jugularvenen können in halb liegender Stellung beobachtet werden.

Differentialdiagnosen

Einseitige Ödeme lassen an eine Thrombose denken. Varizen oder Pigmentierungen können ein Hinweis auf ein postthrombotisches Syndrom sein. Lymphödeme oder konstitutionell dickere Beine sind eher prall-elastisch, so dass Eindrücken keine bleibende Delle hinterlässt. Unter Kalziumantagonisten können beidseitige Ödeme als harmlose Nebenwirkung auftreten.

Genese

Am häufigsten ist die Rechtsherzinsuffizienz Teil einer biventrikulären Herzinsuffizienz (siehe Linksherzinsuffizienz).

Pulmonale Hypertension, z. B. bei chronisch-obstruktiver Lungenerkrankung (chronische Bronchitis), nach Lungenembolien, idiopathisch oder nach Pharmaka, wie Appetitzügler, imponieren als reine Rechtsherzinsuffizienz.

Klappenfehler des rechten Herzens sind selten. Trikuspidalklappeninsuffizienzen werden heute typischerweise bei Endokarditis durch intravenösen Drogenabusus gesehen.

Eine Pulmonalstenose kann angeboren sein oder als relative Stenose bei Vorhofseptumdefekt auftreten.

Linksherzinsuffizienz
Beschwerden
Das Leitsymptom der Linksherzinsuffizienz ist die Luftnot. Sie kann sich in schweren Fällen bereits als Ruhedyspnoe bemerkbar machen. Meist tritt sie erst bei Anstrengungen auf, z. B. beim Treppensteigen. Im Liegen verschafft der Patient sich Erleichterung durch eine halb sitzende oder sitzende Position im Bett (Orthopnoe).

Als Zeichen der Dekompensation können auskultatorisch über den Lungen beiderseits basal feuchte, feinblasige Rasselgeräusche zu hören sein.

Im Lungenödem sind dann unschwer über beiden Lungen feuchte, fein- und mittelblasige Rasselgeräusche hörbar. Auch eine leichte Spastik ist möglich. Der Patient ist blass, schweißig und kollaptisch.

Bei chronischer Herzinsuffizienz sind Pleuraergüsse möglich, die einseitig oder beidseitig eine basale Dämpfung und ein abgeschwächtes Atemgeräusch hervorrufen.

Genese
Biventrikuläre oder Linksherzinsuffizienz tritt im höheren Alter am häufigsten aufgrund degenerativer Prozesse auf. Ab dem mittleren Alter trägt oft eine koronare Herzkrankheit zur Herzschwäche bei. Herzrhythmusstörungen können die Pumpleistung vermindern.

Bei Tachykardie, Vorhofflimmern oder -flattern oder früh einfallenden Extrasystolen ist die Kammerfüllung durch eine verkürzte Diastole bzw. durch die fehlende Vorhofaktion vermindert. Das kann ein chronisches Problem sein. Meist aber kommt es akut, z. B. bei Auftreten von Vorhofflimmern, zur Dekompensation, was dann die Klinikeinweisung erfordert.

Bei Bradykardien macht sich der verminderte Auswurf bemerkbar. Insbesondere Frequenzen unter 50/min führen zur Symptomatik.

Erhöhter, unkontrollierter Blutdruck ist ein häufiger Grund für eine Linksherzinsuffizienz. Die akute Dekompensation aufgrund einer hypertensiven Krise ist ein sehr häufiger Anlass für eine Klinikeinweisung.

Stenosen der Herzklappen können aufgrund des verminderten Durchflusses zur Links- bzw. Rechtsherzinsuffizienz führen. Vergleichbare

Wirkung hat Pendelblut bei Insuffizienzen. Aufgrund des Blutrückflusses mit systolischem Druck führen Trikuspidal- und Mitralklappeninsuffizienzen schon früh zu Rechts- bzw. Linksherzinsuffizienz.

Weitergehende Diagnostik

Auskultation: Rhythmusstörungen, Pulsdefizit durch verminderte Füllung, Geräusche als Hinweis auf Klappenfehler sind prinzipiell zu erfassen; eine weitergehende Interpretation kann durch den Internisten erfolgen.

Blutdruckmessung: Ein Blutdruck über der Norm von 140 zu 90 mmHg prädisponiert zur Linksherzinsuffizienz.

Röntgen Thorax bei Verdacht auf Lungenödem oder Pleuraergüsse. Eine Aufnahme in Seitenlage zeigt das Auslaufen des Ergusses und grenzt Raumforderungen und Schwarten ab.

EKG: Tachykardien, Bradykardien und Rhythmusstörungen sind prinzipiell zu erkennen; eine weitergehende Auswertung muss durch den Internisten vorgenommen werden.

Herzecho erfasst Rechtsherzbelastung, Herzklappenfehler, Cardiomyopathien und Endo- und Perikarditiden. Oft ist nach einem Infarkt echokardiographisch eine verbleibende Zone geringerer Kontraktilität (Hypokinesie) darstellbar.

Differentialdiagnosen

Eine Pneumonie führt auch zu feuchten Rasselgeräuschen. Sie sind aber in der Regel einseitig und gehen mit Entzündungzeichen einher. Asthma oder chronisch obstruktive Lungenerkrankung (COPD) sind meist bekannte Diagnosen. Auskultatorisch imponieren Giemen und trockene Rasselgeräusche. Bei Emphysem ist lediglich das Atemgeräusch abgeschwächt. Lungenembolien führen zu akuter Atemnot. Die Auskultation ist meist unauffällig. Üblicherweise liegen prädisponierende Umstände vor, wie die erste Mobilisation nach Bettruhe.

Dyspnoe und Pleuraergüsse anderer, seltenerer Genese, wie z. B. Lupus erythematodes oder Tumoren, müssen gegebenenfalls ausgeschlossen werden.

Therapie

Soweit möglich, sollte die Korrektur einer zugrunde liegenden Störung vorgenommen werden. Dazu gehört sehr oft die Blutdruckeinstellung. Die Erstbehandlung von Herzrhythmusstörungen gehört in der Regel in die Hand des Spezialisten, im Akutfall sogar unter stationären Bedingungen. Zu den wichtigen Allgemeinmaßnahmen gehören eine Flüssigkeitsrestriktion auf 1,5 Liter und eine Salzrestriktion. Beide Maßnahmen sind wirksam, aber nicht ganz leicht durchzuführen. Ein Trinkzettel als Tagebuch und der Verzicht auf nachträgliches Zusalzen können hilfreich sein. Basis der Behandlung ist viel Ruhe und das Vermeiden von Überanstrengungen. Das Herz kann nicht trainiert, sondern nur geschont werden. Daher gehört intermittierende Bettruhe zur Therapie der schweren Herzinsuffizienz. Angepasste leichte bis mittelschwere Belastung ist allerdings erlaubt.

Rechtsherzinsuffizienz

Zur Rekompensation kann das Hochlagern der Beine nützlich sein. Oft sind anfänglich Schleifendiuretika wie Furosemid notwendig, in schweren Fällen auch intravenös. Als Langzeittherapie reichen in der Regel Diuretika vom Thiazidtyp in fester Kombination mit einem Kalium sparenden Diuretikum aus, morgens, eventuell auch mittags gegeben.

Linksherzinsuffizienz

Bei akuter Dekompensation mit pulmonalen Stauungszeichen ist es für den Patienten erleichternd, den Oberkörper hochzulagern und Sauerstoff zu geben. Wenn der Blutdruck normal oder sogar erhöht ist, entlasten ein bis zwei Hübe Nitro das Herz prompt. Schleifendiuretika, z. B. 40–80 mg Furosemid oral oder bei ausgeprägter Luftnot intravenös, führen zu sofortiger Ausscheidung eines verdünnten Urins. Das ist auch diagnostisch wegweisend, z. B. bei gleichzeitig bestehender chronisch-obstruktiver Lungenerkrankung und daher erschwerter Differentialdiagnose. Die drastische Diurese wird bis zur Rekompensation wiederholt.

Erhöhter Blutdruck als ein häufiger Auslöser eines Lungenödems muss umgehend gesenkt werden. Akut helfen ein bis zwei Hübe Nitro, wofür der Patient nicht schlucken und kein venöser Zugang gesucht werden muss. 10 mg Nifidipin aus einer aufgestochenen oder aufgebissenen Kapsel senken auch zuverlässig und sicher den Blutdruck. Der Inhalt der Kapsel wirkt allerdings nicht sublingual, sondern muss hinuntergeschluckt werden.

Grundbedingung der Langzeittherapie ist die Korrektur auslösender Ursachen wie erhöhter Blutdruck, Rhythmusstörungen oder Herzfehler. Bei koronarer Herzkrankheit sind Lipidsenker vom Statintyp auch hinsichtlich der Herzinsuffizienz sehr wirkungsvoll. Für die chronische Therapie kommen ACE-Hemmer, Digitalis, Diuretika, Spironolacton und Beta-Blocker in Frage.

Basis ist in der Regel die Einstellung auf einen ACE-Hemmer, z. B. 2–3 mal 25 mg Captopril, da er die Lebenserwartung von Patienten in allen Stadien der Herzinsuffizienz verbessert. Das Medikament wird einschleichend, beginnend mit einer Testdosis von 6,25 mg, unter Beobachtung langsam über Tage gesteigert. Blutdruck und Kreatinin müssen beachtet werden, wobei normal niedrige Drucke und leichte Kreatininerhöhungen toleriert werden können. Wegen unvorhersagbarer Blutdruckabfälle dürfen ACE-Hemmer nie unter Diuretika begonnen werden. Erst als zweiter Schritt kann morgens oder mittags ein Diuretikum auch in fester Kombination zugesetzt werden.

Digitalis beeinflusst die Langzeitprognose nicht, verbessert aber die Belastbarkeit der Patienten. Langsame Aufsättigung von Digoxin mit der Erhaltungsdosis von 0,2 bis 0,3 mg bei normalem Kreatinin reicht in der Regel. Sonst kann über drei Tage aufgeteilt die Wirkdosis von etwa 1 mg gegeben werden. Das gilt auch für Digitoxin, wobei dann allerdings die Tagesdosis nur 0,07 mg bis maximal 0,1 mg beträgt. Digitoxin ist wegen der Unabhängigkeit von der Nierenfunktion durch Ausscheidung durch die Leber grundsätzlich bei Niereninsuffizienz und älteren Patienten zu bevorzugen. Da es sich um eine Langzeitbehandlung handelt, gilt das schon spätestens für Siebzigjährige.

Ein weiteres einfaches Adjuvans ist die Gabe von 25 mg Spironolacton, um dem regelhaft bestehenden sekundären Hyperaldosteronismus entgegenzuwirken. Das Kalium muss beachtet werden, wobei ohnehin niedriges Kalium überwiegt. Auch diese einfache Behandlung wirkt nach neuen Erkenntnissen lebensverlängernd.

Bei schwerer Linksherzinsuffizienz verbessern Beta-Blocker die Prognose. Die Dosis muss hoch sein und ist deshalb während der wochenlangen Einschleichphase erheblich mit Nebenwirkungen belastet. Die Therapie kann nur durch den Spezialisten in der Regel unter stationären Bedingungen eingeleitet werden.

● Häufige Herzfehler

Genese
Angeborene Herzfehler, die lange asymptomatisch bleiben bzw. erst im Erwachsenenalter symptomatisch werden, betreffen vor allem Aortenklappenstenosen und Vorhofseptumdefekte.

Im Laufe des Lebens können Endokarditiden die Herzklappen schädigen. Im höheren Alter führt Sklerose aller Klappen, insbesondere der Aortenklappe, zur Fehlfunktion.

Vorhofseptumdefekt
Das Blut fließt aufgrund des höheren Drucks vom linken Vorhof durch den Vorhofseptumdefekt wieder in den rechten Vorhof und passiert den rechten Ventrikel und die Lunge ein zweites Mal. Die höhere Lungenbelastung kann zur Dyspnoe führen. Im Spätstadium kommt es zur pulmonalen Hypertension mit Rechtsherzinsuffizienz und sogar Shunt-Umkehr. Häufig werden die Patienten erst in diesem Stadium symptomatisch, wenn es für die Korrektur zu spät ist.

Auskultatorisch ist ein fixgespaltener, also atemunabhängiger zweiter Herzton charakteristisch. Aufgrund des zusätzlichen Blutflusses ist ein Systolikum einer relativen Pulmonalstenose nicht ganz leicht links parasternal im 2. ICR zu hören. Im EKG imponiert fast regelhaft ein inkompletter Rechtsschenkelblock. Da die Korrektur im Spätstadium nicht mehr möglich ist, sollte der geringste Verdacht zur Überprüfung durch einen Kardiologen führen.

Aortenklappe

Bei jungen Frauen ist eine angeborene Aortenstenose möglich. Bei Frauen im mittleren Alter kann sich ein Aortenfehler aufgrund einer früheren Endokarditis oder eines Rheumatischen Fiebers entwickelt haben. Auch wenn auskultatorisch das Stenosegeräusch überwiegt, handelt es sich meist um einen kombinierten Fehler. Bei älteren Frauen besteht sehr häufig eine Sklerosierung der Aortenklappe. Das Systolikum kann rein funktionell sein, aber auch auf eine hämodynamisch wirksame Stenose hindeuten.

Das Systolikum einer Aortenklappenstenose ist im 2. ICR rechts parasternal zu hören und strahlt in beide Carotiden aus, wenn es auf eine bedeutungsvolle Stenose hinweist. Trotz der Stenose kann der Blutdruck normal sein, ist altersbedingt sogar oft erhöht. Ein Sklerosegeräusch ohne wesentliche Stenose ist in höherem Alter sehr viel häufiger, darf aber nicht dazu verleiten, dem Verdacht eines relevanten Klappenfehlers nicht durch ein Herzecho nachzugehen. Die Gefährdung auch durch plötzlichen Herztod ist groß, die Korrektur der Klappe jedoch bis ins sehr hohe Alter möglich. Jede Komplikation wie kardiale Dekompensation oder Synkope ist eine Indikation zur Operation.

Die Aortenklappeninsuffizienz ist seltener und oft mit einer Stenose kombiniert. Das Diastolikum ist im 2. ICR und tiefer, oft besser am sitzenden, leicht nach vorn gebeugten Patienten hörbar. Bedingt durch den Blutrückfluss ist ein niedriger diastolischer Druck mit einer großen Druckamplitude charakteristisch.

Mitralklappe

Häufiger ist eine Mitralklappeninsuffizienz mit einem typischen Systolikum über der Herzspitze und Ausstrahlung bis in die linke Axilla. Der

Verdacht sollte in jedem Fall Anlass zur kardiologischen Erstabklärung geben.

Der Rückfluss des Blutes mit systolischem Druck in den Vorhof und den Pulmonalkreislauf kann frühzeitig zu einer pulmonalen Stauung führen mit allen Folgen wie unter Linksherzinsuffizienz beschrieben. Die Dehnung des linken Vorhofs löst häufig eine absolute Arrhythmie mit Vorhofflimmern aus. Die Behandlung der Linksherzinsuffizienz steht im Vordergrund und kann lange konservativ durchgeführt werden.

Die Mitralstenose ist weitaus seltener. Bedingt durch den niedrigeren Druck im Vorhof ist das Systolikum leise und oft schlecht zu hören. Häufig weist erst eine absolute Arrhythmie durch die Vorhofdehnung auf den Klappenfehler hin.

Endokarditis

Bei unklarem Fieber und schweren Infektionen muss immer auch an die Möglichkeit einer Endokarditis gedacht werden. Sie befällt vor allem die Aortenklappe, aber auch die Mitralklappe. Bei i. v.-Drogenabhängigen ist typischerweise die Trikuspidalklappe betroffen.

Durch Klappenschädigung kommt es erst als Spätfolge zu Stenosegeräuschen. Zunächst führt eine Endokarditis überwiegend zur Insuffizienz. Über der Mitral- oder Trikuspidalklappe führt der Rückfluss des Blutes zu einem systolischen Geräusch. Über der Aortenklappe kommt es entsprechend zu einem diastolischen Geräusch. Wegweisend ist auch eine Änderung, insbesondere Zunahme des Geräusches über Tage. Bei jedem Verdacht ist eine kardiologische Abklärung mittels transthorakalem und häufig transösophagealem Herzecho dringend erforderlich.

● Herzrhythmusstörungen

Beschwerden

Herzrhythmusstörungen können subjektiv als Palpitationen, Herzstolpern oder Herzrasen unangenehm empfunden werden, oder die Auswirkungen können zu Symptomen wie Kreislaufschwäche, Synkope, Herzinsuffizienz mit Dyspnoe bis Lungenödem führen.

Genese

Einzelne Extrasystolen gelten als physiologisch. Besonders sportlich Trainierte können in Ruhe Extrasystolen entwickeln. Herzfehler können zu Rhythmusstörungen führen. Am häufigsten liegt bei älteren Frauen eine koronare Herzkrankheit zugrunde.

Diagnostik

Das Ruhe-EKG wird immer durchgängige Rhythmusstörungen wie eine absolute Arrhythmie zeigen, während für intermittierende Rhythmusereignisse ein Langzeit-EKG notwendig ist. Bei seltenen, aber schwerwiegenden Rhythmusstörungen, die beispielsweise zu einer Synkope mit Verletzung geführt haben, kann ein Langzeit-EKG über 72 Stunden notwendig sein.

Bei Tachykardien ist eine Hyperthyreose durch Bestimmung des TSH auszuschließen.

Bei Verdacht auf einen Herzfehler oder koronare Herzkrankheit müssen entsprechende Untersuchungen vorgenommen werden.

Durch ein Belastungs-EKG lassen sich oft Ischämie-bedingte Extrasystolen provozieren.

Während unter Belastung zurückgehende oder verschwindende Extrasystolen in der Regel harmlos und wahrscheinlich ein Trainingseffekt sind, können unter Belastung auftretende Extrasystolen Zeichen einer Herzkrankheit sein – eines Klappenfehlers oder häufiger einer koronaren Herzkrankheit.

Rhythmusstörungen – klinisch oder im EKG – müssen umgehend von einem erfahrenen Arzt beurteilt werden. Frequenzen unter 50/min oder über 120/min können einen internistischen Notfall bedeuten.

Behandlung

Vor weiteren Maßnahmen muss eine Hypokaliämie ausgeglichen werden. Bei Bradykardien unter 50/min sind Beta-Blocker eventuell in Abhängigkeit von der Indikation abzusetzen oder zu reduzieren. Digitalis muss unter diesen Umständen abgesetzt werden. Eine Überdosierung kann durch Spiegelmessung ausgeschlossen werden. Das muss auch bei Extrasystolen, insbesondere Bigeminus, geschehen.

Bei persistierender ständiger oder intermittierender symptomatischer Bradykardie oder zeitweiliger Frequenz um oder unter 40/min ist in der Regel die umgehende Schrittmacherversorgung angezeigt.

Tachykarde Rhythmusstörungen

Tachykardien lassen sich oft entsprechend fachärztlicher Indikation mit Digitalis, Beta-Blockern oder negativ chronotrop wirkenden Kalziumantagonisten wie Verapamil behandeln. In jedem Fall sollte das Kalium zwischen 4 und 5 mmol/l gehalten werden.

Die häufigsten bedeutungslosen Rhythmusstörungen sind supraventrikuläre Extrasystolen. Charakteristischerweise ist der QRS-Komplex im EKG normal schmal – also nicht verbreitert wie bei ventrikulären Extrasystolen. Auch die meisten ventrikulären Extrasystolen bedürfen keiner Behandlung. Selbst subjektiv als störend empfundene Palpitationen werden häufig wirksamer durch Versicherung der Harmlosigkeit behandelt als durch Medikamente. Einzelne Extrasystolen sind ohnehin physiologisch. Vermindert sich ihre Zahl unter körperlicher Belastung, spricht das für trainingserworbene, gutartige Rhythmusstörungen.

Die häufigste behandlungsbedürftige Rhythmusstörung ist die absolute Arrhythmie bei Vorhofflimmern. Akut aufgetreten, kann sie sich als bloße Palpitation bemerkbar machen, kann aber auch zur Herzinsuffizienz mit Luftnot oder Lungenödem führen. Langzeitig birgt das Vorhofflimmern die Gefahr der Ausbildung von Vorhofthromben, die durch Embolisierung einen Apoplex, einen akuten arteriellen Verschluss der Extremitäten oder einen Mesenterialinfarkt auslösen können. Absolute Arrhythmie bei Vorhofflattern ist seltener und durch die regelmäßige Überleitung rhythmisch. Das Embolierisiko ist nur geringfügig erhöht.

Wegen der Emboliegefahr muss die Rhythmisierung in der Regel unter stationären Bedingungen angestrebt werden. Innerhalb von 48 Stunden kann das medikamentös oder elektrisch erfolgen. Bei länger bestehendem Vorhofflimmern muss drei Wochen vor und vier Wochen nach der Rhythmisierung mit Marcumar® oder Heparinisierung im Hemmbereich der Gefahr der Embolisierung vorgebeugt werden.

Wenn die Rhythmisierung nicht gelingt, muss einerseits die Frequenz mittels Digitalis, Beta-Blockern oder negativ chronotrop wirkenden Kalziumantagonisten wie Verapamil kontrolliert werden. Andererseits muss der Emboliegefahr durch Marcumarisierung vorgebeugt werden. Bei erhöhter Emboliegefahr, insbesondere nach einer bereits stattgehabten Embolie, muss die Marcumarisierung im therapeutischen Bereich von 15–25 % (INR um 3) angestrebt werden. Bei Blutungsgefährdung und älteren Patientinnen ab dem 70. Lebensjahr ist eine vorsichtigere Marcumarisierung mit Quick-Werten im Low-dose-Bereich von 30–40 % (INR 2–3) ausreichend. Der Zielwert hängt daher von einer Reihe von Faktoren ab und sollte durch einen internistischen Fachkollegen festgelegt werden.

● Koronare Herzkrankheit

Unter den arteriosklerotischen Herz-Kreislauf-Erkrankungen stehen die Koronare Herzkrankheit und im höheren Alter zerebrale Durchblutungsstörungen im Vordergrund (siehe Hochdruck und Schlaganfall). Herzinfarkte und Folgekrankheiten der koronaren Herzkrankheit wie Herzinsuffizienz und Rhythmusstörungen sind bei Frauen ähnlich häufig wie bei Männern. Dennoch sind Frauen vor der Menopause vergleichsweise geschützt. Erst mit dem sechzigsten Lebensjahr kommt es zu einem steilen Anstieg tödlicher und nicht tödlicher Herzinfarkte. Zu frauenspezifischen Problemen und Therapieoptionen sei auf das Kapitel „Östrogensubstitution in der Postmenopause zur Prävention kardiovaskulärer Erkrankungen" in F. K. Beller (Hrsg.): Brevier der Menopausenbehandlung. pro service & verlag 1998, S. 161ff., verwiesen.

Beschwerden

Pectanginöse Beschwerden sind zwar die charakteristische Symptomatik der koronaren Herzkrankheit, ihre Wertigkeit kann aber sehr unterschiedlich sein.

Beschwerden, die seit längerem mehr oder minder regelmäßig aufgrund bestimmter Auslöser wie körperliche Belastung oder Kälte auftreten, werden als stabile Angina aufgefasst. In der Regel liegen ihr zwar höhergradige, aber stabile Koronarstenosen zugrunde. Die Gefahr eines Infarkts korreliert nicht mit den Beschwerden.

Ganz anders ist neu auftretende Angina insbesondere auch in Ruhe oder zunehmende Angina zu werten. Das kann Zeichen eines drohenden Koronarverschlusses sein. Dem liegt oft eine aufgebrochene Plaque zugrunde, worauf sich ein Thrombus setzt. Daraus kann sich in Stunden ein Herzinfarkt entwickeln, so dass ein kardialer Notfall vorliegt, der zur Einweisung führen muss.

Im chronischen Stadium, insbesondere nach Infarkten, können Herzinsuffizienz und Rhythmusstörungen im Vordergrund stehen.

Genese

Koronarer Herzkrankheit liegt immer Arteriosklerose zugrunde. Prädisponierend ist eine Veranlagung, die sich in einer Familienanamnese für die Komplikationen der Arteriosklerose wie Herz- und Hirninfarkt äußern kann. Verstärkt wird diese Neigung durch Risikofaktoren wie Rauchen, Diabetes, Hypertonus, hohes LDL-Cholesterin, niedriges HDL-Cholesterin, erhöhtes Lipoprotein(a) oder Mangel an Estrogenen durch Ovarektomie oder natürliche Menopause.

Diagnostik

Der Verdacht auf Koronare Herzkrankheit kann durch das EKG bestätigt werden. Senkungen der ST-Strecke oder deszendierende ST-Strecken sind ein Hinweis. Sie können erst unter Belastung sichtbar werden.

Hebungen von ST-Strecken können einen frischen Infarkt anzeigen. Troponin-Test, CPK und im Verlauf GOT (ALAT) und LDH sind hinweisende Laboruntersuchungen. Bei Infarktverdacht gehört der Patient in jedem Fall in eine Notaufnahme mit Überwachungseinrichtung.

Zur Erstdiagnostik der Koronaren Herzkrankheit sollte immer ein in diesen Dingen erfahrener Facharzt herangezogen werden. Er wird über die Notwendigkeit weiterer Maßnahmen wie Herzecho, Myokardszintigramm oder Koronarangiogramm entscheiden.

Behandlung

Stabile Angina kann mittels Nitraten oder Molsidomin behandelt werden. Auch interventionelle Eingriffe wie die Ballondilatation sind möglich. Bypass-Operationen sind nur noch in seltenen Fällen, z. B. bei Dreigefäßerkrankung oder einer linken Hauptstammstenose, erforderlich.

Die instabile Angina ist ein kardialer Notfall, der stationär intensiv behandelt wird.

In der Primär- wie in der Sekundärprävention kommt der Korrektur der Risikofaktoren ein ganz besonderer Stellenwert zu. Hypertonus und Blutzucker müssen exzellent eingestellt werden. Rauchen muss vermieden werden. Erhöhtes Lipoprotein(a) erfordert die Idealisierung der anderen Risikofaktoren, insbesondere die Senkung des LDL-Cholesterins unter 130 mg/dl (3,5 mmol/l).

Ähnliches gilt für ein HDL-Cholesterin unter 50 mg/dl (1,2 mmol/l). Ein gewisser Anstieg ist durch ein Statin zu erwarten. Aufgabe des Rauchens ist sehr wirksam. Sport scheint nur über längere Zeit und bei erheblichem Training zu relevanten Ergebnissen zu führen. In der Postmenopause wirkt Sport auf das HDL-Cholesterin nur bei hormonsubstituierten Frauen. Estrogene selbst haben einen erheblichen Einfluss auf das HDL. Geringe Mengen Alkohol können das HDL anheben, während größere Mengen es senken.

Da weniger als jede zweite Frau einen Infarkt mehr als ein Jahr überlebt, ist Prävention notwendig. Sie sollte vor der Menopause Hochrisikopatienten betreffen. Das bedeutet, dass mehrere Risiken zusammenkommen, wie beispielsweise bei einer Raucherin, die einen Diabetes entwickelt oder einen Hypertonus hat. In der Regel handelt es sich um übergewichtige Patientinnen, die die Gefahren eines metabolischen Syndroms durch Rauchen zusätzlich steigern.

Nach der Menopause steigt das Risiko derart an, dass präventiv auch schon bei Frauen mit einem Risikofaktor wie Diabetes, Rauchen oder Hypertonus das LDL-Cholesterin gesenkt werden sollte. Ein LDL-Cholesterin von unter 130 mg/dl (3,5 mmol/l) sollte angestrebt werden, während ohne erkennbare Risiken ein Wert von 160 mg/dl (4,0 mmol/l) ausreichend erscheint.

Dazu ist sicherlich eine drastische Ernährungsumstellung ideal, wie sie in der Praxis selten durchführbar ist. Aber in jedem Fall – auch um die Wirkung von Lipidsenkern nicht zu mindern – sollten tierische Fette weitgehend gemieden werden und wenn möglich und nötig durch ungehärtete pflanzliche Fette ersetzt werden. Viel Obst und Gemüse ist die einfache Grundregel.

Deshalb haben sich Medikamente wie die Statine durchgesetzt. Als gut verträgliche und sehr wirksame Mittel sind sie bei Patientinnen mit hohem Risiko sicherlich indiziert und bei Frauen mit manifester Arteriosklerose in der Regel unabdingbar. Für die Prävention in der Menopause hat allerdings die Estrogensubstitution Vorrang. Bei Bedarf können Statine und Estrogene kombiniert werden, was einen additiven Effekt hat. Eine ausführliche Darstellung findet sich in F. K. Beller (Hrsg.): Brevier der Menopausenbehandlung (siehe S. 31).

Bei nachgewiesener oder klinisch manifester Arteriosklerose muss das LDL-Cholesterin unter 100 mg/dl (2,5 mmol/l) gesenkt werden, um den Prozess zum Stillstand zu bringen. Hormonersatz ist dafür selten allein ausreichend, so dass oft mit einem Lipidsenker kombiniert werden muss. Wegen möglicher thromboembolischer Komplikationen sollte die Hormonsubstitution ohnehin nicht kurz nach einem Infarkt, sondern mit der Menopause begonnen werden. Dann kann die Substitution auch bei Eintritt eines kardialen Ereignisses beibehalten werden. Nach einem Infarkt ist die Stabilisierung und konsequente Reduktion der Risikofaktoren für mindestens ein Jahr Voraussetzung für den Beginn einer Hormonersatztherapie.

Daneben ist die Gabe eines Beta-Blockers nach einem Infarkt für mindestens zwei Jahre notwendig, sowie langzeitig Aspirin. Selbstverständlich müssen die modifizierbaren kardiovaskulären Risikofaktoren präventiv kontrolliert werden, insbesondere Hypertonus und Blutzucker. Wesentliches Ziel sollte grundsätzlich sein, gerade junge Frauen dabei zu unterstützen, das Rauchen nicht zu beginnen oder es aufzugeben.

Weiterführende Literatur

- Erdmann E. **Herz**. In Wolff H P, Weihrauch T R. (Hrsg.) 2000 **Internistische Therapie** 2000/2001, 13. Aufl. München, Urban & Schwarzenberg, 329–432
- Böhm M et al. **Erkrankungen des Herzens und des Kreislaufs.** In Classen M et al. 1999 **Rationelle Diagnostik und Therapie in der Inneren Medizin.** München, Jena, Urban & Fischer, 1D–1F
- Braunwald E et al. **Funktionsstörungen des kardiovaskulären Systems.** In Fauci A S et al. 1999 **Harrisons Innere Medizin**, 14. Aufl. New York, McGraw-Hill, 1455–1657

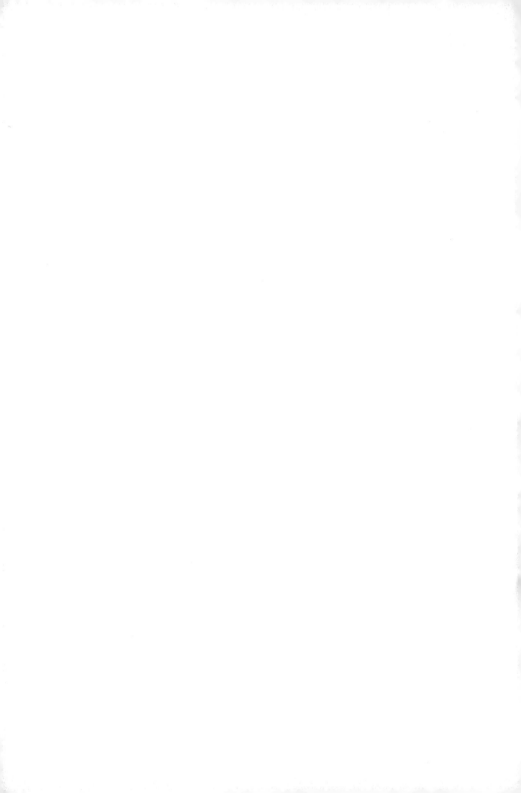

Arterielle Hypertonie

Ulrich Wenzel, Rolf A. K. Stahl

ARTERIELLE HYPERTONIE

Ulrich Wenzel, Rolf A. K. Stahl

Einleitung

Bluthochdruck ist eine der häufigsten Erkrankungen. Allein in Deutschland geht man von ca. 16 Mio. Patienten aus. Etwa 10 Mio. davon werden ärztlich behandelt.

Diagnose und Blutdruckmessung

Die Weltgesundheitsorganisation empfiehlt zur Diagnose einer arteriellen Hypertonie mindestens drei Blutdruckmessungen an wenigstens zwei verschiedenen Tagen. Standard ist die Messung in sitzender Position. Eine standardisierte Blutdruckmessung ist in Tabelle 1 dargestellt.

Tab. 1: Standardisierte Blutdruckmessung
● Messung nach 3 Minuten in entspannter Haltung
● Anlegen der Manschette 2,5 cm oberhalb der Ellenbeuge
● Ellenbeuge auf Herzhöhe
● Aufpumpen der Manschette 30 mmHg über den Punkt des Verschwindens des Radialispulses
● Langsames Ablassen des Drucks, 2–3 mmHg/s
● Systolischer Blutdruck = erstes hörbares Geräusch
● Diastolischer Blutdruck = Geräusch ist völlig verschwunden

Die Messung wird erleichtert und standardisiert durch die Verwendung automatischer Blutdruckmessgeräte, die den Blutdruck oszillometrisch messen und digital anzeigen. Die Größe der Blutdruckmanschette sollte, wie in Tabelle 2 aufgeführt, dem Oberarmumfang angepasst werden.

Tab. 2: Manschettengröße	
Oberarmumfang	Gummiteil der Manschette Breite x Länge
Kinder	8 x 13 cm
bis 33 cm	12 x 24 cm
33–41 cm	15 x 30 cm
> 41 cm	18 x 36 cm

Nach internationaler Übereinkunft gilt ein Blutdruck ab 140/90 als mild hypertensiv. Dieser Grenzwert ist willkürlich festgelegt und reflektiert epidemiologische und klinische Daten des Ansteigens kardiovaskulärer Folgeerkrankungen mit zunehmender Blutdruckhöhe. Tabelle 3 zeigt die Einteilung der Hypertonie gemäß den Kriterien der Weltgesundheitsorganisation von 1999. Bei der Blutdruckmessung in der Arztpraxis durch den Arzt oder eine Arzthelferin kann es zu hohen Werten kommen. Man spricht vom „Weißkitteleffekt" (Synonym: „Praxishochdruck"). Selbstmessung und 24-h-Blutdruckmessung sind hier eine sinnvolle Ergänzung zur Diagnostik und Überwachung des Therapieerfolges der Hypertonie.

Tabelle 3: Schweregradeinteilung der Hypertonie gemäß der Weltgesundheitsorganisation von 1999 (Blutdruck in mmHg)		
	Systolisch	Diastolisch
Optimal	< 120	< 80
Normal	< 130	< 85
Hoch normal	130–139	85–89
Milde Hypertonie	140–159	90–99
Mittelschwere Hypertonie	160–179	100–109
Schwere Hypertonie	> 180	> 110
Isolierte systolische Hypertonie	> 140	und < 90

Bei über 90 % aller Patienten mit arterieller Hypertonie liegt eine essenzielle (= primäre) Hypertonie vor. Eine Hypertonie wird dann essenziell genannt, wenn keine sie erklärende Ursache gefunden werden kann. Eine essenzielle Hypertonie muss im Allgemeinen ein Leben lang behandelt werden. Sekundäre Hypertonieformen sind potenziell kausal heilbar. Es ist daher bei Erstdiagnose einer arteriellen Hypertonie wichtig zu untersuchen, ob eine sekundäre Hochdruckform vorliegt. Dieses sollte bei einem erfahrenen internistischen Kollegen erfolgen. Das Minimalprogramm umfasst einen Urinstix für Blut und Eiweiß, Serumelektrolyte und Serumkreatinin, Blutzucker, HDL-Cholesterin und Gesamtcholesterin sowie ein Elektrokardiogramm.

Antihypertensive Therapie
Auch wenn nicht medikamentöse Therapiemaßnahmen bzw. Änderungen der Lebensgewohnheiten in allen Empfehlungen immer an erster Stelle einer antihypertensiven Therapie stehen, sind sie in den meisten Fällen leider nicht sehr erfolgreich. Die in Tabelle 4 aufgeführten Maßnahmen führen in kontrollierten Studien zu signifikanten Blutdrucksenkungen. Außerhalb von Studien sind sie jedoch kaum durchführbar. Insbesondere die Gewichtsabnahme gelingt selten. Trotzdem sollten Änderungen der Lebensgewohnheiten angestrebt werden. In Kombination mit Medikamenten sind sie effektiv und können die Anzahl und Dosis der Medikamente vermindern.

Schwerpunkt der antihypertensiven Therapie ist die medikamentöse Behandlung. Die Forderungen, die an ein modernes Antihypertensivum gestellt werden, sind in Tabelle 5 (siehe S. 42) aufgeführt. Die Medikamente sollten nicht nur den Blutdruck senken, sondern auch Morbidität und Mortalität von Folgeerkrankungen vermindern.

Ab welchem Blutdruck muss behandelt werden?
Wichtigstes Ziel einer antihypertensiven Therapie ist nicht die Senkung des Blutdrucks auf der Quecksilbersäule des Blutdruckmessgeräts, son-

---

Tab. 4: Nicht medikamentöse Therapie

- Gewichtsreduktion
- Sport oder regelmäßige körperliche Betätigung
- Kochsalzreduktion (< 6 g/Tag)
- Einschränkung des Alkoholkonsums (< 30 g täglich)
- Risikofaktoren vermindern: Lipide, Rauchen
- Blutzuckereinstellung
- Ballaststoffreiche Diät (Gemüse, Früchte, fettarm)

---

dern die Senkung der mit der arteriellen Hypertonie verbundenen erhöhten Morbidität und Mortalität gemäß dem Risikoprofil des Hypertonikers. Je höher das Risiko ist, umso höher ist der Nutzen einer Blutdrucktherapie. Risikofaktoren sind Rauchen, Alter über 60 Jahre, positive Familienanamnese für Herz-Kreislauf-Erkrankungen, Fettstoffwechselstörungen und Endorganschäden. Diabetes mellitus ist einer der wichtigsten Risikofaktoren für Herz-Kreislauf-Erkrankungen. Eine Blutdrucktherapie muss daher bei einem Diabetiker immer konsequenter durchgeführt werden als bei einem Nichtdiabetiker mit gleichem Blutdruck und Risikoprofil. Erhöhter systolischer und diastolischer Blutdruck sind Risikofaktoren. Beide müssen behandelt werden. Je mehr Risikofaktoren vorliegen, umso eher sollte man sich also zu einer antihypertensiven Therapie entschließen. Es gibt keinen „Erfordernishochdruck". Auch die systolische Hypertonie des älteren Patienten sollte behandelt werden. Tabelle 6 (siehe S. 42) zeigt die empfohlene Hochdrucktherapie durch Änderung des Lebensstils oder medikamentös nach Risikostratifizierung. Wenig Risiko bedeutet dabei ein oder zwei der oben genannten Risikofaktoren und viel Risiko bedeutet Diabetes mellitus und/oder mindestens drei Risikofaktoren.

Tab. 5: Anforderungen an ein modernes Antihypertensivum

- Blutdrucksenkung
- Senkung der Morbidität von Folgeerkrankungen
- Senkung der Mortalität von Folgeerkrankungen
- Geringe Nebenwirkungen
- Einmalgabe
- Belastbarkeit des Patienten erhalten oder verbessern
- Sicherheit
- Stoffwechselneutralität
- Verbesserung der Lebensqualität
- Preisgünstig

Tab. 6: Hochdrucktherapie nach Risikostratifizierung

Blutdruck/Hypertonie	kein Risiko	geringes Risiko	hohes Risiko
Hoch normal	Lebensstil	Lebensstil	Medikament
Mild	Lebensstil	Lebensstil	Medikament
Mittelschwer/Schwer	Medikament	Medikament	Medikament

Medikamente

Es gibt vier bzw. fünf Klassen, die gemäß der deutschen Hochdruckliga, aber auch vielen anderen Fachgesellschaften (USA, England, Kanada, Neuseeland) sowie der Weltgesundheitsorganisation Medikamente der ersten Wahl sind. Dies sind Diuretika, Beta-Blocker, Kalzium-antagonisten, ACE-Hemmer und mit Vorbehalt Angiotensin-II-Anta-gonisten. Da bis vor kurzem nur für Diuretika und Beta-Blocker bewie-sen war, dass sie in der Behandlung der essenziellen Hypertonie Morbi-dität und Mortalität senken, werden diese unter den fünf genannten Gruppen besonders hervorgehoben. Die Einteilung in „alte", „konventionelle" Antihypertensiva (Diuretika, Beta-Blocker) mit dem Unterton „schlechte" Antihypertensiva und „moderne", „bessere" Antihypertensiva (Kalziumantagonisten, ACE-Hemmer) ist obsolet. In großen Studien zur antihypertensiven Therapie sind Diuretika/Beta-Blocker mit Kalziumantagonisten/ACE-Hemmern verglichen worden, und es wurden keine Vorteile für die „modernen" Antihypertensiva gefunden. Alle Antihypertensiva, die nicht zu diesen fünf Klassen gehören, sollten nicht in der initialen Behandlung der Hypertonie eingesetzt werden, sondern nur bei speziellen Problemfällen, z. B. in der Schwangerschaft oder bei therapieresistenter Hypertonie. Die Tageskosten für Antihypertensiva liegen je nach verordnetem Medikament zwischen DM 0,15 (Diuretikum) und DM 3,00 (Alpha-Blocker). Berücksichtigt man, dass Antihypertensiva ein Leben lang genommen werden und viele Patienten mehrere Antihypertensiva benötigen, ergeben sich beträchtliche Kosten. Da die teuren so genannten „modernen" Antihypertensiva den so genannten „alten" Antihypertensiva nicht überlegen sind, ist es richtig, bei der Auswahl eines Medikaments auf seine Kosten zu achten. Je nach eingesetzter Substanzklasse kann es mehrere Wochen dauern, bis die volle antihypertensive Wirkung zur Geltung kommt. Die langsame Senkung des Blutdrucks ist insbesondere bei älteren Patienten sogar erwünscht. Bei Nichtansprechen auf eine initiale Monotherapie kann man entweder auf eine alternative Monotherapie umsteigen („sequenzielle Monotherapie") oder eine Kombinationstherapie einleiten. Differentialdiagnostische Empfehlungen für die initiale antihypertensive Therapie werden in Tabelle 7 (siehe S. 44) gezeigt.

Diuretika

Thiaziddiuretika gehören seit ihrer Einführung vor über 40 Jahren (1957) zur ersten Wahl bei der Therapie der Hypertonie. Sie sind preisgünstig, werden einmal täglich verabreicht, haben selten Nebenwirkungen und können gut in Kombination mit anderen Antihypertensiva eingesetzt werden. Fast alle großen Studien, die eine Reduktion der Morbidität und Mortalität bei hypertensiven Patienten gezeigt haben, wurden mit Thia-

---

**Tab. 7: Differentialdiagnostische Empfehlungen für die anti-
hypertensive Therapie**

● Diabetes mellitus	ACE-Hemmer
● Nierenerkrankungen	ACE-Hemmer
● Zustand nach Herzinfarkt	Beta-Blocker, ACE-Hemmer
● Herzinsuffizienz	Diuretika, ACE-Hemmer, Beta-Blocker
● Jüngere Patienten	Beta-Blocker, ACE-Hemmer
● Ältere Patienten	Diuretika, Kalziumantagonisten
● Asthma bronchiale	Kalziumantagonisten
● Systolische Hypertonie	Diuretika, Kalziumantagonisten

ziddiuretika als primärer Therapie durchgeführt. Es wird trotzdem weiterhin kritisch diskutiert, ob Thiaziddiuretika wegen ihrer negativen Effekte auf die Stoffwechsellage (Blutzucker, Lipide) vermieden werden sollten. Die schlechten Erfahrungen beruhen teilweise auf historischen Berichten aus nicht randomisierten Studien, als Diuretika noch hoch dosiert wurden. In neueren Untersuchungen sind negative Nebenwirkungen nicht mehr nachweisbar. Niedrig dosiert bedeutet am Beispiel des Hydrochlorothiazids (Esidrix®) 12,5–25 mg oder 10 mg für Xipamid (Aquaphor®). Schleifendiuretika wie Furosemid (Lasix®) sind beliebt, sollten aber nicht zur antihypertensiven Therapie eingesetzt werden, zumal der antihypertensive Effekt von Thiaziden ausgeprägter ist als von Schleifendiuretika. Diuretika sind unverzichtbarer Bestandteil einer meist notwendigen Kombinationstherapie. Insbesondere die Effektivität von ACE-Hemmern kann am besten durch Kombination mit Diuretika gesteigert werden. In der Monotherapie werden Thiazide meist mit einem Kalium sparenden Diuretikum wie Amilorid oder Triamteren kombiniert (z. B. Dytide H®, Triampur comp®). Diuretika sind insbesondere bei älteren Patienten gut einsetzbar. Spironolacton (Aldactone®) sollte zur antihypertensiven Therapie nicht eingesetzt werden.

Beta-Blocker

Beta-Blocker sind hervorragende und preisgünstige Antihypertensiva. Sie werden seit Mitte der 60er Jahre als Antihypertensiva benutzt. Niedrig dosierte Beta-1-selektive Beta-Blocker haben geringe Stoffwechselnebenwirkungen und werden gut vertragen. Beta-Blocker sind unabdingbarer Bestandteil einer antihypertensiven Therapie bei Patienten mit koronarer Herzkrankheit. Eine Renaissance erleben sie niedrig dosiert zur Zeit bei Patienten mit Herzinsuffizienz. Früher galten sie in diesem Fall als kontraindiziert. Nicht verwendet werden sollten sie bei Patienten mit Asthma bronchiale oder Bradykardie. Diabetes mellitus ist keine Kontraindikation. Ob die neueren Beta-Blocker mit alpha-antagonistischer Aktivität vom Carvediloltyp klinisch Vorteile gegenüber den reinen Beta-1-selektiven Beta-Blockern bieten, ist nicht geklärt. Die als Antihypertensiva am häufigsten verschriebenen Beta-Blocker sind Metoprolol (Beloc®), Bisoprolol (Concor®) und Atenolol (Tenormin®). Der unselektive Beta-Blocker Propanolol (Dociton®) sollte nicht zur antihypertensiven Therapie verwendet werden.

Alpha-1-Blocker

Es liegen wenige Daten zur antihypertensiven Therapie mit postsynaptischen Alpha-1-Blockern vor. Sehr gut einsetzbar sind Alpha-Blocker bei Patienten mit benigner Prostatahypertrophie, da sie signifikant die objektiven und subjektiven Symptome der Prostatahypertrophie vermindern. Ein Nachteil und häufig limitierender Faktor bei der antihypertensiven Therapie mit Alpha-Blockern ist die Verstärkung der Orthostase. Die Tagestherapiekosten von Alpha-1-Blockern sind relativ hoch. Nachdem sich in ener großen Studie nachteilige Effekte gezeigt haben, gelten Alpha-1-Blocker nicht mehr als Antihypertensiva der ersten Wahl.

Kalziumantagonisten

Die zur Zeit wohl umstrittenste Gruppe von Medikamenten bei der antihypertensiven Therapie sind die Kalziumantagonisten, und das obwohl sie seit über 20 Jahren als Antihypertensiva verwendet werden. Dabei reicht das Spektrum der Ansichten vom Medikament der ersten Wahl bis hin zur Ablehnung wegen negativer Effekte auf Herz und Niere. Ausgelöst durch die Arbeiten von Psaty und Fuhrberg, wird zur Zeit kontrovers diskutiert, ob die Therapie mit kurz wirksamen Kalziumantagonisten bei Patienten mit koronarer Herzerkrankung das Risiko eines Herzinfarktes erhöht. Kalziumantagonisten gehören zu den in Deutschland am häufigsten verwendeten Antihypertensiva. Insbesondere lang wirksame Kalziumantagonisten vom Nifedipintyp wie Nitrendipin (Bayotensin®) und Amlodipin (Norvasc®) erfreuen sich großer Beliebtheit. Generika von Nitrendipin sehr kostengünstig und erreichen mit Tagestherapiekosten von DM 0,25 fast das Kostenniveau der Diuretika. Unretardiertes Nifedipin (Corinfar®, Adalat®) sollte wegen seiner kurzen Halbwertszeit nicht mehr verwendet werden. Kalziumantagonisten vom Nifedipintyp sind sehr gut kombinierbar mit ACE-Hemmern oder Beta-Blockern. Kalziumantagonisten vom Verapamil- und Diltiazemtyp (z.B. Isoptin® und Dilzem®) sollten nicht mit Beta-Blockern kombiniert werden, da beide die Herzfrequenz senken. Als Nebenwirkung der Kalziumantagonisten vom Nifedipintyp können Knöchelödeme, Palpitationen und Flushsymptomatik auftreten. Verapamil (Isoptin®) kann obstipierend wirken.

ACE-Hemmer

Angiotensin-Conversions-Enzym-Hemmer (ACE-Hemmer) sind Standard in der antihypertensiven Therapie bei Patienten mit Herzinsuffizienz, nach Herzinfarkt, bei Nierenerkrankungen und beim Typ-1-Diabetes. Neue Studien zeigen, dass die Therapie mit ACE-Hemmern insbesondere bei Patienten mit vielen Risikofaktoren Vorteile bietet. Nach Einleitung einer ACE-Hemmer-Therapie kann es insbesondere bei Vorbehandlung mit Diuretika zur Hypotonie kommen. Hyperkaliämie und Anstieg des Kreatinins sind weitere mögliche (meist reversible) Nebenwirkungen. Die Bestimmung von Serumkreatinin und Kalium nach Neubeginn einer ACE-Hemmer-Therapie ist nach drei bis fünf Tagen, zwei bis drei Wochen sowie dann vierteljährlich zu empfehlen. Die am häufigsten verordneten

ACE-Hemmer sind Enalapril (Xanef®), Captopril (Lopirin®, Tensobon®), Lisinopril (Acerbon®) und Ramipril (Delix®). Für Enalapril und Captopril sind die Patente abgelaufen, so dass Generika kostengünstig verfügbar sind.

Angiotensin-II-Antagonisten

Seit kurzem sind Angiotensin-II-Antagonisten zur Behandlung der Hypertonie zugelassen. Der trockene Reizhusten, der unter ACE-Hemmer-Therapie auftreten kann, kommt bei Angiotensin-II-Antagonisten nicht vor. Die Erfahrung vieler Kollegen ist, dass Angiotensin-II-Antagonisten sehr gut vertragen werden. Eine Indikation für Angiotensin-II-Antagonisten liegt zur Zeit vor, wenn man einem Patienten eine Blockade des Renin-Angiotensin-Systems zukommen lassen möchte und ein ACE-Hemmer z. B. wegen Husten nicht vertragen wird. In Anbetracht der hohen Kosten der Angiotensin-II-Antagonisten und der noch geringen Erfahrung im Vergleich zu ACE-Hemmern sollten sie also noch mit Zurückhaltung benutzt werden. Losartan (Lorzaar®) ist der in Deutschland am häufigsten verwendete Angiotensin-II-Antagonist.

Andere Antihypertensiva

Unter anderen Antihypertensiva sind die zentralen Sympatholytika, wie Reserpin, Clonidin und Methyldopa, sowie Vasodilatoren, wie Dihydralazin und Minoxidil, zu erwähnen. Diese Medikamente zeichnen sich durch ein hohes Nebenwirkungsprofil aus und sollten daher nicht mehr in der primären Therapie der Hypertonie verwendet werden. Moxomidin (Physiotens, Cynt) ist eine Fortentwicklung des Clonidins. Es senkt ähnlich gut den Blutdruck, hat aber offensichtlich geringere sedierende Nebenwirkungen. Erwähnenswert ist noch der Vasodilatator Minoxidil (Lonolox®). Fast jeder Hochdruck ist damit einstellbar. Sein ausgeprägtes Nebenwirkungsprofil erlaubt allerdings nur den Einsatz als letzte Möglichkeit. Er sollte mit einem Diuretikum und einem Beta-Blocker kombiniert werden. Wegen seines haarwachstumsstimulierenden Effekts kann er auf Dauer nur bei Männern eingesetzt werden.

Kombinationstherapie

Die Diskussion, ob man bei Patienten eine antihypertensive Monotherapie oder Kombinationstherapie durchführen sollte, ist theoretisch, da viele Patienten mit arterieller Hypertonie mindestens zwei oder mehr Antihypertensiva zur Blutdruckeinstellung benötigen. Fixe Kombinationspräparate haben viele Vorteile, aber auch einige Nachteile, wie in Tabelle 8 dargestellt ist.

Dass fixe Kombinationen durch die reduzierte Tablettenzahl die Compliance erhöhen, ist vermutlich der wichtigste Effekt. Kombinationen niedrig dosierter Antihypertensiva werden besser vertragen als hoch dosierte Einzelkomponenten.

Hypertensive Krise

In der Literatur werden unterschiedliche Höhen des zu messenden Blutdrucks für eine hypertensive Krise genannt. Die Bedrohlichkeit des Blutdrucks hängt jedoch von der Begleitsymptomatik und der Anamnese ab.

Tab. 8: Vorteile einer Kombinationstherapie
● Gegenseitige Neutralisation von Gegenregulationsmechanismen oder Nebenwirkungen
● Synergistische oder additive blutdrucksenkende Effekte
● Erhöhte Compliance wegen reduzierter Tablettenzahl
● Höhere Responderrate
● Weniger Nebenwirkungen wegen geringerer Dosierung
Nachteile einer Kombinationstherapie
● Fehlende Dosisflexibilität
● Unterschiedliche Halbwertszeit der kombinierten Inhaltsstoffe
● Unklarheit, durch welchen Inhaltsstoff auftretende Nebenwirkungen verursacht werden

Eine Schwangere kann schon bei einem Blutdruck von 160/110 mmHg Konvulsionen entwickeln, während eine 50-jährige langjährige Hypertonikerin möglicherweise Blutdruckwerte von 240/140 mmHg toleriert. Übereinstimmung herrscht daher, dass eine hypertensive Krise nur vorliegt, wenn stark erhöhte Blutdruckwerte in Kombination mit klinischen Symptomen gemessen werden. Klinische Symptome können zum Beispiel Enzephalopathie, Linksherzinsuffizienz mit Lungenödem oder Angina Pectoris sein. Bei einer hypertensiven Krise sollte unverzüglich die Krankenhauseinweisung erfolgen. Die fraktionierte intravenöse Gabe von Urapidil (Ebrantil®, 25 mg = 1/2 Ampulle) hat sich zur raschen Senkung des Blutdrucks bewährt. Unterschieden werden sollte die hypertensive Krise von der hypertensiven Dringlichkeit. Eine hypertensive Dringlichkeit liegt vor, wenn exzessiv hohe Blutdruckwerte ohne klinische Symptome auftreten. Hier kann eine zu schnelle Blutdrucksenkung negative Folgen haben. Bei einer hypertensiven Dringlichkeit sollte der Blutdruck daher langsam innerhalb von 24–48 Stunden gesenkt werden. Umfragen in Deutschland zeigen die extreme Popularität von Nifedipin bei der Behandlung „asymptomatischer hypertensiver Krisen", wo es von 95 % der Befragten als Medikament der ersten Wahl benutzt wird. Es gibt keine Hinweise für die Überlegenheit einzelner Medikamente in der Behandlung von hypertensiven Krisen. Unretardiertes Nifedipin sollte nicht bei Angina Pectoris oder Verdacht auf einen Herzinfarkt gegeben werden. Alternativen sind die Gabe von Nitrendipin (Bayotensin®), Metoprolol (Beloc®), Captopril (Lopirin®), Clonidin (Catapresan®) oder Nitraten (Kapsel oder Hübe eines Nitroglyzerinsprays).

Arterielle Hypertonie und Schwangerschaft

Blutdruck

Während der Schwangerschaft fällt der Blutdruck. Der Blutdruck erreicht den tiefsten Wert im mittleren Trimester, steigt dann wieder an und ist bei der Geburt fast wieder normal. Der Blutdruck soll wie bei Nichtschwangeren im Sitzen gemessen werden. Das Verschwinden des Korotkowgeräusches zeigt den diastolischen Blutdruckwert an.

Hypertonie in der Schwangerschaft

Die häufigste Erkrankung in der Schwangerschaft ist eine arterielle Hypertonie, die in ca. 10 % aller Schwangerschaften auftritt. Wegen des veränderten und dynamischen Blutdruckverhaltens in der Schwangerschaft sind die üblichen Definitionen der arteriellen Hypertonie nicht anwendbar. Folgende Kriterien definieren eine Schwangerschaftshypertonie:

Tab. 9: Diagnose der Hypertonie in der Schwangerschaft
1. **Anstieg des systolischen Blutdrucks um 30 mmHg**
2. **Anstieg des diastolischen Blutdrucks um 15 mmHg**
3. **Systolischer Blutdruck > 140 mmHg**
4. **Diastolischer Blutdruck > 90 mmHg**

Neben diesen Definitionen sind ein diastolischer Blutdruck > 75 mmHg im mittleren Trimester und ein diastolischer Blutdruck > 85 mmHg im letzten Trimester schon suspekt. Analog ist ein systolischer Blutdruck > 120 im mittleren Trimester oder > 130 im letzten Trimester verdächtig auf eine Hypertonie. Die Bedeutung einer arteriellen Hypertonie in der Schwangerschaft besteht in einer klaren Korrelation zwischen fetaler Morbidität und verminderter Größe des Kindes und einem erhöhten Blutdruck der Mutter in der Schwangerschaft. Ähnlich wie bei der arteriellen Hypertonie außerhalb der Schwangerschaft sind die Übergänge von physiologisch zu pathologisch fließend. Die Definition der Hypertonie ist aus Praktikabilitätsgründen artifiziell geschaffen worden. Die Schwangerschaftshypertonie kann in vier Ätiologien unterteilt werden (siehe Tabelle 10, S. 51).

Tab. 10: Schwangerschaftshypertonie
Schwangerschaftsunspezifisch
1. Chronische Hypertonie (essenzielle Hypertonie)
Schwangerschaftsspezifisch
2. Präeklampsie/Eklampsie
3. Chronische Hypertonie + aufgepfropfte Präeklampsie
4. Späte/vorübergehende Hypertonie (Gestationshypertonie)

Chronische Hypertonie bedeutet, dass die Schwangere bereits vor der Schwangerschaft eine (meist essenzielle) Hypertonie hatte. Bedingt durch den Blutdruckabfall in den ersten beiden Trimestern werden diese Frauen am Beginn der Schwangerschaft häufig normotensiv. Schwangere, die eine späte oder so genannte vorübergehende Hypertonie entwickeln, haben ein erhöhtes Risiko, später eine essenzielle Hypertonie zu entwickeln. Analog dem latenten Diabetes mellitus spricht man daher auch von einer latenten essenziellen Hypertonie. Gelingt es nicht, mit konservativen Maßnahmen den Blutdruck systolisch unter 170 mmHg und diastolisch unter 110 mmHg zu halten, sollte unbedingt eine medikamentöse antihypertensive Therapie eingeleitet werden, da sonst die perinatale Kindersterblichkeit stark ansteigt.

Geeignete orale Antihypertensiva für die Schwangerschaft

Der Auswahl geeigneter Antihypertensiva zur Behandlung der Schwangerschaftshypertonie kommt eine große Bedeutung zu, da jeder nachteilige Einfluss auf die fetale Entwicklung vermieden werden muss. Es sollten nur Antihypertensiva verwendet werden, deren Unbedenklichkeit in jahrelanger Erfahrung gezeigt ist. Daher kommen hier Antihypertensiva zur Anwendung, die bei Nichtschwangeren wegen ihrer Nebenwirkungen kaum noch benutzt werden. Eine Blutdruckneueinstellung sollte in der Schwangerschaft ab der 30. SSW unter stationären Bedingungen durchgeführt werden.

Alpha-Methyldopa

Das Mittel der ersten Wahl ist Alpha-Methyldopa (Presinol®, Dopegyt®, Methyldopa Stada®), das in Tagesdosen von 375 mg bis 1.500 mg verwendet wird. Es ist das am besten und längsten nachuntersuchte Antihypertensivum in der Schwangerschaft. Die Kinder von in der Schwangerschaft mit Methyldopa behandelten Müttern wurden bis zum siebten Lebensjahr nachuntersucht.

Dihydralazin

Wenn Methyldopa nicht vertragen wird oder den Blutdruck nicht ausreichend senkt, kann Dihydralazin (Nepresol®, Depressan®, Dihyzin®) verwendet werden. Die Tabletten enthalten 25 oder 50 mg. Die Tagesdosis beträgt 25–50 mg, in seltenen Fällen 100 mg.

Beta-Blocker

Auch Beta-Blocker sind geeignete Antihypertensiva in der Schwangerschaft, führen aber zur Kreislaufbeeinflussung beim Feten. Verwendung finden sollten Beta-1-selektive Beta-Blocker. Beta-2-Mimetika finden Verwendung bei der Tokolyse. Es ist daher verständlich, dass unselektive Beta-Blocker, die Beta-1- und Beta-2-Rezeptoren blockieren, weniger geeignet sind. Die meisten Erfahrungen liegen mit folgenden Beta-Blockern vor: Metoprolol (Beloc®, Lopresor®, Prelis®, Tagesdosis bis 100 mg), Atenolol (Tenormin®, Blocotenol®, Juvental®, Tagesdosis bis 50 mg). Es liegen ebenfalls Erfahrungen vor mit Acebutolol: (Prent®, Tagesdosis bis 200 mg) und Pindolol (Visken®, Durapindol®, Tagesdosis bis 15 mg).
Bei Fortführung einer Beta-Blocker-Therapie bis zur Entbindung kann es zu Hypoglykämie, Hypotonie und Bradykardie des Neugeborenen kommen. Das könnte dazu führen, dass dieses auf Hypoxie- und Stresssituationen nicht adäquat reagieren kann. Die Beta-Blocker-Therapie sollte daher zwölf Stunden vor der Entbindung abgesetzt werden.

Kalziumantagonisten

Studien zur Behandlung der Schwangerschaftshypertonie mit Kalzium-antagonisten liegen nicht vor. Kleinere Erfahrungsberichte betreffen Nifedipin (Adalat ®) und Verapamil (Isoptin ®). Aufgrund embryotoxi-scher und teratogener Effekte im Tierversuch ist Nifedipin im 1. Trimenon nicht geeignet. Bisherige Erfahrungen in der späteren Schwangerschaft mit Nifedipin erscheinen günstig. Daher ist der kurzfristige Einsatz in Notfällen gerechtfertigt, um Schaden von der Mutter abzuwenden. In der Gebrauchsinformation ist die Schwangerschaft eine Kontraindikation für Nifedipin. Verapamil wird seit langem bei tachykarden Herzrhythmus-störungen in der Schwangerschaft ohne Bekanntwerden von fetalen Schädigungen angewendet.

Nicht geeignete orale Antihypertensiva

Diuretika

Bei der Präeklampsie ist das Plasmavolumen vermindert, und eine wei-tere Verminderung durch Diuretikatherapie kann zur Beeinträchtigung der Uterusdurchblutung führen. Bei Frauen, die bereits vor Eintritt der Schwangerschaft mit einem Thiaziddiuretikum behandelt wurden, ist bei Unverträglichkeit der empfohlenen Antihypertensiva eine Fortführung der Medikation möglich.

ACE-Hemmer, Angiotensin-II-Antagonisten

Diese Substanzen haben im Tierversuch eine erhöhte Fehlbildungsrate und fetale Mortalität ausgelöst. Beim Menschen wurden akutes Nieren-versagen und Schädelkalottendefekte der Neugeborenen beobachtet. ACE-Hemmer sind daher in der Schwangerschaft als potenziell toxisch zu betrachten. Das Gleiche gilt im Analogieschluss auch für Angiotensin-II-Antagonisten. Falls eine Schwangerschaft unter Behandlung mit ACE-Hemmern oder Angiotensin-II-Antagonisten eintritt, sind diese abzuset-zen und gegebenenfalls durch geeignete Antihypertensiva zu ersetzen.

Antihypertensiva während der Stillperiode

Alpha-Methyldopa gelangt zwar in die Muttermilch, wird aber vom Säugling in so geringen Mengen aufgenommen, dass keine Wirkung zu erwarten ist. Beta-Blocker gehen in die Muttermilch über und erreichen im Säugling höhere Konzentrationen als in der Mutter. Die Therapie sollte daher sorgfältig überwacht werden. Falls Beta-Blocker gegeben werden, ist Metoprolol (Beloc®, Lopresor®, Prelis®) als Mittel der Wahl zu empfehlen, da es nur geringe Konzentrationen in der Muttermilch erreicht. Diuretika können die Laktation vermindern. Die Kalziumantagonisten Nifedipin, Nitrendipin und Verapamil sowie die ACE-Hemmer Captopril und Enalapril erreichen nur geringe Konzentrationen in der Muttermilch. Wirkungen beim Kind sind daher nicht zu erwarten.

Frauen mit Kinderwunsch, die an einer chronischen Hypertonie leiden, sollten bereits vor der Empfängnis mit Antihypertensiva eingestellt werden, die eine mögliche Schwangerschaft nicht beeinträchtigen.

Lesenswert ist das Informationsblatt *Hochdruck in der Schwangerschaft und während der Stillperiode*, herausgegeben 1999 von der Deutschen Liga zur Bekämpfung des hohen Blutdruckes (erhältlich bei der *Deutschen Liga zur Bekämpfung des hohen Blutdruckes,* Postfach 102040, 69010 Heidelberg).

In Zweifelsfällen und für weitergehende Fragen empfehlen sich folgende Kontaktstellen:

- Arbeitsgemeinschaft Schwangerschaftshochdruck/Gestose der Deutschen Gesellschaft für Gynäkologie und Geburtshilfe (DGGG), Leitung: Prof. Dr. L. Heilmann, Frauenklinik Stadtkrankenhaus, August-Bebel-Straße 59, 65428 Rüsselsheim, im Internet: www.med.uni-marburg.de/dggg/.
- Beratungsstelle Medikamente in der Schwangerschaft und Stillzeit/ Embryonaltoxikologie in Berlin, Telefon 030-30686734, Montag bis Freitag 9.00–16.00 Uhr.

Weiterführende Literatur

- World Health Organization/International Society of Hypertension 1999 **Guidelines for the management of hypertension**. J Hypertens 17: 151-183
- Deutsche Liga zur Bekämpfung des hohen Blutdruckes e.V., Deutsche Hypertonie Gesellschaft 1999 **Hochdruck in der Schwangerschaft und während der Stillperiode**. 4. Auflage, Heidelberg
- Deutsche Liga zur Bekämpfung des hohen Blutdruckes e.V., Deutsche Hypertonie Gesellschaft 1999 **Empfehlungen zur Hochdruckbehandlung**. Heidelberg, 15. Auflage
- Schwabe U, Paffrath D. 2000 **Arzneiverordnungs-Report 1999**. Berlin, Springer
- Scholze J. (Hrsg.) 1999 **Hypertonie, Risikokonstellationen & Begleiterkrankungen**. Berlin, Blackwell Wissenschafts-Verlag
- Trenkwalder P. 2000 **Arterielle Hypertonie. Teil 2: Therapie.** Der Internist 41: 145–156

Prävention kardiovaskulärer Erkrankungen bei der Frau

Arnold von Eckardstein, Gerd Assmann

PRÄVENTION KARDIOVASKULÄRER ERKRANKUNGEN BEI DER FRAU

Arnold von Eckardstein, Gerd Assmann

Einleitung

In den Industrienationen ist die koronare Herzkrankheit (KHK) die häufigste Todesursache. Vor dem 55. Lebensjahr beträgt die Inzidenz koronarer Ereignisse bei Frauen nur etwa ein Drittel im Vergleich zu Männern. Danach steigt die Inzidenz bei Frauen an: Frauen jenseits des 75. Lebensjahres sind häufiger betroffen als gleichaltrige Männer. Die Prognose (z. B. 28-Tage-Überlebensrate) von Frauen nach Herzinfarkt ist schlechter als die von Männern. In Deutschland verstarben 1994 laut Angaben des Statistischen Bundesamtes 20.000 Frauen vor dem 75. Lebensjahr an den Folgen der KHK. Mehr als ein Drittel der 55- bis 65-jährigen Frauen mit KHK sind durch ihre Krankheit behindert.

Daher ist die Prävention der KHK bei Frauen eine wichtige gesundheitspolitische Aufgabe. Bei der Primärprävention geht es um die Verhütung kardiovaskulärer Ereignisse vor der klinischen Manifestation, bei der Sekundärprävention um die Verhütung weiterer Ereignisse bei Patienten mit bereits manifester KHK. Für die Primärprävention unterscheidet man die Hochrisikostrategie von der Bevölkerungsstrategie. Im ersten Fall sollen Menschen mit stark erhöhtem kardiovaskulären Risiko (z. B. Diabetiker, genetisch Belastete) identifiziert werden. Im anderen Fall soll die gesamte Bevölkerung über häufige und vermeidbare Risikofaktoren (z. B. Rauchen, Übergewicht, Fehlernährung, Bewegungsarmut) aufgeklärt und zu deren Beseitigung bzw. Korrektur motiviert werden.

Risikofaktoren für kardiovaskuläre Erkrankungen

Unterschieden werden unveränderbare (biographische), modifizierbare und behandelbare Risikofaktoren. Das gleichzeitige Vorhandensein mehrerer Faktoren potenziert das Herzinfarktrisiko.

Biographische Risikofaktoren

Alter und Menopause

Die Zunahme kardiovaskulärer Ereignisse bei Frauen nach dem 55. Lebensjahr wird häufig mit der Menopause und dem Wegfall der endogenen Estrogene erklärt. Gegen die Rolle der Menopause als eigenständigem kardiovaskulärem Risikofaktor ist eingewandt worden, dass nach der Menopause die Inzidenz kardiovaskulärer Ereignisse mit der gleichen Steigung zunimmt wie vor der Menopause. Im Gegensatz dazu steigt z. B. bei postmenopausalen Frauen die Rate von Mammakarzinomen überproportional an. Möglicherweise ist die Menopause also ein altersunabhängiger Risikofaktor für ein Mammakarzinom, aber nicht für die KHK. Allerdings besitzen Estrogene zahlreiche potenziell antiatherogene Eigenschaften (siehe „Hormonersatztherapie und koronare Herzkrankheit" – „Einfluss auf kardiovaskuläre Risikofaktoren", S. 73ff., und „Vaskuläre Effekte", S. 76f.), deren Wegfall unter anderem ein ungünstigeres kardiovaskuläres Risikofaktorprofil postmenopausaler Frauen nach sich zieht (Tabelle 1, siehe S. 60). Body Mass Index, Blutdruck, Gesamt- und LDL-Cholesterin, Triglyzeride, Glukose und Fibrinogen steigen an. Für die kausale Bedeutung der Menopause als kardiovaskulärer Risikofaktor spricht auch die Beobachtung, dass nach beidseitiger chirurgischer Ovariektomie die Inzidenz koronarer Ereignisse bei Frauen ansteigt, wenn keine Estrogene substituiert werden.

Vorhandensein einer arteriosklerotischen Gefäßerkrankung

Das Vorhandensein einer koronaren Herzkrankheit (früherer Herzinfarkt, Angina pectoris, angiographischer Nachweis einer KHK, Angioplastie, aortokoronarer Bypass) ist einer der wichtigsten Risikofaktoren für den akuten Herzinfarkt und plötzlichen Herztod. Bei diesen Patienten bedeutet eine Fettstoffwechselstörung oder Hypertonie ein um ein Mehrfaches erhöhtes Koronar-Risiko im Vergleich zu einem Patienten mit ähnlichem Cholesterinwert oder Blutdruck, der keine KHK aufweist. Hieraus resultieren die drastischen Therapieziele der Sekundärprävention bei der

Tab. 1: Kardiovaskuläre Risikofaktoren bei 45- bis 55-jährigen Frauen (PROCAM-Studie)

	Prä-Menopause (n = 1.537)	Post-Menopause (n = 2.456)	P
Alter (Jahre)	48.3 ± 2.8	51.0 ± 3.0	< 0.001
BMI (kg/m²)	25.8 ± 4.3	26.4 ± 4.5	< 0.001
Cholesterin (mg/dl)	221 ± 39	239 ± 41	< 0.001
Triglyzeride (mg/dl)*	88	99	< 0.001
LDL-Cholesterin (mg/dl)	143 ± 36	158 ± 38	< 0.001
HDL-Cholesterin (mg/dl)	59 ± 15	59 ± 16	n.s.
Cholesterin/HDL-C Ratio	4.02 ± 1.25	4.31 ± 1.32	< 0.001
Lp(a) (mg/dl)*	7.6	6.7	n.s.
Fibrinogen (mg/dl)	265 ± 50	276 ± 56	< 0.001
Faktor VIIc (mg/dl)	108 ± 26	120 ± 34	< 0.001
PAI-1 (U/l)*	2.22	2.48	< 0.05
Diabetes mellitus (%)	5,8	7,7	< 0,01
Bluthochdruck (%)	24,6	29,1	< 0,001

* geometrischer Mittelwert, n.s.: nicht signifikant (t-test)

Reduktion von LDL-Cholesterin und Blutdruck.

Auch arteriosklerotische Läsionen in nicht koronaren Gefäßsystemen erhöhen das Koronarrisiko. Der dopplersonographische Nachweis von Stenosen, Plaques oder Intima-Media-Verdickungen der Karotiden bedeutet eine 6-, 4- bzw. 2-fache Erhöhung des Herzinfarktrisikos.

Familiengeschichte

Eine hinsichtlich Herzinfarkt positive Familiengeschichte ist ein wichtiger kardiovaskulärer Risikofaktor und veranschaulicht den erheblichen Beitrag genetischer Faktoren zur Arteriosklerose. Entsprechend sollte immer eine detaillierte Familienanamnese erhoben werden, um Hochrisikopatienten für den Herzinfarkt zu identifizieren. Das Risiko steigt umso mehr, je enger die Verwandtschaftsbeziehung zu einem koronarkranken

Familienmitglied ist und je mehr und je jüngere Familienangehörige betroffen sind. Angehörige ersten Grades von Männern, die vor dem 55. Lebensjahr und von Frauen, die vor dem 65. Lebensjahr eine KHK manifestierten, sollten auf Risikofaktoren hin untersucht werden. Insbesondere einige monogen vererbte Fettstoffwechselstörungen (Tabelle 2, siehe S. 62) können bei Frauen auch in relativ jungen Jahren und vor der Menopause zur Manifestation einer KHK führen.

Modifizierbare Risikofaktoren

Rauchen

Rauchen ist ein zentraler kardiovaskulärer Risikofaktor. Die steigende Prävalenz des Rauchens bei Frauen macht den Zigarettenkonsum zu einem immer größeren sozialmedizinischen Problem. Ausmaß und Dauer der Raucheranamnese korrelieren mit dem Herzinfarkt- und Schlaganfall-Risiko. Die Beendigung des Rauchens reduziert das Herzinfarktrisiko. Bei oraler Kontrazeption und postmenopausaler Hormonsubstitution erhöht das Rauchen das Risiko thromboembolischer Ereignisse.

Ernährung

Fehlernährung trägt wesentlich zur Manifestation von kardiovaskulären Risikofaktoren wie Übergewicht, Bluthochdruck, Glukoseintoleranz bzw. Diabetes mellitus, Fettstoffwechselstörungen und Thrombophilie bei. Eine Vielzahl von Nahrungskomponenten beeinflusst im positiven oder negativen Sinne die Arteriosklerose. Wesentliche Ziele einer herz- und gefäßgesunden Ernährung:

1. Fett sollte weniger als 30 % der Nahrungsenergie ausmachen. Die Nahrung sollte weniger als 300 mg Cholesterin pro Tag enthalten. Gesättigte Fettsäuren sollten weniger als ein Drittel des Nahrungsfettes repräsentieren und durch einfach und mehrfach ungesättigte Fettsäuren aus Pflanzen und Meeresfisch sowie durch komplexe Kohlenhydrate ersetzt werden.

Tab. 2: Familiäre Hyperlipidämien

Syndrom	Häufigkeit	KHK-Risiko	Pankreatitis-Risiko	Cholesterin	Triglyzeride	HDL-C	zusätzliche körperliche Symptome
Familiäre Hypercholesterinämie (LDL-Rezeptor-Defizienz)	1–2/1000	+++	–	↑↑↑	N oder ↑	N oder ↓	Tendinöse Xanthome, Arcus cornae, Xanthelasmen
familiär defektes Apo B	1–2/1000	+++	–	↑↑-↑↑↑	N oder ↑	N oder ↓	Tendinöse Xanthome, Arcus cornae, Xanthelasmen
Familiäre kombinierte Hyperlipidämie	1–2/100	++	–	↑ oder N	↑ oder N	oft ↓	Arcus corneae, Xanthelasmen
Remnant-Hyperlipidämie (Typ III)	2/10000	+++	+	↑↑↑	↑↑	oft ↓	Tuberöse Xanthome, planare Xanthome, tendinöse Xanthome
Chylomikronen-Syndrom	1/1000	–	+++	↑	↑↑↑	↓	Eruptive Xanthome, retinale Lipämie, Hepatosplenomegalie
Familiäre Hypertriglyzeridämie	häufig	?	++	↑	↑↑	oft ↓	Eruptive Xanthome, retinale Lipämie, Hepatosplenomegalie
HDL-Defizienz	sehr selten	++	–	N	N,(↑)	↓↓↓	Abhängig vom genetischen Defekt: Cornea-Trübungen, Xanthome, Hepatosplenomegalie, große Tonsillen, Neuropathie, Nephropathie
familiäre HDL-Erniedrigung	1–2/100	++	–	N,↑	N,↑	↓	

Bezeichnungen : ↑ = erhöht; N = im Normbereich

2. Die Ernährung sollte reich an Getreideprodukten, frischen Früchten und Gemüsen sein.
3. Die Nahrungsenergie sollte den Erhalt oder – bei bereits Übergewichtigen – das Erreichen des Normalgewichtes garantieren.
4. Bei Bluthochdruck sollten Salz und Alkohol vermieden werden.
5. Patienten mit ausgeprägten Lipidstoffwechselstörungen, Diabetes mellitus oder Bluthochdruck sollten eine spezielle Ernährungsberatung erhalten.

Körperliche Aktivität

Körperliche Inaktivität ist ein unabhängiger Risikofaktor für den Herzinfarkt und begünstigt zudem die Manifestation von Übergewicht, Bluthochdruck, Diabetes mellitus, Lipidstoffwechselstörungen (insbesondere niedriges HDL-Cholesterin und Hypertriglyzeridämie) und Thrombophilie. Deshalb sollten Menschen mit körperlich inaktiven Berufen sich regelmäßig körperlich belasten, idealerweise vier bis fünf Mal pro Woche mindestens 30 Minuten lang, z. B. durch Laufen, Schwimmen oder Radfahren.

Übergewicht

Die Weltgesundheitsorganisation (WHO) klassifiziert das Übergewicht nach dem Body Mass Index (BMI), welcher sich durch Division des Körpergewichts (in Kilogramm) durch das Quadrat der Körpergröße (in Meter) ergibt (Tabelle 3). Die Beziehung zwischen Körpergewicht und Mortalität ist J-förmig, das heißt, sowohl Untergewicht (BMI < 18,5 kg/m^2) als auch Übergewicht (BMI > 25 kg/m^2) vermindern die Lebenserwartung. Die mit Übergewicht assoziierte überdurchschnittliche Morbidität und Mortalität geht vor allem auf kardiovaskuläre Erkrankungen zurück. Das erhöhte kardiovaskuläre Risiko übergewichtiger Frauen (und Männer) erklärt sich nur teilweise durch die enge Assoziation mit Bluthochdruck, Glukoseintoleranz, niedrigem HDL-Cholesterin und Hypertriglyzeridämie. Insbesondere ein Überschuss an intraabdominalem Fett kann zu einer Insulinresistenz führen, der eine Schlüs-

Tab. 3: Kategorien des Übergewichtes nach WHO

Body Mass Index	WHO-Klassifikation	Allgemeine Klassifikation
< 18,5 kg/ m²	Untergewicht	dünn
18,5–24,9 kg/ m²	Normalgewicht	normal, schlank
25,0–29,9 kg/ m²	Übergewicht 1. Grades	Übergewicht
30,0–39,9 kg/ m²	Übergewicht 2. Grades	Adipositas, Fettsucht
> 40,0 kg/ m²	Übergewicht 3. Grades	Adipositas permagna, morbide Adipositas

Body Mass Index = Körpergewicht in Kilogramm/Quadrat der Körperlänge in Quadratmeter

selrolle für die Entwicklung dieser Stoffwechselstörungen zukommt. Einfache klinische Indizes einer zentralen oder abdominalen Adipositas bei Frauen sind ein Taillenumfang > 80 cm und ein Verhältnis von Taillenumfang/Hüftumfang > 0,85. Ärztlicher Aufmerksamkeit bedürfen insbesondere Frauen mit einem BMI > 30 kg/m² und/oder einem Taillenumfang > 88 cm. Gewichtsreduktion erhöht die Lebenserwartung, reduziert das kardiovaskuläre Risiko u. a. durch Senkung des Blutdrucks und der Serumspiegel von Gesamtcholesterin und Triglyzeriden, durch Erhöhung des HDL-Cholesterins und Verbesserung der Glukosetoleranz, reduziert zudem auch die Risiken für Unfälle, bestimmte Karzinome und chronische Lungen- und Gelenkserkrankungen. Die für die Gewichtsreduktion erforderliche kalorienreduzierte Ernährung bedeutet Alkoholkarenz, die Meidung von Fetten, Ölen und Zucker. Da die durchschnittliche Gewichtsreduktion nur 0,5–1 kg pro Woche beträgt, müssen Arzt und persönliches Umfeld den Patienten ausdauernd motivieren und beraten.

Behandelbare Risikofaktoren

Bluthochdruck

Nach den aktuellen Empfehlungen der WHO, der Internationalen Hochdruck-Gesellschaft und des IV. Nationalen Rates zum Bluthochdruck sollte der systolische Blutdruck weniger als 140 mm Hg und der diastolische Blutdruck weniger als 90 mm Hg betragen. Bluthochdruck ist ein wichtiger unabhängiger Risikofaktor für Schlaganfall, Herzinfarkt und Herzversagen. Das höchste kardiovaskuläre Risiko haben Hypertoniker mit Diabetes mellitus oder Lipidstoffwechselstörungen, ventrikulärer Linkshypertrophie, verminderter Nierenfunktion bzw. Proteinurie und Raucher. Bluthochdruck wird häufig zusammen mit anderen Komponenten des Metabolischen Syndromes angetroffen. Mehrere kontrollierte und prospektive Primärpräventions-Studien wiesen nach, dass die Senkung des Blutdrucks die kardiovaskuläre Morbiditat und Mortalität reduziert. In Meta-Analysen dieser Studien wurde eine Reduktion des Schlaganfallrisikos um 40 % und eine Reduktion des Herzinfarktrisikos um 14 % in fünf Jahren berechnet.

Auch bei Patienten mit bereits manifester KHK impliziert Bluthochdruck ein erhöhtes Risiko für Reinfarkt und plötzlichen Herztod. Für mehrere anti-hypertensive Medikamente (Betablocker, Kalziumantagonisten, ACE-Hemmer) wurde in prospektiven Studien eine kardioprotektive Wirkung bei KHK-Patienten nachgewiesen.

Die Nachhaltigkeit, mit der die Normalisierung des Blutdrucks unter 140/90 mm Hg angegangen wird, hängt davon ab, ob bereits kardiovaskuläre Erkrankungen oder zusätzliche Risikofaktoren vorliegen. In der Sekundärprävention, bei Patienten mit hypertensionsbedingten Organschäden (ventrikuläre Linkshypertrophie, Nierenfunktionsstörungen), bei Patienten mit zusätzlichen Risikofaktoren (Diabetes, Rauchen, Lipidstoffwechselstörungen), sowie bei Patienten mit ausgeprägter Hypertension (systolischer Blutdruck > 180 mm Hg, diastolischer Blutdruck > 100 mm Hg) muss dieses Therapieziel durch engmaschige Kontrollen und zeitigen Einsatz einer medikamentösen Therapie aggressiv verfolgt werden. Der Bluthochdruck bei Patienten ohne Organschäden oder Risikofaktoren bedarf ebenfalls der Behandlung. Allerdings kann hier langfristiger durch nicht pharmakologische Intervention versucht werden, den Blutdruck zu normalisieren.

Obwohl der überwiegende Teil des Bluthochdrucks essenziell ist, muss eine ursächliche Grunderkrankung ausgeschlossen bzw. gegebenenfalls behandelt werden. Die nicht pharmakologische Therapie des Bluthochdrucks umfasst die Korrektur des Übergewichts, Alkoholabstinenz, regelmäßige körperliche Aktivität, die Reduktion der Nahrungsaufnahme von Kochsalz unter 4 Gramm (70 mmol) pro Tag und die vermehrte Aufnahme von Kalium (> 75 mmol/Tag), die Reduktion des Anteils gesättigter Fettsäuren in der Nahrung sowie die Einstellung des Rauchens. Sofern diese Intervention nach drei (bei Hochrisikopatienten) oder sechs Monaten (geringes oder moderates Risiko) keine Normalisierung des Blutdrucks zeigt, sollte eine medikamentöse Therapie begonnen werden. Diese erfolgt stufenweise. Am Anfang steht die Monotherapie, üblicherweise mit Diuretika oder Betablockern, sofern diese nicht kontraindiziert sind. Patienten mit Diabetes mellitus, ventrikulärer Linkshypertrophie, verminderter Ejektionsfraktion und/oder gestörter Nierenfunktion/Proteinurie profitieren im besonderen Maße vom Einsatz von ACE-Hemmern. Bei Patienten mit isolierter systolischer Hypertension haben sich Betablocker, Thiazid-Diuretika und Kalzium-Antagonisten bewährt, bei Patienten mit vorherigem Herzinfarkt haben sich Betablocker (ohne intrinsische sympathomimetische Aktivität) bewährt. Hat die Monotherapie keinen ausreichenden Erfolg, sollte mit einem zweiten Medikament kombiniert werden. Spätestens bei Misserfolg dieser Kombinationstherapie sollte ein Spezialist konsultiert werden.

Diabetes mellitus

Die WHO und die Amerikanische Diabetes Assoziation (ADA) haben neue Definitionen für die Diagnose des Diabetes mellitus formuliert (Tabelle 4, siehe S. 68). Sowohl Diabetes mellitus Typ I als auch Diabetes mellitus Typ II erhöhen das Risiko für koronare, zerebrale und periphere Gefäßerkrankungen. Das mit Diabetes mellitus assoziierte Risiko für koronare und periphere Gefäßerkrankungen ist bei Frauen sogar größer als bei Männern. Diabetikerinnen haben auch vor der Menopause ein hohes Herzinfarktrisiko.

Das erhöhte Gefäßrisiko von Diabetikern resultiert aus der Hyperglykämie und aus Risikofaktoren, die bei Diabetikern gehäuft auftreten, nämlich Lipidstoffwechselstörungen (vor allem Hypertriglyzeridämie und niedriges HDL-Cholesterin), Bluthochdruck, Nephropathie, Insulinresistenz und Hyperkoagulabilität (Hyperfibrinogenämie, Erhöhung des Plasminogen-Aktivator Inhibitor 1 [PAI-1], gestörte Fibrinolyse).

Die optimale Einstellung des Glukosespiegels ist oberstes Behandlungsziel bei Patienten mit Diabetes mellitus. Hierzu sollte der Anteil des glykosylierten Hämoglobins (HbA1c) < 7,0 % betragen. Wichtigste Instrumente zur Erreichung dieses Zieles sind die Korrektur des Übergewichts (insbesondere bei Diabetes mellitus Typ II), die Einhaltung einer herzgesunden Ernährung (siehe „Modifizierbare Risikofaktoren" – „Ernährung" S. 61ff.) und der Einsatz von glukosesenkenden Medikamenten.

Bei Typ-I-Diabetikern mit gut eingestelltem Glukosespiegel finden sich Bluthochdruck und Lipidstoffwechselstörungen nicht häufiger als in der Normalbevölkerung. Schlechte Glukoseeinstellung und Nephropathie ziehen häufig Bluthochdruck und Dyslipoproteinämie nach sich. Dann manifestieren sich KHK und andere Gefäßerkrankungen oft schon im vierten Lebensjahrzehnt.

Koronare Risikofaktoren finden sich bei Typ-II-Diabetikern häufiger als bei Typ-I-Diabetikern, selbst wenn die Glukosespiegel normalisiert sind. Bereits die präklinische Phase des Diabetes mellitus Typ II (erhöhte Nüchternglukose nach ADA, gestörte Glukosetoleranz nach WHO, siehe Tabelle 4, S. 68) ist häufig durch das Vorhandensein von niedrigem HDL-Cholesterin, Hypertriglyzeridämie und/oder Bluthochdruck charakterisiert. Das jahrelange Vorhandensein dieser Risikofaktoren ist wahrscheinlich Ursache dafür, dass viele Patienten bereits zum Zeitpunkt der klinischen Diagnose des Diabetes mellitus Typ II Gefäßerkrankungen aufweisen. Entsprechend ist das Herzinfarktrisiko von Patienten mit Diabetes mellitus Typ II ohne bekannte KHK genauso hoch wie das Herzinfarktrisiko von nicht diabetischen Patienten mit bekannter KHK. Die Ergebnisse der UKPD-Studie veranschaulichen, dass die Normalisierung der Hyperglykämie zwar das Risiko von Mikro-

---

> **Tab. 4: Kriterien für die Diagnose des Diabetes mellitus und des Prädiabetischen Stadiums nach den Empfehlungen der Amerikanischen Diabetes Gesellschaft (ADA) und der Weltgesundheitsorganisation (WHO)**
>
> **Diabetes mellitus:**
>
> 1. Symptome des Diabetes mellitus (Polyurie, Polydipsie, Gewichtsverlust) und Befund einer Hyperglykämie mit Glukosespiegel ≥ 200 mg/dl (11,1 mmol/l) unabhängig von der Tageszeit und dem Zeitpunkt der letzten Nahrungsaufnahme
>
> Oder
>
> 2. Glukosespiegel im Nüchternplasma ≥ 126 mg/dl (7,0 mmol/l). Nüchtern bedeutet mindestens acht Stunden nach der letzten Nahrungsaufnahme.
>
> Oder
>
> 3. Plasma-Glukosespiegel ≥ 200 mg/dl (11,1 mmol/l) zwei Stunden nach oraler Aufnahme von 75 g Glukose (oraler Glukosebelastungstest)
>
> **Prädiabetes mellitus:**
>
> 1. Erhöhte Nüchternglukose (ADA): Glukosespiegel im Nüchternplasma ≥ 110 mg/dl (6,1 mmol/l) aber < 126 mg/dl (7,0 mmol/l). Nüchtern bedeutet mindestens acht Stunden nach der letzten Nahrungsaufnahme.
>
> 2. Verschlechterte Glukosetoleranz (WHO): Plasma-Glukosespiegel ≥ 140 mg/dl (11,1 mmol/l) zwei Stunden nach oraler Aufnahme von 75 g Glukose (oraler Glukosebelastungstest)

angiopathie (z. B. Dialysepflichtigkeit durch Nephropathie, Erblindung durch Retinopathie oder Neuropathie) reduziert, aber nicht das Risiko von Makroangiopathien (Herzinfarkt, Schlaganfall, Amputation). In kontrollierten, prospektiven Interventionsstudien profitierten Diabetiker genauso wie Nicht-Diabetiker von der Reduktion des Bluthochdrucks oder des LDL-Cholesterins im Hinblick auf die Verhütung kardiovaskulärer Ereignisse. Deshalb verfolgt die Primärprävention der KHK bei Patienten mit Diabetes mellitus genauso aggressive Behandlungsziele für die Reduktion des Blutdruckes und des LDL-Cholesterins wie die Sekundärprävention der KHK bei nicht diabetischen Patienten, also die rasche Normalisierung des Blutdrucks auf Werte < 140 mm Hg (systolisch) bzw. 90 mm Hg (diastolisch) und die Senkung des LDL-Cholesterins auf < 130 (< 100) mg/dl. Die Triglyzeride sollten < 150 mg/dl betragen, das HDL-Cholesterin > 35 mg/dl. Diabetiker sollten auf keinen Fall rauchen.

Fettstoffwechselstörungen

Zahlreiche epidemiologische Studien zeigten, dass Fettstoffwechselstörungen besonders bedeutsame Risikofaktoren für die koronare Herzkrankheit sind. Hohes Gesamtcholesterin und LDL-Cholesterin und niedriges HDL-Cholesterin erhöhen das Herzinfarktrisiko. Die Rolle der Triglyzeride als unabhängiger Riskofaktor wurde lange kontrovers diskutiert,
da die Hypertriglyzeridämie häufig gemeinsam mit anderen Risikofaktoren auftritt (insbesondere Übergewicht, niedriges HDL-Cholesterin,
Hypertonie). In Meta-Analysen der Daten aus zahlreichen Studien stellte sich allerdings heraus, dass die Hypertriglyzeridämie gerade bei
Frauen ein bedeutender Risikofaktor ist.

In mehreren kontrollierten Interventionsstudien zeigte sich, dass die
Senkung des LDL-Cholesterins durch Diät und/oder lipidsenkende
Medikation (Ionenaustauscher und vor allem Statine) koronare Ereignisse und Schlaganfälle sowohl in der Primär- als auch in der Sekundärprävention verhüten hilft. Männer und Frauen profitierten gleichermaßen
von der Behandlung. Die Daten weniger kontrollierter Sekundärprä-
ventionsstudien weisen auch darauf hin, dass die medikamentöse Behandlung der Kombination von Hypertriglyzeridämie und niedrigem HDL-
Cholesterin-Syndrom durch Fibrate kardiovaskuläre Ereignisse verhüten
hilft.

Hieraus ergibt sich die Konsequenz, dass jeder Erwachsene seinen
Cholesterin-Wert kennen sollte. Tatsächlich gehört die Bestimmung des
Cholesterins zu dem von den Krankenkassen bezahlten Vorsorge-
untersuchungen bei Männern und Frauen über dem 36. Lebensjahr.
Insbesondere bei Patienten mit bereits manifester koronarer Herzkrankheit oder ausgeprägter Hypercholesterinämie sollte der Lipidstatus
differenziert untersucht werden. Die Blutprobe sollte nach mindestens
14 Stunden Nahrungskarenz gewonnen werden. Der Lipidstatus umfasst
die Bestimmung von Gesamtcholesterin, Triglyzeriden und HDL-Cholesterin sowie die Bestimmung oder Berechnung des LDL-Cholesterins nach
der Friedewald-Formel (wenn Triglyzeride unter 400 mg/dl bzw.
< 4,6 mmol/l betragen):

LDL-Cholesterin (mg/dl) = Gesamtcholesterin (mg/dl) – HDL-Cholesterin (mg/dl) – 0,2 x Triglyzeride (mg/dl)

bzw.

LDL-Cholesterin (mmol/l) = Gesamtcholesterin (mmol/l) – HDL-Cholesterin (mmol/l) – 0,45 x Triglyzeride (mmol/l).

In der Sekundärprävention sollte bei Männern und Frauen das LDL-Cholesterin <100 mg/dl betragen, das HDL-Cholesterin >40 mg/dl und die Triglyzeride <150 mg/dl. In der Primärprävention ergibt sich bei Frauen vor der Menopause wegen des insgesamt niedrigen Herzinfarktrisikos in der Regel keine Notwendigkeit einer lipidsenkenden Medikation. Ausnahmen sind Patientinnen mit Diabetes mellitus (siehe „Diabetes mellitus", S. 66ff.) oder ausgeprägten, monogen vererbten Dyslipoproteinämien mit stark erhöhtem Arterioskloroserisiko (siehe Tabelle 2, S. 62). Hier ähneln die Therapieziele denen der Sekundärprävention, das heißt LDL-Cholesterin < 115 mg/dl, Triglyzeride < 150 mg/dl, HDL-Cholesterin > 40 mg/dl. Bei Frauen nach der Menopause ergibt sich das Therapieziel für LDL-Cholesterin aus dem Vorhandensein weiterer Risikofaktoren. Therapieziele für Frauen wurden unlängst von den Europäischen Gesellschaften für Arterioskleroseforschung, Kardiologie und Hypertension publiziert. Vereinfacht gesagt gilt, dass in der Primärprävention die größte Notwendigkeit einer aggressiven LDL-Cholesterin-Senkung (< 115 mg/dl; < 3 mmol/l) bei postmenopausalen Frauen erforderlich ist, welche außer der Hypercholesterinämie zwei oder mehr Risikofaktoren aufweisen.

Grundlage jeder lipidsenkenden Therapie ist die Optimierung der Ernährung und des Übergewichts (siehe „Modifizierbare Risikofaktoren" – „Ernährung", S. 61ff., und „Körperliche Aktivität", S. 63). Eine optimierte Ernährung kann das LDL-Cholesterin um bis zu 10–20 % reduzieren. Bei der Behandlung der Hypertriglyzeridämie spielt die Ernährung (das heißt vor allem Meidung von gesättigten Fettsäuren, Zucker und Alkohol) eine noch gravierendere Rolle als bei der Behandlung der Hypercholesterinämie. Sofern die diätetische Therapie nicht zur Erreichung des Behandlungszieles ausreicht, muss eine medikamentöse Therapie begonnen werden. Die Wahl des Medikamentes hängt von der Art und dem Ausmaß der Lipidstoffwechselstörung ab. Vereinfacht gilt, dass die Behandlung des erhöhten LDL-Cholesterins mit HMG-CoA-Reduktase-Inhibitoren (so genannten Statinen) und/oder Ionenaustauschern (als Monotherapie bei geringgradiger Hypercholesterinämie oder bei Kindern; als Kombinationstherapie mit Statinen bei ausgeprägter Hypercholesterinämie) und die Behandlung der Hypertriglyzeridämie durch Fibrate, Nikotinsäure oder Fischöl erfolgt. Mäßiggradige gemischte Hyperlipidämien lassen sich ebenfalls häufig mit Statinen normalisieren, machmal in Kombination mit Fibraten. Statine sind allerdings für die Therapie der extremen Hypertriglyzeridämie und der gemischten Hyperlipidämie (Triglyzeride > 1.000 mg/dl) nicht geeignet.

Neue Risikofaktoren

In den letzten Jahren wurden in prospektiven epidemiologischen Studien neue Risikofaktoren für koronare Herzkrankheit und Schlaganfall identifiziert. Es konnte noch nicht gezeigt werden, dass die Korrektur dieser Risikofaktoren die Inzidenz kardiovaskulärer Ereignisse reduziert (2–4, 16).

Lipoprotein(a)

Lipoprotein(a) (Lp(a)) unterscheidet sich von LDL durch das Vorhandensein eines weiteren Proteins, des Apolipoprotein(a). Die Serumkonzentration des Lp(a) ist vor allem genetisch determiniert. Lp(a)-Konzentrationen > 30 mg/dl erhöhen das Risiko für Herzinfarkt, Schlaganfall und venöse Thromboembolien, aber auch für Schwangerschaftskomplikationen (Eklampsie, habituelle Aborte, Wachstumsretardierung) (16–20). Erhöhtes Lp(a) scheint insbesondere dann als kardiovaskulärer Risikofaktor relevant zu sein, wenn dieses zusammen mit anderen Risikofaktoren, insbesondere erhöhtem LDL-Cholesterin, auftritt. Aufgrund ihrer starken genetischen Determination ändern sich die Lp(a)-Spiegel im Verlauf des Lebens wenig. Ausnahme ist der Anstieg des

Lp(a) in der Menopause bei Frauen mit erhöhtem Ausgangswert, da sowohl Estrogene als auch Gestagene die Sekretion des Lp(a) regulieren. Die Substitution von Hormonen in der Menopause senkt den Lp(a)-Spiegel (21).

Homocystein

Homocystein ist ein Intermediärprodukt im Stoffwechsel der schwefelhaltigen Aminosäuren Cystein und Methionin. Ein erhöhter Homocystein-Spiegel ist ein Risikofaktor für Herzinfarkt und Schlaganfall. Empfohlene *cut-offs* für die Abschätzung eines erhöhten kardiovaskulären Risikos schwanken zwischen 12 und 18 µmol/l. Der Homocystein-Spiegel sollte bei Patienten mit frühzeitiger Arteriosklerose bestimmt werden, insbesondere wenn die Krankengeschichte auch venöse thromboembolische Ereignisse aufweist.

Wichtige Ursachen erhöhter Homocysteinspiegel sind neben genetischen Defekten in Schlüsselenzymen des Homocystein-Stoffwechsels die gestörte Nierenfunktion und die ungenügende Aufnahme bzw. niedrige Serumspiegel der Vitamine B12, B6 und von Folsäure. Patienten mit Homocystein-Spiegeln >12 µmol/l sollten vermehrt folsäurereiche Nahrung (Gemüse, Früchte) zu sich nehmen. Bei Homocystein-Spiegeln > 18 µmol/l sollte mit 400–800 µg Folsäure, 2–4 mg Vitmin B6 und 400 µg Vitamin B12 supplementiert werden.

Hämostase- und Entzündungsfaktoren

Hohe Konzentrationen von Fibrinogen, Gerinnungsfaktor VII, Plasminogenaktivator Inhibitor 1 (PAI-1) und C-reaktivem Protein (CRP) wurden in epidemiologischen Studien als kardiovaskuläre Risikofaktoren identifiziert. In der klinischen Routine haben sich diese Parameter bislang nicht für die Abschätzung des Herzinfarktrisikos durchgesetzt, da ihre Plasma- bzw. Serumkonzentrationen intraindividuell stark variieren, Interventionsmöglichkeiten fehlen und häufig Assoziationen mit anderen Risikofaktoren bestehen (Fibrinogen mit Alter und Rauchen; CRP mit Rauchen; Faktor VII und PAI-1 mit Hypertriglyzeridämie).

Die anti-thrombotische und anti-inflammatorische Therapie mit Acetyl-salizylsäure ist ein wichtiges Standbein in der Sekundärprävention kardiovaskulärer Ereignisse. Plättchenaggregationshemmer sollten verordnet werden an Patienten mit stabiler oder instabiler Angina pectoris, nach Herzinfarkt, Bypass-Operation oder Angioplastie, transitorisch-ischämischer Attacke, ischämischem Schlaganfall oder peripherer arterieller Verschlusskrankheit.

Hormonersatztherapie und koronare Herzkrankheit

Postmenopausale Hormonsubstitutionstherapie (HST) wird in unterschiedlichen Kombinationen und Applikationsformen eingesetzt, die sich bezüglich ihres Einflusses auf kardiovaskuläre Risikofaktoren unterscheiden. Die Monotherapie mit Estrogenen, für welche die größten epidemiologischen Erfahrungen existieren, ist heute wegen des hierdurch erhöhten Endometriumkarzinom-Risikos auf hysterektomierte Frauen beschränkt. Die Kombinationstherapien unterscheiden sich vor allem in der Art und/oder Dosierung des Gestagens (17-Hydroxyprogesteron- oder 19-Nortestosteron-Derivate) und in der Applikation des Estrogens (oral versus transdermal).

Einfluss auf kardiovaskuläre Risikofaktoren

Estrogene und Gestagene regulieren eine Vielzahl von Prozessen des Lipid-, Kohlenhydrat- und Aminosäurestoffwechsels sowie der Gerinnung und Fibrinolyse und damit die Ausprägung kardiovaskulärer Risikofaktoren.

Estrogene und Gestagene

Estrogene bewirken dosisabhängig eine Reduktion des LDL-Cholesterins um 10–20 % und des Lipoprotein(a) um bis zu 20 %. Die Größe der LDL-Fraktion nimmt zu, wodurch sich ihre Oxidierbarkeit und damit

Atherogenität verringert. Die Konzentration des HDL-Cholesterins und des ApoA-I, des wesentlichen Protein-Bestandteils von HDL, steigt unter der Estrogensubstitution um 10–15 % an. Als unerwünschte Nebenwirkung bewirkt die Estrogensubstitution einen Anstieg der Triglyzeride um 20–25 %. Bei entsprechender genetischer Prädisposition (z. B. Lipoproteinlipase-Defekte) kann eine Hypertriglyzeridämie unter Estrogenbehandlung exazerbieren und zur akuten Pankreatitis führen. Bei oraler Estrogen-Monotherapie werden die Plasmaspiegel von Fibrinogen und PAI-1 gesenkt und der Faktor-VII-Spiegel erhöht. Hypertriglyzeridämie und Faktor-VII-Erhöhung tragen zur Thrombophilie und dadurch möglicherweise zu den thromboembolischen Komplikationen der Hormonsubstitutionstherapie bei. Bei postmenopausalen Frauen mit Diabetes mellitus Typ II bewirkte die HST mit Estrogenen eine Senkung der Serum- bzw. Blutspiegel von Glukose, glykosyliertem Hämoglobin, C-Peptid, Sexualhormon bindendem Globulin (SHBG) und freiem Testosteron und scheint somit günstige Effekte auf die Insulin-Sensitivität auszuüben.

Bei transdermaler Applikation von Estrogenen sind die Effekte der HST weniger ausgeprägt als bei oraler Anwendung, sowohl im Hinblick auf die erwünschten Effekte auf LDL-Cholesterin, HDL-Cholesterin und Lp(a) als auch bezüglich der unerwünschten Hypertriglyzeridämie.

Gestagene interagieren mit einigen Estrogeneffekten auf Lipidstoffwechsel und Hämostase. Der das HDL-Cholesterin steigernde Effekt der Estrogene wird von 17-Hydroxyprogesteron-Derivaten abgemildert und durch die androgen wirkenden 19-Nortestosteron-Derivate sogar aufgehoben oder überkompensiert. Der hypertriglyzeridämische Effekt der Estrogene wird durch 19-Nortestosteron-Derivate aufgehoben, aber kaum durch 17-Hydroxyprogesteron-Derivate moduliert. In den üblichen Dosierungen haben Gestagene keinen Einfluss auf das LDL-Cholesterin. Der Lp(a)-senkende Effekt der Estrogene wird durch Gestagene nicht abgeschwächt bzw. durch die 19-Nortestosteron-Derivate sogar verstärkt. Gestagene inhibieren die Effekte des Estrogens auf Fibrinogen, PAI-1 und Faktor VII. Allerdings sind die Angaben zum Ausmaß der inhibitorischen

Effekte widersprüchlich. In unseren eigenen Untersuchungen fanden wir unter einer HST mit 1,25 mg oder 0,6 mg CEE und 5 mg Medroxyprogesteron keine statistisch signifikanten Effekte auf Fibrinogen, einen 15–20-prozentigen Anstieg von Faktor VII und einen interindividuell sehr variablen Abfall von PAI-1.

Tibolon und SERMs

Tibolon ist ein synthetisches gewebsspezifisches Steroid, welches zur Behandlung klimakterischer Beschwerden und zur Prävention der Osteoporose postmenopausaler Frauen eingesetzt wird. Wegen der ausbleibenden Blutung ist die Compliance der hiermit behandelten Frauen besser als bei konventioneller HST und Tibolon auch für den Beginn einer HST bei älteren Frauen geeignet, die bereits mehrere Jahre lang postmenopausal sind, ohne eine HAST durchgeführt zu haben. Tibolon wird in drei wesentliche Metaboliten verstoffwechselt, die estrogene, gestagene und androgene Eigenschaften haben.

Die Behandlung mit Tibolon führt zu deutlichen Verminderungen der Serum- bzw. Plasmakonzentrationen von Triglyzeriden, Lp(a), Glukose, Insulin, Fibrinogen, PAI-1 und Gewebsplasminogen-Aktivator (t-PA) sowie zu einer erhöhten Plasmakonzentration von Plasminogen. Die Effekte auf Blutdruck, LDL-Cholesterin und ApoB sind neutral. Durch die Behandlung mit Tibolon werden allerdings die Serumspiegel von HDL-Cholesterin und ApoA-I deutlich um etwa 20 % gesenkt. Es ist nicht geklärt, wie Tibolon insgesamt das kardiovaskuläre Risiko moduliert.

Tamoxifen und Ralofixen wurden ursprünglich für die Therapie des Mammakarzinoms entwickelt. Sie senken die Konzentration des LDL-Cholesterins um etwa 10 % und sind damit ähnlich effektiv wie die kombinierte HST mit Estrogen und Medroxyprogesteron. Die Behandlung mit Raloxifen senkt die Konzentration des Lp(a), allerdings in geringerem Ausmaß als die kombinierte HST. Im Gegensatz zur kombinierten HST senkt Raloxifen die Plasmakonzentration des Fibrinogens, hat aber keine signifikanten Effekte auf HDL-Cholesterin, Triglyzeride und PAI-1. Aus den Effekten auf Lipidstoffwechsel und Hämostasesystem lässt sich nicht ableiten, ob die Behandlung mit SERMs der konventionellen HST überlegen ist.

Vaskuläre Effekte

In-vitro-Untersuchungen, Tierversuche und klinische Untersuchungen der Endothelfunktion haben gezeigt, dass Estrogene auch direkte anti-atherogene Einflüsse auf die Arterienwand ausüben.

In-vitro-Effekte

Estradiol reguliert die Funktionen arterieller Endothel- und Muskelzellen sowohl genomisch durch Bindung an nukleäre Estrogenrezeptoren als auch nicht genomisch, das heißt durch Modulation von Ionenkanälen in der Plasmamembran. Estradiol stimuliert in Endothelzellen und in glatten Muskelzellen die Produktion und Freisetzung von Stickstoffmonoxid (NO). Dieses übt durch Aktivierung der Guanylatzyklase zahlreiche vaso-protektive Effekte aus. NO stimuliert beispielsweise die Relaxation glatter Muskelzellen und bewirkt dadurch Vasodilatation, inhibiert die Plätt-chenaggregation und die Adhäsion von Leukozyten an das Endothel und damit deren Invasion in die Arterienwand. Nicht genomische Effekte von Estradiol auf Kalziumflüsse und Natriumkanäle in glatten Muskelzellen vermitteln wahrscheinlich ebenfalls anti-konstriktorische Effekte von Estradiol auf glatte Muskelzellen. Des Weiteren hemmt Estradiol die Proliferation glatter Muskelzellen und fördert die Angiogenese. Estradiol hemmt außerdem die Lipidakkumulation in Makrophagen und damit die Schaumzellbildung, welche neben der endothelialen Dysfunktion als wichtiger initialer Schritt in der Pathogenese der Arteriosklerose ange-sehen wird.

Tierversuche

Bei ovariektomierten Mäusen, Kaninchen oder Affen hemmte die Substi-tution von Estradiol die Arteriosklerose. Diese anti-atherogenen Effekte waren zum Teil unabhängig von den Veränderungen des Lipidstoffwechsels und gingen mit einer verbesserten Endothelfunktion bzw. einer verminderten Proliferation glatter Muskelzellen einher. Bei zusätzlicher Gabe von Progesteron wurden allerdings bei Affen und Kaninchen die anti-atherogenen Effekte des Estradiols aufgehoben.

Tierversuche erbrachten ebenfalls widersprüchliche Ergebnisse zur anti-atherogenen Wirkung von Raloxifen. Bei Kaninchen verringerte die Behandlung mit Raloxifen die aortale Arteriosklerose, allerdings in geringerem Maße als die Behandlung mit Estradiol. Bei ovariektomierten Affen hatte Raloxifen keinen Effekt auf die Ausdehnung der Koronarsklerose .

Klinische Untersuchungen zur Gefäßfunktion

Die Effekte des Estradiols auf die endotheliale NO-Produktion erklären die endotheliale Dysfunktion bei vielen postmenopausalen Frauen, die sich zumindest kurzzeitig nach Gabe von Estradiol bessert. Bei akuter Gabe von Estradiol (sublingual, intraarteriell, intravenös) fanden verschiedene Autoren eine verstärkte Azetylcholin-induzierte Dilatation von Koronararterien oder eine verstärkte Flow-induzierte Dilatation der Brachialarterien. Es wird allerdings kontrovers diskutiert, ob diese Effekte auf die endothelabhängige Vasodilatation langfristig bleiben oder durch Gestagene abgeschwächt werden. Tibolon soll die endotheliale Dysfunktion verbessern.

Als weiteres Indiz für die Verbesserung der Endothelfunktion durch Estradiol wurde bei postmenopausalen Frauen unter HST eine verminderte Serumkonzentration löslicher Adhäsionsmoleküle gefunden. Die klinische Relevanz der durch Estrogene verminderten Proliferation glatter Muskelzellen wird durch die Ergebnisse von Angioplastie-Studien veranschaulicht: Bei Estradiol substituierenden Frauen waren Restenosen und kardiovaskuläre Ereignisse seltener als bei den nicht substituierenden Kontrollen. Allerdings gibt es keine kontrollierten Studienerfahrungen über die Effekte der kombinierten Substitution von Estrogenen und Gestagenen.

Interventionsstudien

Die meisten epidemiologischen Bevölkerungsstudien beobachteten, dass postmenopausale Frauen mit HST seltener Herzinfarkte erleiden als Frauen ohne HST. In ihrer Meta-Analyse von mehr als 30 Studien berechneten Grady und Kollegen ein um 35–45 % vermindertes relatives Risiko für kardiovaskuläre Ereignisse bei Estrogen substituierenden postmenopausalen Frauen. Diese unkontrollierten und nicht randomisierten Untersuchungen beinhalten allerdings gewichtige methodische Probleme. So haben Frauen, welche sich für die Durchführung einer HST entscheiden, einen höheren Sozial- und Bildungsstatus und ein ausgeprägteres Gesundheitsbewusstsein, was einen günstigen Einfluss auf das kardiovaskuläre Risiko ausübt. Prospektive, kontrollierte und randomisierte Interventionsstudien sind somit notwendig, um den Nutzen der HST für die Prävention kardiovaskulärer Ereignisse bei Frauen zu belegen.

In der bislang einzigen publizierten prospektiven, randomisierten und placebo-kontrollierten Interventionsstudie untersuchte die HERS-Studie bei 2.762 Frauen mit bestehender KHK (also Sekundärprävention) den Effekt der Kombination von 0,625 mg CEE mit 2,5 mg Medroxyprogesteron pro Tag auf die Inzidenz nicht tödlicher und tödlicher Koronarereignisse. Nach einer durchschnittlichen Nachbeobachtungszeit von 4,2 Jahren fand sich kein signifikanter Unterschied in der Rate koronarer Ereignisse. Nach einjähriger Behandlung hatten die Frauen der HST-Gruppe sogar signifikant mehr KHK-Ereignisse als die Fauen der Placebogruppe. Ab dem dritten Behandlungsjahr verschob sich die KHK-Rate tendenziell zugunsten der HST-Gruppe. Allerdings erlitten die mit HST behandelten Frauen auch signifikant häufiger venös-thromboembolische Ereignisse und Gallenwegserkrankungen. Kurzfristig erhöhte also die HST mit CEE und Medroxyprogesteron bei Frauen mit bestehender KHK eher das Risiko kardiovaskulärer Ereignisse. Daher empfahlen die Autoren der HERS-Studie, dass Frauen mit bestehender KHK keine HST mit CEE und HRT beginnen sollten, HST praktizierende Frauen aber eine bestehende HST fortsetzen sollten. Bevor Vor- und Nachteile der HST in der Primär- und Sekundärprävention der KHK abgeschätzt werden können, müssen die Ergebnisse weiterer derzeit laufender kontrollierter Studien zur Primär- (z. B. Women´s Health Initiative) und Sekundärprävention (z. B. ESPRIT oder Women´s Heart Infarction Secondary Prevention Study) durch HST abgewartet werden.

Die Behandlung von mehr als 13.000 Frauen über fünf Jahre im Breast Cancer Prevention Trial mit Tamoxifen oder Placebo führte zu keiner Senkung der KHK-Ereignisrate bei den mit Tamoxifen behandelten Frauen. Wie die konventionelle HST erhöhte die Behandlung mit Tamoxifen das Risiko für thromboembolische Ereignisse.

Schlussfolgerungen

Gefäßerkrankungen sind ein Gesundheitsproblem vor allem für die ältere Frau. Vor der Menopause sind koronare Ereignisse die Ausnahme. Besonderer ärztlicher Aufmerksamkeit und aggressiver Behandlung von Risikofaktoren bedürfen allerdings prämenopausale Frauen mit Diabetes mellitus, ausgeprägter Hypertonie oder seltenen monogenen Lipidstoffwechselstörungen. Darüber hinaus gilt es, bei allen Frauen, also auch vor der Menopause, modifizierbare, das heißt durch den Lebensstil bedingte Risikofaktoren aufzudecken und zu korrigieren: Rauchen, Übergewicht, Fehlernährung, körperliche Inaktivität.

Nach der Menopause tragen kardiovaskuläre Erkrankungen wesentlich zur Morbidität und Mortalität von Frauen bei. Obwohl Estrogene mehrere positive Effekte auf das kardiovaskuläre System und dessen Risikofaktoren ausüben, haben kontrollierte Interventionsstudien gezeigt, dass HST mit Estrogenen in der Sekundärprävention das Risiko für venöse thromboembolische Ereignisse erhöht und keine Herzinfarkte verhindert. Daten kontrollierter Studien zur Primärprävention fehlen. Insofern kann heute keine allgemeine Empfehlung zur Durchführung einer postmenopausalen Hormonsubstitutionstherapie zur Prävention von kardiovaskulären Erkrankungen ausgesprochen werden. Es werden Marker benötigt, die Frauen identifizieren, welche von der HST profitieren, ohne überdurchschnittliche Risiken für Thrombose oder Mammakarzinom einzugehen. Alternativ müsste der Nachweis erbracht werden, dass die postmenopausale Behandlung mit bestimmten HST-Regimen (Art, Dosierung und Applikation der Estrogene bzw. Gestagene), mit Tibolon, Raloxifen oder ähnlichen substitutiven Steroiden ein günstigeres Chancen-Risiken-Verhältnis aufweist als die konventionelle HST mit Estrogenen und Medroxyprogesteron. Bis dahin sollten bei postmenopausalen Frauen mit erhöhtem KHK-Risiko bevorzugt solche Therapeutika eingesetzt werden, für die in kontrollierten Studien nachgewiesen wurde, dass sie sicher sind und kardiovaskuläre Ereignisse vermeiden helfen: Statine, Betablocker und Azetylsalizylsäure. Bestimmte Risikofaktoren können Anlass sein, eine HST zu beginnen (z. B. Lp(a)-Erhöhung) oder zu unterlassen (z. B. die orale Therapie mit Estrogenen bei Hypertriglyzeridämie oder Thrombophilie).

Weiterführende Literatur

- Albertazzi P, Di Micco R, Zanardi E. 1998 **Tibolone: a review.** Maturitas 30: 295–305
- Barrett-Connor E, Grady D. 1998 **Hormone replacement therapy, heart disease, and other considerations.** Ann Rev Public Health 19: 55–72
- Blum A, Cannonn III, R O. 1998 **Effects of oestrogens and selective oestrogen receptor modulators on serum lipoproteins and vascular function.** Curr Opin Lipidol 9: 575–586
- Hulley S, Grady D, Bush T, Furberg C, Herrington D, Riggs B, Vittinghoff E. 1998 **Randomized trial of estrogen plus progestin for secondary prevention of coronary heart disease in postmenopausal women.** JAMA 280: 605–613
- INTERNATIONAL TASK FORCE FOR PREVENTION OF CORONARY HEART DISEASE. 1998 **Coronary heart disease: Reducing the risk. The scientific background to primary and secondary prevention of coronary heart disease. A worldwide view.** Nutr Metab Cardiovasc Dis 8: 205–271
- Rossouw J E. 1999 **Hormone replacement therapy and cardiovascular disease.** Curr Opin Lipidol 10: 429–434
- Seed M. 1999 **Hormone replacement therapy and cardiovascular disease.** Curr Opin Lipidol 10: 581–587

- Skafar D F, Xu R, Morales J, Ram J, Sowers J R. 1997 **Female sex hormones and cardiovascular disease in women.** J Clin Endocrnol Metab 82: 3913–3918
- Task Force Report 1998 **Prevention of coronary heart disease in clinical practice: Recommendations of the second joint task force of European and Other Societies on coronary prevention.** Atherosclerosis. 140: 199–270

Diabetes mellitus

Friedrich Husmann

DIABETES MELLITUS

Friedrich Husmann

Der Diabetes mellitus gehört zu den häufig vorkommenden Hormonstörungen. Daher sollte in der gynäkologischen Sprechstunde besonders auf Hinweise für das Vorliegen eines Diabetes mellitus geachtet werden. In besonderem Maße gilt diese Empfehlung für den Diabetes mellitus Typ II in der Postmenopause, aber auch für den Gestationsdiabetes. In der Postmenopause kann schon die Beachtung der Körperfettverteilung entscheidende Hinweise geben (Blickdiagnose: androide bzw. abdominale Adipositas: Hüftumfang kleiner als Taillenumfang). Da der Estrogenmangel entscheidend eingebunden ist in die Entwicklung des Typ II-Diabetes, kommt der Gynäkologin/dem Gynäkologen eine Schlüsselposition für das rechtzeitige Erkennen des Typ II-Diabetes bei der Frau zu.

Diabetes mellitus Typ I

Der Diabetes mellitus Typ I (Synonyma: insulinabhängiger Diabetes [IDDM], juveniler Diabetes) ist charakterisiert durch erniedrigte Insulinkonzentrationen mit Hyperglykämie und ein frühes Manifestationsalter (< 40 Jahre).

Die Diagnose wird gestellt durch den Nachweis einer Hyperglykämie und durch eine Insulinbestimmung, wobei im Initialstadium eine Bestimmung unter Glukosebelastung erforderlich sein kann.

Pathogenese des Diabetes mellitus Typ I

Als auslösende Ursache findet sich sehr häufig eine Insulitis, die in vielen Fällen bereits in den ersten Lebensjahren abläuft und nach einer Latenzzeit, die viele Jahre betragen kann, zur Manifestation des Diabetes mellitus führt. Bei genetischer Prädisposition kommen als pathogenetische Agentien Viren in Betracht (Coxackie-, Röteln-, Influenza-, Mumps-, Zytomegalieviren u.a.), aber auch Umweltnoxen und Pharmaka (Streptozotozin). Sie lösen eine Insulitis aus und führen mit Lymphozyten- und Makrophageninfiltration zu einer Destruktion der β-Zellen des Pankreas. Bei Autoimmunität treten Insulinantikörper auf. In vielen Fällen findet sich eine HLA-Assoziation oder eine Verknüpfung mit weiteren Autoimmunerkrankungen (Hashimoto Thyreoiditis, atrophische Gastritis) (Schrezenmeir et al. 1996).

Symptomatik

Der Ausbruch ist akut oder subakut und geht in der Regel (50–70 % der Betroffenen) mit folgenden, so genannten klassischen Symptomen einher:

- Polydipsie steht bei 85 % der Kranken im Vordergrund der Beschwerden und geht bei 73 % mit einer Polyurie einher;
- Müdigkeit, Abgeschlagensein und Leistungsminderung treten in rund 80 % auf;
- ein Pruritus genitalis findet sich bei mehr als der Hälfte der Diabetikerinnen und ist als diagnostisch richtungsweisend anzusehen. Der Pruritus vulvae sowie rezidivierende Candidainfektionen sind die Folgen der Glukosurie, weisen aber auch auf eine Alteration des Immunsystems hin;
- Gewichtsabnahme trotz Heißhunger;
- Sehstörungen mit zunehmender Kurzsichtigkeit, transitorische Refraktionsanomalien oder die Entwicklung einer diabetischen Katarrakt sind charakteristisch;
- Hypoglykämien mit Hungergefühl, kaltem Schweiß, Tachykardie, Tremor und Kopfschmerz kommen vor und sind als Ausdruck des massiv gestörten Kohlenhydratstoffwechsels anzusehen;
- Muskelkrämpfe, Übelkeit, Erbrechen und abdominelle Schmerzen weisen auf einen ausgeprägten Insulinmangel und auf eine Ketonämie hin;
- Infektanfälligkeit und verzögerte Wundheilung sind weniger spezifisch.

Sonderformen

Zu den Sonderformen des Diabetes mellitus Typ I gehört der Diabetes, der während der Kindheit und in der Jugend manifest wird („maturity onset diabetes in the young", MODY- oder Mason-Typ). Dieser Diabetes-Typ wird autosomal-dominant vererbt und ist durch einen Glukosidasedefekt charakterisiert.

Mutationen des Insulinmoleküls kommen vor. Bei dieser Sonderform liegt eine normale Ansprechbarkeit auf exogenes Insulin vor.

Der so genannte mitochondriale Diabetes wird maternal vererbt. Es liegt eine Alteration der Bildung von Adenosintriphosphat vor, und die Stimulierbarkeit der Insulin- und Glucagonbildung ist eingeschränkt.

Ein insulinresistenter Diabetes kann – abgesehen vom klassischen Typ II-Diabetes – bedingt sein durch
a) eine Hyperandrogenämie adrenalen und/oder ovariellen Ursprungs bei jüngeren Frauen mit polyzystischem Ovarsyndrom. Die Entwicklung ist in Abb. 1 (siehe S. 91) dargestellt;
b) durch Mutationen des Insulinrezeptors oder durch eine zu geringe Dichte an Rezeptoren (bei jüngeren und ganz jungen Patienten vorkommend);
c) durch Antikörper gegen Insulinrezeptoren. Bei den beiden Formen b und c finden sich (vor allem bei älteren Patienten) zum Teil extrem hohe Insulinkonzentrationen.

Der Gestationsdiabetes ist bedingt durch den insulin-antagonistischen Effekt des plazentaren Laktogens und durch die hohen Konzentrationen an Progesteron, Kortisol und Prolaktin sowie durch einen gesteigerten Insulinabbau. Normalerweise liegen jedoch ausreichende Kompensationsmechanismen vor, die aber bei Patientinnen mit einer Anlage zum Typ II-Diabetes nicht immer zum Tragen kommen. Daraus folgt, dass

Patientinnen, die während einer Schwangerschaft einen Diabetes ent-
wickelten, in der Prä- und unmittelbaren Postmenopause besonders sorgfältig zu überwachen sind.

Therapie

Unerlässlich sind eingehende diätetische Beratungen und Empfehlungen
zur Umstellung der Lebensgewohnheiten. Der Fettverzehr sollte so
bemessen sein, dass etwa 10 % der täglichen Kalorienaufnahme auf
gesättigte und weitere 10 % auf ungesättigte Fettsäuren entfallen. Der
Kohlenhydratanteil sollte auf über 50 % des täglichen Kalorienbedarfs
gesteigert werden, wobei leicht verfügbare Kohlenhydrate weitgehend zu
meiden und komplexe Kohlenhydrate zu bevorzugen sind (faserreiche
pflanzliche Nahrungsmittel). Auf eine ausgewogene Proteingabe ist zu
achten: 0,8 g Eiweiß pro kg Körpergewicht und Tag (rund 15 % des
Kalorienbedarfs) werden als ausreichend angesehen.

Die Kalorienzufuhr ist so zu bemessen, dass bei Übergewichtigen eine
kontinuierliche Gewichtsabnahme erreicht wird, während bei Normalgewichtigen das Gewicht konstant gehalten werden sollte. Die Kochsalz-
zufuhr sollte weniger als 6,0 g/die (entsprechend 2,4 g Natrium) betragen
(Ausschuss Ernährung 1995).

Da beim Typ I-Diabetes ein Insulinmangel vorliegt, besteht die Therapie in
einer Substitution mit Insulin. Am Behandlungsbeginn sind engmaschige
Kontrollen der Blutzuckerkonzentrationen notwendig, bis die erforderliche Dosis an Insulin festliegt.

In Betracht kommt auch eine Pankreas- oder Inselzelltransplantation.

Das Vorgehen bei der Therapie des Diabetes mellitus Typ I erfordert
jedoch eine reiche Erfahrung in der Handhabung der unterschiedlichen
Insulinpräparationen (Ultralente-, Lente-, Retardpräparate, Human- und

Tierinsulin), aber auch der oralen Antidiabetika, so dass die Einleitung der Therapie sachkundigen Ärzten vorbehalten werden sollte. Da aber die Compliance der Patientinnen häufig nicht den Anforderungen entspricht, sollte bei der Diabetikerin in der gynäkologischen Sprechstunde eine Kontrolle der Blutzuckerwerte erfolgen.

Liegen noch Sekretionsreserven der β-Zellen des Pankreas vor, kommt auch eine Behandlung mit Präparaten in Betracht, die in der Lage sind, die Insulinfreisetzung zu stimulieren. Zu dieser Gruppe von Präparaten gehören die Sulfonylharnstoffe. Sie sollten grundsätzlich erst verordnet werden, wenn mit diätetischen Maßnahmen keine ausreichende Wirkung erzielt wurde.

Eine gravierende Nebenwirkung unter der Applikation von Sulfonylharnstoffen ist die Hypoglykämie, die sich durch eine einschleichende Dosierung, strikte Einhaltung der Diät, engmaschige Kontrollen und Beachtung von möglichen Arzneimittelinteraktionen weitgehend vermeiden lässt. Da unter der Gabe solcher Präparate keine Appetithemmung eintritt, wird eine eventuell notwendige Gewichtsabnahme nicht erleichtert. An weiteren Nebenwirkungen werden angegeben: Photosensibilisierung, Allergien, Gelenkschmerzen, Proteinurie und Ikterus.

Anwendungsbeschränkungen für Sulfonylharnstoffe liegen vor bei einer Unterfunktion der Hypophyse, Schilddrüse oder Nebennierenrinde sowie bei Nieren- oder Leberfunktionsstörungen.

Diabetes mellitus Typ II

Der Typ II-Diabetes (Synonyma: Altersdiabetes, „maturity onset diabetes" (MOD), nicht insulinabhängiger Diabetes [NIDDM]) wird untergliedert in Typ II a (mit Adipositas) und Typ II b (ohne Adipositas). Das Manifestationsalter liegt zumeist jenseits des 40. Lebensjahres.

Pathogenese des Diabetes mellitus Typ II

Die Pathogenese des Diabetes mellitus Typ II unterscheidet sich grundlegend von derjenigen des Typ I-Diabetes. Die Entwicklung des Diabetes mellitus Typ II ist als Störung der Wechselwirkung zwischen Pankreas und Insulinzielorganen aufzufassen. Charakteristisch ist ein Missverhältnis zwischen Insulinangebot und -bedarf auf dem Boden einer eingeschränkten Insulinwirkung an den Zielorganen, insbesondere an der Muskulatur und an der Leber. Darüber hinaus liegt aber auch eine Alteration der β-Zellfunktion des Pankreas mit Störung der pulsatilen Insulinabgabe und der Umwandlung von Proinsulin in Insulin vor.

Da Insulinresistenz und -sekretion sich gegenseitig beeinflussen, kann diese Störung von einer Insulinresistenz der Zielorgane ausgehen und sekundär eine Alteration der Insulinfreisetzung auslösen oder aber umgekehrt von einer Sekretionsstörung zur Insulinresistenz führen. Der primäre Defekt lässt sich im Einzelfall nur schwer ermitteln.

In den meisten Fällen kann man von einer primären Insulinresistenz ausgehen, die zu einer kompensatorischen Hyperinsulinämie führt. Im Initialstadium findet sich eine gestörte Glukosetoleranz, die zu einer postprandialen, passageren Hyperinsulinämie führt. Der sich entwickelnde Circulus vitiosus führt schließlich zur Manifestation des Diabetes mellitus Typ II.

Als ein auslösender Faktor kommt bei der jüngeren Frau eine Hyperandrogenämie in Betracht (siehe Abb. 1, S. 91f.; Husmann 1998). Der Estrogenmangel kann zur Manifestation eines Diabetes mellitus Typ II führen, wenn zusätzliche Mechanismen wirksam werden (Abb. 2, S. 92f.).

Ein wesentlicher Risikofaktor für die Manifestation eines Diabetes mellitus Typ II in der Postmenopause ist die Adipositas, die nicht nur für die Manifestation von Belang ist, sondern auch den Verlauf und die Prognose der Krankheit maßgebend beeinflusst. Ernährungsgewohnheiten sind von

Belang, wobei nicht allein das Missverhältnis zwischen Kalorienzufuhr und -verbrauch (vorwiegend sitzende Lebensweise) bestimmend ist, sondern auch die Zusammensetzung der Nahrung. Offenbar liegt bei einem Teil der Patientinnen mit Typ II-Diabetes eine gewisse Fettpräferenz vor, die wesentlich zur vermehrten postprandialen Fettanflutung beiträgt. Der erhöhte Sympathikotonus und die vermehrte adrenale Stimulierbarkeit sind Faktoren, die die Körperfettverteilung beeinflussen und die Insulinresistenz verstärken (DeFronzo und Ferrannini 1991).

Ein weiterer Faktor, der in die Pathogenese eingreift, ist das Apolipoprotein E2, das für einen überschießenden postprandialen Anstieg der Triglyzeride verantwortlich ist.

Symptomatik

Der Diabetes mellitus Typ II entwickelt sich in aller Regel schleichend und bietet sehr uncharakteristische Symptome, so dass die Diagnose in den Frühstadien eher zufällig gestellt wird, da die „klassischen" Symptome, die den Typ I charakterisieren, zumeist völlig fehlen. Wesentlich ist daher, dass bei der Untersuchung der Patientin an das Vorliegen eines Diabetes mellitus Typ II gedacht wird, vor allem, wenn es sich um eine adipöse Frau in der Postmenopause handelt oder wenn bei einer jüngeren Patientin polyzystische Ovarien nachgewiesen werden.

Als Allgemeinbeschwerden werden rasche Erschöpfbarkeit und rasche Ermüdung mit deutlicher Einschränkung der physischen und psychischen Belastbarkeit angegeben. Da auch diese Beschwerden sich nur allmählich entwickeln, werden sie nicht selten als altersbedingt angesehen oder dem zunehmenden Körpergewicht angelastet.

(weiter auf S. 94)

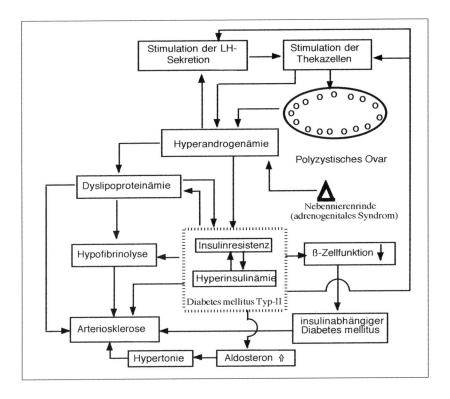

Abb. 1: Entwicklung einer Insulinresistenz/Hyperinsulinämie durch eine
adrenale oder ovarielle Hyperandrogenämie. Die Hyperandrogen-
ämie, unabhängig davon, ob ovariellen oder adrenalen Ursprungs,
führt zu einer Dyslipoproteinämie. Dyslipoproteinämie und Hyper-
androgenämie sind verantwortlich für eine Hemmung der
Glukoseeinschleusung in die Myozyten und Leberzellen. Initial
kommt es – bedingt durch die Hemmung der Glukoseeinschleu-
sung (Insulinresistenz) – zu einer postprandialen Hyperinsulin-
ämie und -Hyperglykämie. Verstärkt sich die Insulinresistenz, per-
sistiert die Hyperinsulinämie und bedingt schließlich eine persis-
tierende Hyperglykämie, den Diabetes mellitus Typ II. Hyperin-
sulinämie, Hyperglykämie und Insulinresistenz lösen eine
Alteration der β-Zellfunktion aus, die früher oder später zu einer
Erschöpfung der β-Zellfunktion des Pankreas mit Umschlagen in

*einen insulinpflichtigen Diabetes mellitus führt. Hyperandrogen-
ämie und Hyperinsulinämie stimulieren darüber hinaus die LH-
Sekretion (Insulin wirkt als „Ko-Gonadotropin") mit Aktivierung
der Androgenbildung der Thekazellen einmal über LH und zum
anderen durch Insulin, das auch direkt Enzyme aktiviert, die für
die Umwandlung von Cholesterin in Testosteron in der Thekazelle
verantwortlich sind. Die Dyslipoproteinämie führt zu einer Hypo-
fibrinolyse, die zusammen mit der Insulinresistenz/ Hyperinsulinämie in die Ausprägung der Arteriosklerose eingebunden ist.
Darüber hinaus stimuliert die Hyperinsulinämie die Aldosteron-
bildung mit daraus resultierender Hypertonie, die das Arterio-
skleroserisiko verstärkt, zumal durch die erhöhten Insulinkonzentrationen die Proliferation der Myozyten der glatten Gefäßwandmuskulatur mit Gefäßwandverdickung, Einengung des Lumens und
Steigerung der Stömungsgeschwindigkeit des Blutes initiiert wird.*

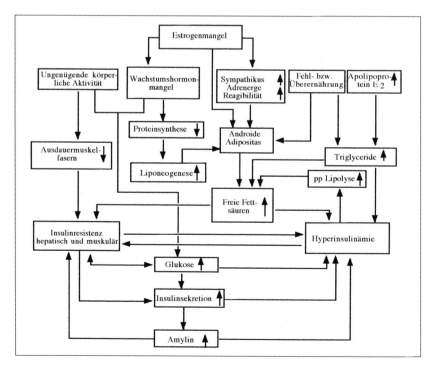

Abb. 2: Pathogenese des Diabetes mellitus Typ II mit Insulinresistenz/ Hyperinsulinämie in der Postmenopause. Der Estrogenmangel geht mit einer Abnahme der Wachstumshormonsekretion einher, die zu einer Abnahme der Proteinsynthese und zu einer Zunahme der Liponeogenese führt. Die Steigerung der Liponeogenese, der erhöhte Sympathikotonus mit gesteigerter adrenerger Reagibilität und die Fehl- bzw. Überernährung sind verantwortlich für die Entwicklung einer Adipositas, die bei Estrogenmangel mit relativem oder absolutem Androgenüberschuss zur androiden Adipositas wird. Fehl- bzw. Überernährung und ein erhöhtes Apolipoprotein E_2 (ein- bis vierfach höhere Prävalenz seines Allels bei Diabetes mellitus Typ II) führen zu einem Anstieg der Triglyzeridkonzentration. Androide Adipositas, Triglyzeride und eine gesteigerte postprandiale Lipolyse bedingen eine Erhöhung der Konzentration an freien Fettsäuren. Freie Fettsäuren blockieren Insulinrezeptoren, insbesondere in der Leber, so dass die hepatische Insulinclearance abnimmt. Es resultiert die Ausprägung einer Hyperinsulinämie und einer Insulinresistenz, die weiter gefördert wird, wenn durch ungenügende körperliche Aktivität die Dichte an Myozyten der Ausdauermuskulatur abnimmt. Zudem hemmen freie Fettsäuren auch die Glukoseeinschleusung in Muskelfasern, ein Mechanismus, der verstärkt wird durch eine Minderperfusion der peripheren Gewebe (unzureichende Freisetzung von Stickstoffmonoxid, fehlender kalziumantagonistischer Effekt der Estrogene). Das zusammen mit Insulin von den β-Zellen des Pankreas sezernierte Amylin vermindert die Insulinsensitivität peripherer Gewebe und fördert die Insulinresistenz und die Hyperinsulinämie, wenn der Circulus vitiosus sich erst einmal etabliert hat.

In der Postmenopause werden die Beschwerden oft als direkte Folge des Estrogenmangels angesehen. Man sollte beachten, dass mit einer Substitution zwar in die pathogenetische Kette des Diabetes mellitus Typ II eingegriffen wird, dass aber die Estrogene allein nicht in der Lage sind, den manifest gewordenen Circulus vitiosus zu durchbrechen, so dass die Allgemeinbeschwerden trotz ausreichender Substitution persistieren.

Da die Frühdiagnose schwierig zu stellen ist, muss besonders auf das etwaige Vorliegen von Symptomen geachtet werden, die für das fortgeschrittene Stadium des Diabetes charakteristisch sind (vgl. auch Komplikationen und Folgeerkrankungen, S. 97ff.). Dazu gehören vorrangig neurologische Störungen, die zu den früh auftretenden Komplikationen zu rechnen sind.

Alterationen der Sensibilität (Berührungs-, Vibrations- und Temperaturempfinden), aber auch des autonomen Nervensystems mit Beeinträchtigung der Sudomotorenfunktion (trockene, spröde Haut an den Fußsohlen und Handinnenflächen; vermehrte Schweißbildung im Hals- und oberen Thoraxbereich) gehören zu den Symptomen, nach denen gefragt werden sollte und die ohne größeren Aufwand geprüft werden können.

Diagnostisches Vorgehen

Eine genaue Erhebung der Anamnese, einschließlich Ernährungsgewohnheiten, zeitlicher Entwicklung und Ausmaß der Gewichtszunahme, Vorerkrankungen, Menstruation/Menopause, Graviditäten, Geburtsverlauf, Begleiterkrankungen (Hypertonie, Hyperlipoproteinämie, Seh- und Sensibilitätsstörungen, Harnwegsinfekte, Vaginitiden) sollte der eingehenden körperlichen und gynäkologischen Untersuchung vorangehen. Zu achten ist auf Körperfettverteilung, Androgenisierungszeichen, Gesichtsfarbe (die Rubeosis kann ein führendes Symptom darstellen), Vitiligo (kann als Begleiterscheinung einer Autoimmunerkrankung auftreten) und schwer abheilende Wunden.

Bei der gynäkologischen Untersuchung ist zunächst auf Alterationen der Vulva zu achten und nach Exkorationen oder Entzündungszeichen zu fahnden. Es sollte nicht nur der obligate Zervixabstrich entnommen werden, sondern auch ein Abstrich von der seitlichen Vaginalwand. Seine mikroskopische Beurteilung kann nicht nur Aufschlüsse über den Proliferationsgrad und damit über die Estrogenaktivität an einem wesentlichen Zielorgan geben, sondern auch über eine Besiedelung mit Fremdkeimen.

Da ein Zusammenhang zwischen Diabetes mellitus Typ II und polyzystischen Ovarien besteht, sollte vor allem bei jüngeren Diabetikerinnen eine Vaginalsonographie mit Beurteilung der Ovarien erfolgen.

Im Gegensatz zum Diabetes mellitus Typ I liegt beim Typ II – zumindest in den ersten Stadien – kein oder allenfalls ein geringfügiger Insulinmangel unter Nüchternbedingungen vor. Auch die Nüchternblutzuckerwerte können durchaus noch im Normbereich liegen.

Die Insulinkonzentrationen sind in den frühen Stadien vor allem postprandial oder unter Glukosebelastung erhöht bis stark erhöht und sind von einer Hyperglykämie begleitet, die sich trotz der hohen Imsulinkonzentration nur zögernd zurückbildet. Bei Verdacht auf das Vorliegen eines Diabetes mellitus Typ II reicht die Bestimmung der Nüchterninsulin- und Nüchternglukosekonzentrationen in den meisten Fällen nicht aus, um die Diagnose zu sichern.

Soll die Diagnose durch einen oralen Glukosetoleranztest gesichert werden, ist die große Variationsbreite des Tests zu berücksichtigen, die durch Medikamente, aber auch durch die phasenhaft ablaufende gastrointestinale Aktivität beeinflusst werden kann und sich zudem im Alter ändert. Die Aussagefähigkeit des Tests kann verbessert werden, wenn die Patientinnen, beginnend mit dem dritten Tag vor Durchführung der Untersuchung, eine Kost zu sich nehmen, die mindestens 150 – 200 g Kohlenhydrate enthält.

Der intravenöse Glukosetoleranztest wird zur Präventivdiagnostik des Diabetes mellitus Typ I angewendet; er ist aber – in Kombination mit einem Tolbutamidtest – durchaus zur Erfassung der Insulinsensitivität geeignet.

Zur Früherkennung des Typ II-Diabetes ist – vor allem wegen der nahezu völlig fehlenden Komplikationen – der orale metabolische Toleranztest gut geeignet. Nach Gabe einer standardisierten Testmahlzeit lässt sich am postprandialen Anstieg der Triglyceride und des Insulins (vgl. auch Abb. 2, S. 92) die Alteration des Metabolismus bereits zu einem Zeitpunkt erkennen, an dem der orale Glukosetoleranztest noch völlig normale Werte ergibt. Probandinnen mit hohem Triglyceridanstieg weisen zudem eine vermehrte postprandiale Thermogenese auf.

Differentialdiagnose

Ob sich eine Glukosurie entwickelt, hängt entscheidend von der Nierenschwelle ab. Ist sie niedrig, kann es selbst bei moderaten Erhöhungen der Glukosekonzentrationen im Serum bereits zu einer renalen Elimination von Glukose kommen. Andererseits kann die Glukosurie fehlen, wenn bei hoher Nierenschwelle, die bei älteren Patientinnen eher die Regel als die Ausnahme ist, die Glukosekonzentration im Serum beträchtlich erhöht ist; das heißt, ein negativer Harntest schließt einen Diabetes mellitus nicht aus.

Auch bei chronischen Nierenschädigungen auf dem Boden unterschiedlicher Nierenerkrankungen kann die Glukosurie fehlen, so etwa bei der diabetischen Glomerulosklerose (Kimmelstiel-Wilson).

Eine Glukosurie ohne Diabetes mellitus kommt beim so genannten „renalen Diabetes" vor. Als auslösende Ursachen finden sich Tubulopathien auf dem Boden aszendierender Pyelitiden, chronischer Nephro- und Hepatitiden oder Intoxikationen. Wesentlich häufiger ist jedoch die alimentäre Glukosurie, so dass eingehend nach der Kohlenhydrataufnahme zu fragen ist, wobei auch an kohlenhydratreiche Getränke gedacht werden muss.

Charakteristisch für die Glukosurie ohne Diabetes sind normale Glukosekonzentrationen im Serum und ein normaler Glukosetoleranztest. Bereits im Kindesalter werden das Debré-Syndrom (kombinierte Fett- und Glykogenstoffwechselstörung mit Hepatomegalie) und das Debré-DeToni-Fanconi-Syndrom (enzymopatische Glukoserückresorptionsstörung) manifest.

Hyperglykämien ohne Diabetes mellitus können stressbedingt sein. Auch Traumata können eine Hyperglykämie auslösen. Andererseits kann eine passagere Hyperglykämie dem manifesten Diabetes mellitus vorangehen, so dass Kontrollen in Abständen von vier bis sechs Monaten erforderlich sind.

Für Kontrollen ist die Verwendung von Teststreifen voll ausreichend. Diese Streifen sprechen erst bei einer Glukoseausscheidung von mehr als 30 mg/die an. Werte, die unterhalb dieser Grenze liegen, sind als physiologisch anzusehen.

Komplikationen und Folgeerkrankungen beim Diabetes mellitus Typ II

Akutkomplikationen – Koma

Komatöse Zustände können bei Diabetikern unter Bedingungen auftreten, die auch bei Stoffwechselgesunden ein Koma auslösen. Darüber hinaus gibt es Mechanismen, die für den Diabetes spezifisch sind.

Hypoglykämie

Eine Hypoglykämie kann sich entweder als Folge der Therapie – insbesondere bei der Einstellung der Insulindosis – oder bei Nahrungskarenz beim Diabetes mellitus Typ I entwickeln. Die Hypoglykämie geht mit Zittern, Unruhe, Tachykardie, ausgeprägtem Angstgefühl, Schweißausbrüchen, Hungergefühl, Denkstörungen, und Verwirrtheitszuständen einher und kann, wenn die Therapie nicht rechtzeitig eingeleitet wird, in einen Schock mit Bewusstlosigkeit übergehen. Zur Therapie sollten nach Blutentnahme entweder kohlenhydratreiche Getränke (bei noch klarem Bewusstsein der Patienten) oder eine Infusion von 40 bis 100 ml einer 40- bis 50-prozentigen Glukoselösung verabreicht werden. In schweren Fällen ist eine Einweisung unumgänglich, insbesondere wenn die vorgenannten Maßnahmen nicht zu einer Besserung der Symptome oder zum Durchbrechen der Bewusstlosigkeit führen (Verdacht auf Hirnödem).

Diabetische Ketoazidose

Die diabetische Ketoazidose geht je nach Schweregrad in ein Präkoma oder in ein Koma über und ist Ausdruck einer akuten Stoffwechselentgleisung bei Insulinmangel, Insulinresistenz oder erhöhtem Insulinbedarf in Stresssituationen (Infekt, Trauma, endokrine Störungen). In der Regel bestehen Polydipsie, Polyurie, Erbrechen, Muskelschwäche und Müdigkeit. In schweren Fällen finden sich: Exsikkose, trockene Schleimhäute, Hypotonie, Apathie, tiefe Atmung (Kussmaulatmung) und Veränderungen des Sensoriums. Die Glukosewerte liegen oberhalb von 300 mg/dl, die Ketonkörper sind erhöht, und der pH-Wert liegt unter 7,36. Die Therapie besteht in einer Insulin- und Elektrolytsubstitution sowie Volumensubstitution mit physiologischer Kochsalzlösung. Eine stationäre Einweisung nach Anlegen der Infusion ist unumgänglich.

Hyperosmolares, nicht ketoazidotisches Koma

Das hyperosmolare, nicht ketoazidotische Koma kommt im höheren Lebensalter vor, wenn ein gestörtes Durstempfinden besteht oder größere Flüssigkeitsverluste eintreten (Gastroenteritis mit Diarrhoe, Erbrechen, fieberhafte Infekte, Verbrennungen). Bewusstseinsstörungen und fokale (Nackensteifigkeit) oder generalisierte Krämpfe sind charakteristisch. Die Glukosekonzentrationen sind stark erhöht (über 600 mg/dl); führend ist jedoch die Hyperosmolarität (über 10 mosmol/l). Die Therapie entspricht der Behandlung der Ketoazidose, so dass auch hier eine Einweisung unumgänglich ist.

Laktatzidose

Eine Laktatzidose liegt vor, wenn das Laktat auf mehr als 72 mg/dl angestiegen und der pH-Wert auf weniger als 7,25 im Sinne einer schweren Azidose abgesunken ist. Als auslösende Ursachen kommen eine periphere Minderperfusion (Typ A) oder toxische Substanzen (Typ B), wie z. B. Biguanide (!), Alkohol, Streptozotocin, in Betracht. Prodromi sind Inappetenz, Übelkeit, abdominelle Schmerzen, Myalgien mit Muskelschwäche, Adynamie, Unruhe und Verwirrtheitszustände. Beim Vollbild kommt eine zunehmende Hinfälligkeit hinzu, die im Koma mündet. Als Notfallmaßnahmen sind Sauerstoffbeatmung, Glukoseapplikation bei Hypoglykämie und Bikarbonatgaben mit sofortiger Einweisung erforderlich.

Diabetische Ketoalkalose

Die diabetische Ketoalkalose ist gekennzeichnet durch Hypovolämie, Ketonämie und Ketonurie. Die Pathogenese ist noch nicht geklärt. Möglicherweise sind Diuretika involviert. Notfallmäßig sollte eine Volumensubstitution mit anschließender Einweisung erfolgen.

Folge- und Begleiterkrankungen

Eine gute Übersicht über Folge- und Begleiterkrankungen des Diabetes mellitus Typ II mit Darstellung der pathogenetischen Zusammenhänge haben DeFronzo und Ferrannini (1991) gegeben.

Hypertonie

Hypertonien finden sich besonders beim Diabetes mellitus Typ II. Die Hyperinsulinämie führt nicht nur zu einer peripheren Minderperfusion mit Erhöhung des peripheren Widerstands, sondern auch zu einer Proliferation der Myozyten der glatten Gefäßwandmuskulatur mit daraus resultierender Wandverdickung und Einengung des Lumens. Da aber die Hypertonie die Entwicklung einer Makroangio-, Retino- und Nephropathie fördert, sind blutdrucksenkende Maßnahmen unerlässlich, wenn mit dem im Abschnitt „Therapie des Diabetes mellitus Typ II", S. 103ff., aufgeführten Vorgehen keine Normalisierung der Blutdruckwerte erreicht wird.

Dyslipoproteinämie

Dyslipoproteinämien sind charakteristisch für den Diabetes mellitus Typ II (Hypercholesterin- und -triglyzeridämie). Sollten sich diese Störungen, die in die Entwicklung einer Arteriosklerose eingebunden sind, mit den im Abschnitt „Therapie des Diabetes mellitus Typ II", S. 103ff., angegebenen Maßnahmen nicht normalisieren, wird die Gabe von lipidsenkenden Präparaten empfohlen.

Nephropathie

Die Initialstadien einer diabetischen Nephropathie sind gekennzeichnet durch eine persistierende Mikroalbuminurie und eine leichte Hypertonie. Sie sind reversibel unter einer optimalen Stoffwechselkontrolle, solange die glomeruläre Filtrationsrate noch nicht eingeschränkt ist. Bei terminaler Insuffizienz kann auf eine Hämodialyse nicht verzichtet werden. Als seltene Komplikation sei die Papillennekrose erwähnt, die mit Fieber, Flankenschmerzen, Leukozyturie und Ausscheidung von Nierenpapillen im Urin einhergeht. Erforderlich ist eine Antibiotikatherapie.

Augenerkrankungen

Die diabetische Retino- und Makulopathie kann mit der Miosis-Funduskamera zuverlässig erfasst werden. Die Therapie der Retinopathie ist schwierig, da die Wirksamkeit von Medikamenten (Ticlopidin u. a.) in klinischen Studien nicht belegt werden konnte. Bei der Makulopathie oder proliferativen Prozessen kommt eine Laserbehandlung in Betracht, während das Glaukom medikamentös angegangen werden kann.

Für die Entwicklung der diabetischen Katarakt werden Glykosylierungen von Proteinen der Linse und eine Akkumulation von Sorbitol verantwortlich gemacht. Die Therapie besteht in der Implantation einer Intraokularlinse.

Neuropathie

In die Pathogenese der diabetischen Neuropathie ist eine durch die Hyperglykämie induzierte vermehrte Bildung von Sorbitol und Fruktose eng eingebunden. Sowohl die Hyperglykämie als auch die vermehrte Bildung von Sorbitol führen zu einer Abnahme des Myoinositols in den Nervenzellen mit Alteration der Nervenleitgeschwindigkeit. Es finden sich Sensibilitätsstörungen, Alterationen des Temperaturempfindens, Störungen der Sudomotorenfunktion, uncharakteristische Schmerzen, Kreislauflabilität, Beeinträchtigungen der Fein – und Grobmotorik bis zu Funktionseinschränkungen der Muskulatur, trophische Veränderungen der Haut und gastrointestinale Alterationen, die bis zur Gastroparese reichen können (Dyk et al. 1988). Die Therapie besteht in einer optimalen Stoffwechseleinstellung, unterstützt durch die Gabe von α-Liponsäure. Zur

Schmerzbehandlung kommen Neuroleptika in Betracht. Die Gastroparese kann mit Metoclopramid oder Cisaprid angegangen werden, während bei einer Beeinträchtigung der Skelettmuskulatur eine spezielle krankengymnastische Übungsbehandlung eingeleitet werden sollte.

Arteriosklerose – diabetische Makroangiopathie

Zu den schwerwiegenden Komplikationen des Diabetes mellitus Typ II gehört die Arteriosklerose. In die Pathogenese dieser Komplikation sind eine Reihe von Mechanismen eingebunden, die unmittelbar oder mittelbar durch die Hyperinsulinämie/Insulinresistenz initiiert werden (De Fronzo und Ferrannini 1991).

Die Proliferation der Myozyten der glatten Gefäßwandmuskulatur mit Wandverdickung ist nicht nur für die Entwicklung einer Hypertonie, sondern auch für die Pathogenese der Arteriosklerose von Belang. Die Einengung des Gefäßlumens durch proliferative Wandprozesse führt zu einer Erhöhung der Strömungsgeschwindigkeit des Blutes in diesen Bereichen. An Prädilektionsstellen (Bifurkationen) kann es dadurch zum Abscheren ganzer Endothelareale mit anschließenden Lipidablagerungen und Makrophagenimmigration kommen.

Auch das intakte Endothel wird durch eine hyperglykämiebedingte Glykolierung von Albumin geschädigt und seine Permeabilität gesteigert. Die Glykolierung von Lipoproteinen führt zur Bildung von Komplexen, die nicht mehr von hepatischen Rezeptoren gebunden und eliminiert werden können, so dass sie von Makrophagen aufgenommen werden, ebenso wie oxidierte Lipoproteine. Solche Oxidationsprozesse laufen gerade bei Patientinnen mit Estrogenmangel in vermehrtem Maße ab. Oxidierte Lipoproteine sind zytotoxisch und führen zum Zerfall der Makrophagen, so dass Cholesterin und Fettsäuren in freier Form in der Gefäßwand abgelagert werden (Collins und Beale 1996).

Zur Entwicklung der Arteriosklerose bei der Diabetikerin trägt auch eine Hyperkoagulabilität mit gesteigerter Fibrinogen-, Faktor V-, Faktor VII- und Plasminogen-Aktivator-Inhibitor-I-Bildung bei. Neben der Hypertriglyzeridämie ist das Estrogendefizit dafür verantwortlich.

Der diabetische Fuß

Durch das Zusammenwirken einer Reihe von Faktoren entwickelt sich der so genannte diabetische Fuß. Die Alteration sensorischer Nerven führt zu einer Einschränkung des Schmerzempfindens, das in fortgeschrittenen Fällen völlig aufgehoben ist. Verbunden damit ist auch eine Herabsetzung des Tastempfindens. Da auch die motorischen Nerven betroffen sind, kommt es zur Muskelatrophie mit Fehlbelastung, so dass die Fußgewölbestatik verloren geht. Die Dysfunktion des autonomen Nervensystems führt zu trophischen Hautveränderungen. Über die Arteriosklerose kommt es zur Ischämie, so dass kleine Wunden zur Ulkusbildung führen, was nicht selten erst spät beachtet wird, da der Schmerz als Warnsignal fehlt. Ähnlich kann ein leichter Dekubitus durch Fehlbelastung und gestörte Fußgewölbestatik in ein ausgeprägtes Dekubitalulkus übergehen, das bei Superinfektion zu einer Osteomyelits führen kann (Chantelau et al. 1992).

Die Therapie besteht in einer Ruhigstellung mit geeigneter Lagerung, optimaler Stoffwechseleinstellung, sorgfältiger Wundpflege und gegebenenfalls einer Antibiotikabehandlung nach Austestung.

Therapie des Diabetes mellitus Typ II

Bei Patientinnen mit Diabetes mellitus Typ II in der Prä- und Postmenopause steht die Einleitung einer Substitution mit Estrogenen im Vordergrund, wenn ein Defizit nachgewiesen wurde. Die Sicherung der Diagnose sollte durch eine Estradiol- und Estronbestimmung erfolgen.

Darüber hinaus ist eine Gewichtsreduktion in Verbindung mit diätetischen Richtlinien unabdingbar. Dabei sollte die Kalorienrestriktion nicht zu eng gefasst sein, sondern eine behutsame, aber kontinuierliche Abnahme des Körpergewichtes zum Ziel haben, so dass die Kalorienzufuhr – je nach Alter und Körpergröße – zwischen 800 und 1.000 bis 1.200 Kal. pro Tag betragen sollte. Leicht verfügbare Kohlenhydrate sollten so weit wie möglich gemieden werden. Da heute in ausreichendem Maße geeignete Ernährungsbroschüren und -tabellen zur Verfügung stehen, können der Patientin entsprechende Empfehlungen problemlos an die Hand gegeben werden.

Ein weiterer Schwerpunkt der Therapie muss in der Verbesserung der Glukoseeinschleusung, insbesondere in die Muskelzellen, bestehen. Dieses Ziel kann durch ein dosiertes, der Belastbarkeit des Organismus angepasstes Trainingsprogramm erreicht werden. Dauer und Häufigkeit des Programms sollten sich nach den Möglichkeiten der Patientin richten und die beruflichen Anforderungen und Belastungen berücksichtigen. Dabei hat die Häufigkeit (1- bis 2-mal/die oder mehr) Vorrang vor der zeitlichen Dauer. Je mehr Muskelgruppen in das Trainingsprogramm einbezogen werden, umso besser der Effekt, der zunächst in einem vermehrten Insulin- und Glukoseangebot durch Steigerung der Duchblutung besteht.

Dieser letztgenannte Mechanismus ist bei Patientinnen mit Diabetes mellitus Typ II von ganz besonderer Bedeutung, denn mit zunehmenden Insulinkonzentrationen nimmt die periphere Duchblutung mehr und mehr ab (Baron et al. 1991). Es entwickelt sich ein Circulus vitiosus: Hohe Insulinkonzentrationen – Abnahme der Durchblutung – Anstieg der Insulin- und Glukosekonzentration – weitere Verschlechterung der Durchblutung. Nur durch eine Steigerung der Muskelbelastung kann dieser Kreis durchbrochen werden. Wenn der intrazelluläre Glukosebedarf unter Belastungsbedingungen ansteigt, wird die Einschleusung erleichtert, und die Glukose- und nachfolgend auch die Insulinkonzentrationen können fallen.

Auch in die Ausbildung dieses Mechanismus ist bei Frauen in der Post-menopause der Estrogenmangel eng eingebunden. Zum einen kommt es zu einer Abnahme der Vasodilatation durch das Fehlen der estrogenbe-dingten Freisetzung von Stickstoffmonoxid (NO, potentester körpereige-ner Vasodilatator), pathologische Azetylcholinwirkung (Vasokonstriktion statt Vasodilatation), Stimulation der Endothelin-1-Bildung (potenter kör-pereigener Vasokonstriktor) und fehlende kalziumantagonistische Wirkung mit nachfolgender Vasokonstriktion und Erhöhung des periphe-ren Widerstands (Collins und Beale 1996).

Eine Estrogensubstitution normalisiert diese Prozesse und trägt somit wesentlich zur Verbesserung der Insulinwirkung bei.

Liegt eine Hyperandrogenämie vor oder besteht der Verdacht auf eine relative Androgendominanz, sollte als Gestagen eine Substanz mit Antiandrogenwirkung appliziert werden, da, wie Abb. 1 (S. 91) erkennen lässt, dieser Faktor in die Pathogenese des Diabetes mellitus Typ II eng eingebunden ist.

Zum Durchbrechen einer einmal manifest gewordenen Hyperinsulinämie/ Insulinresistenz reichen die aufgeführten Therapiemaßnahmen in vielen Fällen nicht aus, zumal sich die erforderliche Gewichtsreduktion beim Vorliegen einer androiden Adipositas nur schwer erreichen lässt. Es bie-tet sich die Einleitung einer Therapie mit Acarbose an. Diese Therapie ist vor allem dann mit Aussicht auf Erfolg einzuleiten, wenn in den frühen Stadien der Erkrankung eine postprandiale Hyperinsulinämie im Vorder-grund steht.

Acarbose ist ein Glukosidasehemmer, der im Intestinaltrakt vor allem die Spaltung und damit die Resorption von besonders blutzuckerwirksamen Disacchariden (Saccharose [= Rohr- oder Rübenzucker], Maltose und Isomaltose) verhindert. Da der postprandiale Glukoseanstieg weitgehend unterbunden wird, kommt es zu einer deutlichen Abnahme der Insulinfreisetzung. Zu beachten ist, dass trotz der Acarbosebehandlung die Diät strikt einzuhalten ist und dass die Therapie einschleichend mit 1- bis 2-mal 50 mg Acarbose pro Tag begonnen werden sollte. Der Vorteil einer Acarbosebehandlung ist, dass es nicht zu einer Hypoglykämie kommt.

Kontraindikationen bei über 18 Jahre alten Patientinnen sind selten: chronische Darmerkrankungen mit deutlichen Verdauungs- und Resorptionsstörungen sowie eine schwere Niereninsuffizienz (Kreatinin-Clearance < 25 ml/min.).

An Nebenwirkungen können vor allem bei höherer Dosierung und Nichtbeachtung der Diät auftreten: Flatulenz, Obstipation oder Diarrhoe. Bestimmte intestinale Funktionsstörungen oder Krankheiten können sich daher unter der Gabe von Acarbose verschlechtern oder vermehrt Beschwerden auslösen: Roemheldscher Symptomkomplex, größere Hernien, Varizen im Intestinalbereich oder Darmulzera, so dass in diesen Fällen vom Vorliegen einer relativen Kontraindikation auszugehen ist.

Selten werden schwerwiegendere gastrointestinale Funktionsstörungen oder Anstiege der Leberenzyme beobachtet, die jedoch reversibel sind.

Die Substanz sollte während der Hauptmahlzeiten eingenommen werden, da sie nur in Gegenwart von entsprechendem Substrat im Intestinaltrakt wirksam ist.

Liegen eine manifeste Hyperinsulinämie und eine Insulinresistenz vor, kann mit Acarbose keine durchgreifende Besserung erwartet werden, da die Substanz nicht in der Lage ist, die Insulinsensitivität zu verbessern.

In Betracht kommt in solchen Fällen die Gabe von Biguaniden (Metformin). Biguanide verzögern die intestinale Glukoseassimilation, führen also zu einem protrahierten Glukoseanstieg im Serum. Darüber hinaus hemmen Biguanide die hepatische Gluconeogenese aus Laktat und

Glyzerin und fördern die Glukoseaufnahme durch Myofibrillen, steigern somit die Insulinsensitivität und senken die VLDL- und Triglyzeridkonzentrationen. Da Biguanide den Appetit hemmen, bewirken sie keine Gewichtszunahme, sondern erleichtern die Gewichtsabnahme. Diese Eigenschaften haben die Biguanide neben der Acarbose zu den Medikamenten der ersten Wahl in der Therapie des Diabetes mellitus Typ II werden lassen.

Als eine ernste Nebenwirkung ist die Laktatazidose anzusehen, die durch den Wirkmechanismus des Metformins bedingt ist. Die Glukoseaufnahme der Muskulatur wird verbessert, führt aber zu einer Steigerung der Laktatbildung. Das vermehrt gebildete Laktat kann in der Leber jedoch nicht in ausreichendem Maße verwertet werden, so dass es beim Vorliegen prädisponierender Faktoren zur Laktatazidose kommen kann, etwa unter der gleichzeitigen Verabreichung von nicht steroidalen Antirheumatika, die die renale Ausscheidung von Metformin hemmen. Ingesamt tritt jedoch eine Laktatazidose selten auf und kommt nur in 0 – 0,084 von 1.000 Behandlungsjahren vor (Bailey 1992).

Sowohl Acarbose als auch Metformin sollten nur gegeben werden, wenn durch diätetische und gewichtsreduzierende Maßnahmen in Verbindung mit einer Steigerung der körperlichen Aktivitäten keine Verbesserung der diabetischen Stoffwechsellage erreicht werden kann.

Anlässlich des 81. Kongresses der Nordamerikanischen Gesellschaft für Endokrinologie (12.–15. Juni 1999) wurde eine neue Stoffklasse von Präparaten zur Therapie des Diabetes mellitus Typ II vorgestellt, die so genannten Insulinsensitizer. Es handelt sich um Substanzen, die in der Lage sind, die Insulinaufnahme durch Leber- und Muskelzellen gezielt zu verbessern und damit die Insulinresistenz zu durchbrechen. Inzwischen sind solche Substanzen von der FDA zugelassen und in den USA erhältlich. Ein erstes Präparat dieser Substanzklasse ist in der Bundesrepublik Deutschland unter dem Handelsnamen Actos® bereits zugelassen. Wenn sich in der breiten Praxis bestätigen sollte, dass die Nebenwirkungen der Präparate sich in Grenzen halten (Leberfunktion), dürften die Insulinsensitizer unsere therapeutischen Möglichkeiten zur Behandlung des Diabetes mellitus Typ II wesentlich verbessern, zumal mit dem Auftreten von Hypoglykämien oder Azidosen nicht zu rechnen ist.

Literatur

– Auschuss Ernährung der Deutschen Diabetesgesellschaft 1995 **Ernährungsempfehlungen für Diabetiker.** Ernährungsumschau 42: 319–322
– Bailey C J. 1992 **Biguanides and NIDDM.** Diabetes Care 15: 755–772
– Baron A, Laakso M, Brechtel G et al. 1991 **Mechanism of insulin resistance in insulin-dependent diabetes mellitus: a major role for reduced skeletal muscle blood flow.** J Clin Endocrinol Metab 73:637–643
– Chantelau E, Kleinfeld H, Paetow P. 1992 **Das Syndrom des „diabetischen Fußes".** Diabet Stoffw 1: 18–23
– Collins P, Beale C M. 1996 **The cardioprotective role of HRT: a clinical update.** New York, London, Parthenon Publishing Group
– DeFronzo R A, Ferrannini E. 1991 **Insulin resistance. A multifaceted syndrome responsible for NIDDM, obesity, hypertension, dyslipidemia, and artherosclerotic cardiovascular disease.** Diab Care 14: 173–194
– Dyck P J, Zimmermann B R, Vilen T H et al. 1988 **Nerve glucose. fructose, sorbitol, myoinositol, and fibre degeneration, and regulation in diabetic neuropathy.** N Engl J Med 319: 542–548
– Husmann F. 1998 **Symptomatologie und Komplikationen: Multifollikuläres Ovar – Polyzystisches Ovar – Polyzystisches Ovarsyndrom – Hyperthekosis.** Horme 11: 17–24
– Schrezenmeir J, Schultheis E, Laue C. **Diabetes mellitus.** In Allolio B, Schulte H M (Hrsg.) 1996 Praktische Endokrinologie. München, Urban & Schwarzenberg, 534–583
– WHO Study Group on Diabetes 1985 WHO technical report series 727: 10–17

Thromboembolische Erkrankungen und hämorrhagische Diathesen

Eberhard F. Mammen

THROMBOEMBOLISCHE ERKRANKUNGEN UND HÄMORRHAGISCHE DIATHESEN

Eberhard F. Mammen

Einführung

Thromboembolische Erkrankungen und hämorrhagische Diathesen, angeboren oder erworben, sind bei Frauen keineswegs seltene Krankheitsbilder. Da beide durch eine gestörte Hämostase verursacht werden können, soll zur Erleichterung des Verständnisses in groben Zügen die Physiologie der Hämostase beschrieben werden.

Primäre Hämostase

An der normalen Hämostase oder Blutstillung sind im Prinzip die Gefäßwand, die Blutplättchen und das Gerinnungssystem beteiligt. Eine Verletzung der Intima eines Gefäßes initiiert den Prozess, wenn Kollagenfasern und andere subendotheliale Strukturen dem Blut ausgesetzt werden. Blutplättchen haben eine starke Affinität zu Kollagen und werden sich somit zunächst an diese subendothelialen Gewebe anlagern, ein Vorgang, der als Plättchenadhäsion bezeichnet wird. Bei dieser Adhäsion spielt neben dem „shear stress" der Von-Willebrand-Faktor (VWF), ein Plasmaprotein, eine große Rolle. Der VWF haftet sich an Glykoproteinrezeptoren (Glykoprotein Ib/IX) der Plättchenoberfläche an und dient somit als Bindesubstanz zwischen Plättchen und der verletzten Gefäßwand. Plättchenadhäsion führt zu einer Aktivierung der Plättchen, ein Vorgang, bei dem sich die einzelnen Plättchen ausbreiten und eine Sekretionsphase einleiten. Hierbei werden mehrere Substanzen aus den Zellen freigesetzt, die normalerweise im Inneren der Plättchen gefunden werden. Von besonderer Bedeutung sind Adenosindiphosphat (ADP), Katecholamine (Adrenalin) und Serotonin. Diese Substanzen bewirken, dass andere Plättchen sich an der Verletzungsstelle anlagern, ein Vorgang, der als Plättchenaggregation bezeichnet wird. Auch bei dieser Aggregation spielen „shear stress" und Plasmaproteine, besonders das Fibrinogen, eine große Rolle, und es werden wiederum Glykoprotein-rezeptoren (Glykoprotein IIb/IIIa) benutzt, um das Fibrinogen an die Plättchenoberfläche zu binden.

Bei diesen komplizierten metabolischen Vorgängen kommt auch dem Prostazyklinzyklus eine Bedeutung zu. Arachidonsäure, die aus membran-gebundenen Phospholipiden gebildet wird, wird über mehrere Prostaglan-dinderivate in den Plättchen in Thromboxan A2 umgewandelt, das starke proaggregatorische und vasokonstriktive Eigenschaften hat. In der Gefäß-wand dagegen wird Arachidonsäure in Prostaglandin I2 oder Prostazyklin umgewandelt, das antiaggregatorische und vasodilatierende Eigen-schaften besitzt. Die kontinuierlich fortlaufende Aggregation der Plättchen führt zur Bildung eines ersten hämostatischen Pfropfes, der kleine Gefäße primär verschließen kann und somit zu einer primären Hämostase führt. Der primäre hämostatische Pfropf ist überwiegend ein Plättchenpfropf (siehe Abbildung 1, S.112), der als Basis für eine Aktivierung des Gerin-nungssystems dient. Diese Vorgänge können, wenn sie gestört werden, zu einer hämorrhagischen Diathese führen, denn quantitative (Thrombozy-topenien) und qualitative Störungen (Thrombozytopathien) verursachen eine verzögerte Bildung des primären hämostatischen Pfropfes und somit eine Blutungsneigung. Aber auch in der Pathogenese von Thrombosen, besonders von arteriellen, spielen diese Vorgänge eine große Rolle, denn eine arterielle Thrombenbildung ist überwiegend von der Fähigkeit der Plättchen zu Adhäsion und Aggregation abhängig. Weitere Einzelheiten über die primäre Hämostase sind Übersichtsarbeiten zu entnehmen.

Sekundäre Hämostase

Unter sekundärer Hämostase versteht man die Bildung des Fibrin-gerinnsels, also die eigentliche Blutgerinnung und die Fibrinolyse, also die Möglichkeit des Organismus, das Gerinnsel aufzulösen.

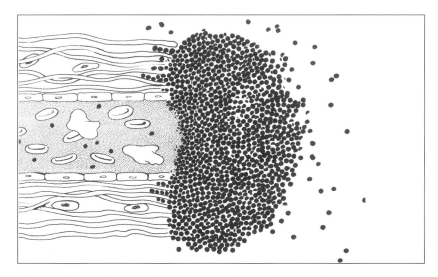

Abb. 1: Schematische Darstellung eines aus Plätchen bestehenden primären hämostatischen Propfes (mit Gehnehmigung aus: Wilson R F, Walt A J (eds.) 1996 Management of Trauma: Pitfalls and Practice, 2nd ed., chapter 45. Baltimore, M D, Williams and Wilkins)

Blutgerinnung: An der Gerinnung sind eine Vielzahl von Gerinnungsfaktoren und Phospholipide beteiligt. Mehrere dieser Faktoren zirkulieren im Plasma als Proenzyme (Prothrombin, Faktor X, VII, IX, XI und XII), andere als Kofaktoren (Faktor V, VIII, Gewebsfaktor [tissue factor], hochmolekulares Kininogen). Fibrinogen ist das Substrat für die Fibrinbildung. Fast alle Gerinnungsfaktoren werden in der Leberparenchymzelle synthetisiert; einige bedürfen einer postribosomalen Strukturänderung durch Karboxylasen, die von Vitamin K abhängig sind. Diese vitamin-K-abhängigen, prokoagulatorischen Faktoren sind das Prothrombin und die Faktoren VII, IX und X. Damit die Gerinnung lokal an der Gefäßwand haftet, verläuft sie über Komplexbildungen, bei denen die Phospholipide als Oberflächen dienen, an die die vitamin-K-abhängigen Gerinnungsfaktoren mit Hilfe von Kalziumbrücken gebunden werden können. Die Phospholipide sind innere Zellmembranen der Plättchen, die physiologisch während der Sekretionsphase exponiert werden, wenn Plättchenmembranen aufbrechen („Flip-flop-Reaktion").

Das Verständnis für die Gerinnung hat sich in den letzten Jahren grundlegend geändert. Während man traditionell den Gerinnungsablauf in eine intrinsische und eine extrinsische Phase aufteilte, wobei der intrinsischen Phase oder auch Kontaktphase große Bedeutung in der Initiierung des Ablaufs zugeschrieben wurde, ist man heute der Ansicht, dass die Gerinnung durch die Freisetzung von Gewebsfaktor (in der internationalen Nomenklatur als „tissue factor" oder TF bezeichnet) initiiert wird. Es kommt also nach neueren Vorstellungen dem ehemaligen „extrinsic pathway" die größere Bedeutung zu. Dem so genannten „intrinsic pathway" wird nur noch eine untergeordnete Rolle in der Gerinnung zugeschrieben, er ist jedoch möglicherweise in der Fibrinolyse und bei anderen biologischen Funktionen von Wichtigkeit.

Während der Gerinnung werden drei Komplexe gebildet, die im Prinzip aus Phospholipiden als Oberfläche, einem Enzym, einem Kofaktor und dem Substrat bestehen. Enzym und Substrat sind immer vitamin-K-abhängige Faktoren, die durch Kalziumbrücken an die Phospholipidoberflächen gebunden werden können. Die Kofaktoren (nicht vitamin-K-abhängige Faktoren) regulieren die Enzym-Substrat-Spezifität.

Der bei der Gefäßwandverletzung freigesetzte TF komplexiert als Erstes mit Faktor VII und Phospholipidoberflächen, wobei Faktor VII in Faktor VIIa, seine enzymatische Form, umgewandelt wird, der seinerseits die ebenfalls an Phospholipidoberflächen gebundenen proenzymatischen Faktoren X oder IX in die Enzyme Xa oder IXa umwandelt (siehe Abbildung 2, S. 114). Dieser erste Gerinnungskomplex besteht also aus Phospholipidoberflächen, Faktor VII/VIIa als Enzym, TF als Kofaktor und Faktor X oder IX als Substrat.

Faktor Xa als Enzym bildet einen zweiten Komplex an Phospholipidoberflächen mit Faktor VIIIa als Kofaktor und Faktor X als Substrat (Abbildung 2). Hierbei wird Faktor Xa gebildet, der nicht nur durch Rückkopplung mehr Faktor VII in VIIa und mehr Faktor IX in IXa umwan-

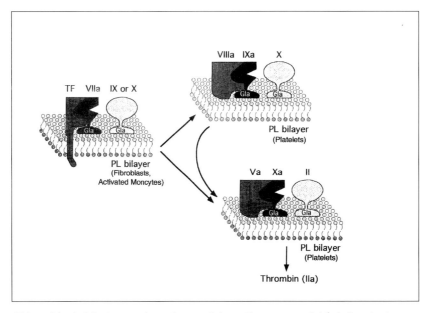

Abb. 2: Die drei Gerinnungskomplexe und deren Zusammenspiel (mit Genehmigung aus: Bajaj P, Joist J H. 1999 Semin Thromb Hemost 25, 407 – 418)

delt, sondern darüber hinaus einen dritten Komplex bildet. Dieser Komplex besteht aus Phospholipidoberflächen, Faktor Xa als Enzym, Faktor Va als Kofaktor und Prothrombin als Substrat (siehe Abbildung 2). Hierbei wird Prothrombin (Faktor II) in Thrombin (Faktor IIa) verwandelt, das nun Fibrinogen in Fibrin überführt und somit das hämostatisch kompetente Fibringerinnsel bildet, das einen weiteren Blutverlust aus dem verletzten Gefäß ausschließt. Dieser dritte Komplex wird auch als „Prothrombinasekomplex" bezeichnet, während der zweite Komplex als „Tenasekomplex" bekannt ist. Der Ablauf der Gerinnung ist in Abbildung 3 schematisch dargestellt. Es wird ersichtlich, dass Thrombin durch Rückkopplung den Faktor XI des Kontaktphasensystems (ehemalige intrinsische Phase) aktivieren kann, wobei hochmolekulares Kininogen als Kofaktor dient. Faktor XIa kann dann zusätzlich noch Faktor IX in IXa umwandeln.

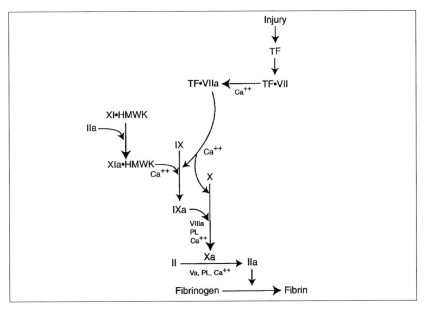

Abb. 3: Schematischer Gerinnungsablauf (mit Gehnehmigung aus: Silbergleit A J, Mammen E F. 2000 Current Surgery 57, 98 – 108)

Es wird verständlich, dass eine Verminderung jedes Faktors, ob kongenital oder erworben, mit einer gestörten sekundären Hämostase einhergehen muss, d. h. dass eine Blutungsneigung besteht. Auch ein Vitamin-K-Mangel, der zu funktionsunfähigen Faktoren führt, muss Blutungen verursachen. Zum anderen kann das Gerinnungssystem in seiner Funktion durch Verabreichung von Vitamin-K-Antagonisten, d. h. Antikoagulantien, in seiner Aktivität reduziert werden. Erhöhte Plasmaspiegel gewisser Faktoren (Fibrinogen, Faktor VII und VIII) sind als Risikofaktor für eine erhöhte Thromboseneigung identifiziert worden.

Die Aktivierung des Gerinnungssystems wird durch drei Mechanismen reguliert: „tissue factor pathway inhibitor" (TFPI), Antithrombin und Protein Ca-/Protein S-System. TFPI inhibiert den TF-Faktor VIIa-Faktor Xa-Komplex, Antithrombin neutralisiert alle während der Gerinnung gebildeten Enzyme, und das Protein Ca-/Protein S-System reguliert die

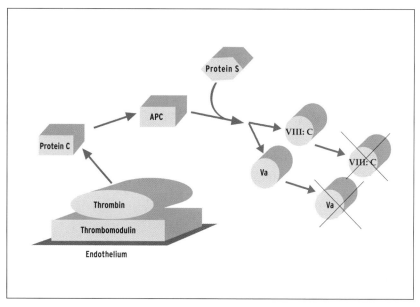

Abb. 4: Aktivierung des Protein C durch den Thrombin-/Thrombomodulin-Komplex und seine Wirkung auf die Faktoren V und VIII (mit Gehnehmigung aus: Nizzi F A, Kaplan H S. 1999 Semin Thromb Hemost 25, 265 – 272)

Menge an Thrombin und Faktor Xa, die aus den entsprechenden Proenzymen gebildet werden kann.

Antithrombin dient auch als Substrat für die Heparine. Heparine modifizieren die Struktur des Antithrombins, so dass dieses jetzt die Gerinnungsenzyme etwa 1000 Mal schneller inaktivieren kann.

Protein C ist ein Proenzym, das durch Thrombin in seine aktive Form Protein Ca umgewandelt werden muss. Hierzu muss jedoch das Thrombin zunächst an einen Rezeptor auf der Endothelzelloberfläche gebunden werden. Dieser Rezeptor ist als Thrombomodulin bekannt (siehe Abbildung 4). Protein Ca kann nun, zusammen mit Protein S als Kofaktor, die beiden Kofaktoren der Tenase- und Prothrombinasekomplexe (Faktor V und VIII) proteolytisch degradieren und somit die Bildung der Enzyme Faktor Xa und Thrombin hemmen. Neben dieser gerinnungshemmenden

Eigenschaft hat das Protein Ca auch profibrinolytische Funktionen, indem es Plasminogen Aktivator Inhibitor (PAI-1), den wichtigsten Inhibitor des fibrinolytischen Systems, proteolytisch zerstört.

Während bislang keine pathologischen Manifestationen mit erniedrigten Plasmaspiegeln von TFPI bekannt geworden sind, gehen verminderte Antithrombin-, Protein C- und Protein S-Spiegel, ob angeboren oder erworben, mit einem stark erhöhten Thromboserisiko einher. Auch ein funktionsunfähiges Protein C-/Protein S-System ist mit schweren Thrombosen verbunden.

Fibrinolyse: Es wird angenommen, dass das Gerinnungssystem normalerweise unterschwellig aktiviert ist, das heißt, es wird ständig etwas Fibrin gebildet, das dann durch eine ebenfalls unterschwellig aktivierte Fibrinolyse abgebaut wird. Es muss also ein Gleichgewichtszustand zwischen den beiden Systemen bestehen. Das Enzym des fibrinolytischen Systems ist Plasmin, das aus Plasminogen, einem Proenzym, gebildet wird. Es gibt prinzipiell zwei Mechanismen, die Plasminogen in Plasmin umwandeln können, nämlich einen Gewebsaktivator („tissue-type plasminogen activator, t-PA") und Urokinase, auch „urokinase-type plasminogen activator" (u-PA) genannt. Intravaskulär kommt dem t-PA die wichtigste Rolle zu. t-PA wird von Endothelzellen freigesetzt, wenn z. B. ein Thrombus sich an die Gefäßwand anlagert, u-PA scheint im extravasalen Raum Bedeutung zu haben. u-PA wird in den Nieren synthetisiert. Die Funktion des Kontaktphasensystems bei der Aktivierung der Fibrinolyse ist umstritten, jedoch gibt es Hinweise darauf, dass Faktor XII und auch Präkallikrein in ihren enzymatischen Formen Faktor XIIa und Kallikrein Plasminogen in Plasmin umwandeln können.

Die Aktivierung des fibrinolytischen Systems wird durch zwei Hemmmechanismen gesteuert: Plasmin wird durch den spezifischen Inhibitor 2α-Antiplasmin neutralisiert, der auch in Leberparenchymzellen synthetisiert wird. t-PA und u-PA werden durch Plasminogen-Aktivator-

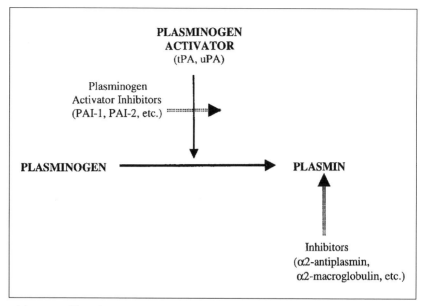

Abb. 5: Das fibrinolytische System und seine Inhibitoren (mit Genehmigung aus: Hong J J, Kwaan H C. 1999 Semin Thromb Hemost 25, 321 – 331)

Inhibitoren (PAI) reguliert. Hierbei spielt der im Plasma befindliche PAI-1 die größte Rolle. Auch PAI-1 wird von Endothelzellen synthetisiert und durch mehrere Stimulatoren freigesetzt. PAI-1 ist ein Akutphasenprotein. Während der Schwangerschaft findet sich im Plasma ein zweiter Inhibitor, PAI-2, der primär in der Plazenta, aber auch in Monozyten synthetisiert werden kann. PAI-2 kann, wie PAI-1, t-PA und u-PA neutralisieren, ist jedoch im Vergleich zu PAI-1 weniger wirksam. Diese Zusammenhänge sind in Abbildung 5 schematisch wiedergegeben.

Neben den physiologischen Aktivatoren t-PA und u-PA wird auch Streptokinase für eine therapeutische Thrombolyse verwendet.
Eine erhöhte Aktivierung des fibrinolytischen Systems kann mit erheblichen Blutungen einhergehen, während ein blockiertes System – angeboren oder erworben – sich in Thrombosen manifestieren kann.

Das fibrinolytische System spielt auch in der reproduktiven Physiologie eine Rolle, wie beispielsweise bei der Ovulation, in der Entwicklung des Corpus luteum und während der Implantation des befruchteten Ovums. Auch bei der embryonalen Entwicklung des Nervensystems haben t-PA und vor allem u-PA eine wichtige Funktion.

Aus den obigen Ausführungen wird deutlich, dass Störungen im Hämostasesystem mit Thrombosen und mit hämorrhagischen Diathesen verbunden sein können.

Thromboembolische Erkrankungen

Thrombosen und Embolien sind die häufigste Todesursache in den Vereinigten Staaten und etwa vier Mal häufiger als Karzinome. Etwa 5,5 Millionen Patienten in den USA entwickeln pro Jahr Thrombosen mit einer Inzidenz von 1.498/100.000 Patienten. Hierbei handelt es sich um arterielle Thromboembolien (akute Herzinfarkte, akute thromboembolische Apoplexien) und venöse Probleme (Tiefvenenthrombosen, Lungenembolien) und deren Folgen.

Die Pathogenese arterieller Thrombosen unterscheidet sich von der venöser Thrombosen, indem arterielle Verschlüsse in den meisten Fällen durch Gefäßwandschäden, vor allem Arteriosklerose, verursacht werden. Es wird allgemein angenommen, dass der Prozess durch einen Riss im Bereich der arteriosklerotischen Veränderung hervorgerufen wird. Es kommt dann zu Adhäsion und Aggregation der Plättchen, zur Freisetzung von TF und zur lokalen Aktivierung des Gerinnungssystems und schließlich zum Verschluss des Gefäßes mit dem daraus resultierenden Infarkt. Plättchen- und Gefäßwandschäden spielen also eine große Rolle in der Entstehung von arteriellen Thrombosen. Identifizierbare Gefäßwandveränderungen sind mit wenigen Ausnahmen nicht von entscheidender Bedeutung bei der Entstehung venöser Thrombosen. Hier spielen reduzierte venöse Blutflusseigenschaften, Stase und eine lokale Aktivierung des Gerinnungssystems eine entscheidende Rolle.

Venöse Thrombosen

Venöse Thrombosen und Lungenembolien sind oft schwer zu diagnostizieren, weil klinische Anzeichen völlig fehlen können. So fanden sich z. B. bei 73 % aller autoptisch gefundenen Lungenembolien keine klinischen Symptome, und bei 50 % aller Patienten mit klinischen Anzeichen einer Thrombose war eine andere Diagnose gestellt worden. Die überwiegende Anzahl der venösen Thrombosen ist klinisch nicht erkennbar, obwohl sie zu erheblichen Folgeerscheinungen, wie zu Lungenembolie und postphlebitischem Syndrom, führen kann. Bei Verdacht auf venöse Thrombose muss die Diagnose radiographisch bestätigt werden. Die einst als „Goldstandard" angesehene Venographie ist heute weitgehend durch nicht invasive Methoden ersetzt worden, wobei die Farb-Doppler-Methode in ihrer Wertigkeit der Venographie fast ebenbürtig ist. Auch die klinische Diagnose der Lungenembolie ist unspezifisch und ungenau, und entsprechende röntgenologische Untersuchungen sind notwendig. In den letzten Jahren hat sich die Laborbestimmung der D-Dimere, das heißt der Fibrinabbauprodukte, als nützlich erwiesen. Ein negativer Test scheint mit großer Sicherheit eine Lungenembolie auszuschließen. Es ist aber zu beachten, dass eine der neueren Bestimmungsmethoden der D-Dimere angewandt wird.

Da viele venöse Thrombosen klinisch asymptomatisch verlaufen und zudem schwierig zu diagnostizieren sind, sollte man eine Vielzahl von Risikofaktoren berücksichtigen, die zu einer Thrombose führen können (Tabelle 1). Diese Risikofaktoren wirken additiv, so dass ein Patient/eine Patientin mit mehreren Faktoren auch ein höheres Risiko hat.

Tab.1: Risikofaktoren für venöse Thromboembolien

- Chirugische Eingriffe
- Traumata
- Immobilisierung und Paralysen
- Malignome
- Thromboembolien in der Vorgeschichte
- Alter (> 40 Jahre)
- Schwangerschaft und Puerperium
- Obesität
- Estrogene (orale Kontrazeptiva)
- Hyperkoagulabilität

Chirurgische Eingriffe: Operative Eingriffe sind mit einem deutlich erhöhten Thromboserisiko verbunden, das durch mehrere Faktoren erklärt werden kann. Während der Operation und kurz danach ist der Patient weitgehend immobilisiert, was mit einem reduzierten venösen Rückfluss verbunden ist. Hinzu kommen Gefäßwandverletzungen mit der Freisetzung von TF und von prokoagulatorischen Zytokinen, wie Interleukin-1 (IL-1) und Tumor-Nekrosefaktor (TNF). Das Risiko postoperativer Thrombosen nimmt mit der Länge und Schwere der Operation zu. Etwa 20–25 % aller Patienten mit einem oder mehreren Risikofaktoren (siehe Tabelle 1), die einem abdominalen oder gynäkologischen Eingriff unterzogen wurden, hatten postoperativ venographisch gesicherte Tiefvenenthrombosen. Nach Hüft- oder Kniegelenksoperationen fanden sich bei 50–60 % aller Patienten Thrombosen, nach chirurgisch fixierten Hüftgelenksfrakturen bei 50 % und nach elektiven neurochirurgischen Eingriffen bei etwa 25 %.

Traumata, besonders Verletzungen der unteren Extremitäten, sind ebenfalls mit einem hohen Thromboserisiko verbunden, und etwa 40–60 %

der Patienten hatten venographisch gesicherte Beinvenenthrombosen. Auch hier dürften reduzierter venöser Fluss, Immobilisation, Gefäßwandverletzungen und Freisetzung von TF, IL-1 und TNF pathogenetisch eine Rolle spielen.

Immobilisation, wie bei Querschnittsverletzungen des Rückenmarks mit kompletter Lähmung, führt ein hohes Thromboserisiko mit sich, und etwa 60 % aller Patienten haben venographisch gesicherte Beinvenenthrombosen, oft in beiden unteren Extremitäten. Hier dürften pathogenetisch überwiegend venöse Rückflussstörungen von Bedeutung sein. Das Thrombose- und somit das Lungenembolie-Risiko ist während der ersten 30 Tage am höchsten. Auch temporäre Immobilisation nach schweren Erkrankungen wie akutem Herzinfarkt oder apoplektischem Insult führen ein erhöhtes Thrombose-Risiko mit sich. Bei Patienten mit Herzinfarkt wurde in etwa 20 % der Fälle eine venöse Thrombose diagnostiziert und bei Patienten mit Apoplexien in etwa 60 % der Fälle.

Malignome: Seit der klassischen Beschreibung von Trousseau im Jahre 1865 ist die Assoziation von venösen Thromboembolien mit Malignomen weitgehend bekannt, und Thromboembolien sind heute die zweithäufigste Todesursache bei Krebspatienten. Bei vielen Patienten, die mit einer venösen Thrombose oder mit einer Lungenembolie vorstellig werden, findet sich eventuell ein Karzinom, meistens in der Lunge, im Pankreas, im Magen, in den Ovarien, in der Blase oder im Gehirn, wobei die Malignome oft relativ klein und damit schwierig zu diagnostizieren sind.

Die Pathogenese der Thromboembolien bei Krebspatienten ist sehr komplex und noch nicht völlig bekannt. Tumorzellen können jedoch das Gerinnungssystem auf zwei Wegen aktivieren: durch die Freisetzung von TF oder von „cancer procoagulant", eines in malignen Zellen gebildeten und gut charakterisierten Enzyms, das Faktor X direkt aktivieren kann. Gleichzeitig wird das fibrinolytische System durch Freisetzung von PAI-1 aus Tumorzellen gehemmt. Auch Endothelzellen und Plättchen können durch Tumorzellen aktiviert werden. Zusätzliche Faktoren, wie operative Eingriffe, Immobilisation, Infektionen, Chemotherapie, Hormontherapie und Zentralvenenkatheter, spielen ebenfalls eine Rolle in der Thrombogenese. Auch Mammakarzinome können mit Thrombosen einhergehen, besonders während der Therapie mit Hormonen, wie z. B. mit Tamoxifen. Es ist jedoch möglich, dass bei einigen Patientinnen mit Mammakarzinom eine kongenitale Hyperkoagulabilität vorliegt, vor allem Faktor-V-Leiden, so dass eine sorgfältige Anamnese bezüglich Thromboembolien erhoben werden sollte, bevor eine Therapie mit Tamoxifen begonnen wird.

Vorgeschichte von Thrombosen: Die Bedeutung einer positiven Anamnese wird vielfach unterschätzt. Etliche Untersuchungen haben gezeigt, dass eine abgelaufene venöse Thromboembolie ein deutlicher Risikofaktor für eine Rezidivierung ist und dass mindestens 10 % aller Patienten innerhalb von zwei Jahren ein Rezidiv erleiden. Rezidivierende Thrombosen und eine positive Familienanamnese sind auch vielfach die ersten Anzeichen einer vorliegenden angeborenen oder erworbenen Thrombophilie (siehe S. 132).

Alter: Die Thromboseneigung steigt mit zunehmendem Alter, wobei arterielle Thrombosen überwiegend durch fortschreitende arteriosklerotische Prozesse ausgelöst werden. Auch venöse Thrombosen nehmen im Alter zu, wie aus zahlreichen klinischen und autoptischen Studien zu entnehmen ist. Mehrere Faktoren, wie hämorheologische Veränderungen durch eine erhöhte Blut- und Plasmaviskosität, erhöhte Fibrinogenspiegel und Endothelschädigungen, können pathogenetisch eine Rolle spielen, ebenso wie Obesität und reduzierte körperliche Tätigkeit. Untersuchungen des Gerinnungssystems haben mit zunehmendem Alter eine leicht gesteigerte Thrombinbildung, aber auch eine aktivierte Fibrinolyse gezeigt, ohne dass mit einem gestörten Gleichgewicht zwischen den beiden Systemen zu rechnen ist.

Schwangerschaft und Puerperium gehen mit einem erhöhten Thromboserisiko einher, wie eine Anzahl von epidemiologischen Untersuchungen ergeben hat. Das Risiko für Tiefvenenthrombosen ist während der Schwangerschaft und nach der Geburt im Vergleich zu nicht schwangeren Frauen gleichen Alters etwa fünffach erhöht, und etwa eine Frau pro 1.000 Geburten wird eine venöse Thrombose bekommen. Rund 75 % der Thrombosen sind bereits während der Schwangerschaft nachweisbar, 51 % davon schon vor der 15. Gestationswoche. Im Gegensatz dazu finden sich 66 % aller Lungenembolien post partum. Auch Thrombosen der oberflächlichen Venen werden vermehrt während der Schwangerschaft beobachtet (0,68/1.000 Geburten). Die weit verbreitete Ansicht, dass die Schwangerschaft mit einem erhöhten Apoplexierisiko (thrombotisch oder hämorrhagisch) verbunden sei, ist offenbar nicht haltbar.

Zwei grundlegende physiologische Veränderungen während der Schwangerschaft könnten ursächlich an dem erhöhten Thromboserisiko beteiligt sein: reduzierter venöser Blutfluss und eine systemische Hyperkoagulabilität. Der reduzierte venöse Fluss ist durch eine erhöhte Venenkapazität (Kompensation des erhöhten Blutvolumens) und durch die Kompression der großen Abdominalvenen durch den graviden Uterus bedingt. Diese Veränderungen finden sich besonders während des letzten Trimenons, in dem auch klinisch die meisten Thrombosen diagnostiziert werden. Untersuchungen des Gerinnungssystems deuten auf eine progressiv ansteigende Thrombinbildung während der Schwangerschaft hin, was aber mit einem gleichzeitig erhöhten fibrinolytischen Potenzial verbunden ist. Die Plasmaspiegel vieler Faktoren beider Systeme steigen an, Protein-S-Spiegel sinken leicht ab, und die Konzentrationen von Fibrinopeptid A, Thrombin-/Antithrombinkomplexen und Prothrombinfragment F1/F2 nehmen mit Höchstwerten im letzten Trimenon, kurz vor der Geburt, zu. Diese molekularen Marker deuten eine erhöhte Aktivierung des Gerinnungssystems an. Als Ausdruck eines gleichzeitig erhöhten fibrinolytischen Systems finden sich erhöhte Plasmaspiegel der

Fibrinogenspaltprodukte, der D-Dimere und der Plasmin-/Antiplasmin-komplexe, ebenfalls mit Höchstwerten zur Zeit der Geburt. Eine über-schießende Fibrinolyse wird jedoch durch eine Freisetzung von PAI-1 und vor allem auch von PAI-2 reguliert.

In den letzten Jahren hat sich gezeigt, dass bei vielen Frauen, die wäh-rend der Schwangerschaft und nach der Geburt Thromboembolien erlit-ten, eine kongenitale Hyperkoagulabilität bestand, die der erhöhten Thromboseneigung zugrunde lag. Dazu gehören vor allem die aktivierte Protein-C-(APC-)Resistenz bzw. Faktor-V-Leiden, die bei bis zu 60 % aller Frauen mit thromboembolischen Komplikationen während Schwanger-schaft und Geburt gefunden wurden. Eine vorhandene APC-Resistenz erhöht während der Schwangerschaft das Thromboserisiko um mindes-tens das Achtfache. Diese kongenitale APC-Resistenz ist nicht mit der oben beschriebenen, während der Schwangerschaft erworbenen Form zu verwechseln.

Auch andere kongenitale sowie erworbene thrombophile Faktoren dürf-ten in Zukunft als Ursache von Thrombosen während der Schwanger-schaft gefunden werden. Weitere Risikofaktoren sind Immobilität, Multiparität, Alter, operative Entbindungen, Infektionen und Blutungen.

Adipositas ist mit einem erhöhten Thromboserisiko verbunden, vor allem im Zusammenhang mit anderen Risikofaktoren, wie größere chi-rurgische Eingriffe, Schwangerschaft und Alter. Wahrscheinlich spielt eine reduzierte körperliche Aktivität eine wichtige Rolle. Es ist jedoch auch ein gehemmtes fibrinolytisches Potenzial bei obesen Patienten be-schrieben worden.

Estrogene: Thromboembolische Erkrankungen im Zusammenhang mit Estrogentherapie sollen hier nur im Rahmen oraler Kontrazeptiva und postklimakterischer Hormonsubstitution besprochen werden.

Kurz nach Einführung des ersten oralen Kontrazeptivums (Enovid®) im Jahre 1961 wurde ein möglicher Zusammenhang mit venösen Thrombosen beschrieben. Diese These wurde in den folgenden Jahren durch eine Anzahl epidemiologischer Untersuchungen bestätigt. Hierbei wurde ein zwei- bis achtfach erhöhtes Risiko für venöse Thrombosen und Lungenembolien bei Einnahme oraler Kontrazeptiva errechnet, jedoch wurde auch ein erhöhtes Risiko für arterielle Thrombosen genannt, besonders für akuten Herzinfarkt und Apoplexie, sowohl thrombotisch als auch hämorrhagisch. Diese Studien wurden 1985 zusammengestellt und kritisch analysiert, wobei vor einer Überbewertung der Daten gewarnt wurde.

Aufgrund der epidemiologischen Untersuchungen wurde der Verdacht geäußert, dass der Estrogengehalt, nicht aber der Progesteronanteil der oralen Kontrazeptiva mit dem Thromboembolie-Risiko verbunden sei. Gestagene scheinen den Fettstoffwechsel zu beeinflussen. Auch neuere Gerinnungsanalysen konnten keinen Einfluss der Gestagene nachweisen.

Aus den Studien wurden vier Schlüsse gezogen:

1. Das Risiko tödlicher kardiovaskulärer Erkrankungen scheint mit dem Alter der Patientinnen zuzunehmen.
2. Das Herzinfarktrisiko scheint sich durch zusätzliche Faktoren, wie z. B. Rauchen, zu erhöhen.
3. Das Risiko scheint nur während der Einnahmezeit oraler Kontrazeptiva zu bestehen.
4. Die Einnahmedauer scheint das Risiko nur gering zu beeinflussen.

Auf der Basis dieser Befunde wurden Formulierungsänderungen bei den oralen Kontrazeptiva vorgenommen: Der Estrogengehalt wurde zunächst von > 50 µg auf 30–35 µg und neuerdings auf 20 µg gesenkt, wobei Estrogen in Form von Ethinylestradiol (EE) verwendet wird. Gleichzeitig wurden drei neue Gestagene eingeführt: Desogestrel, Gestoden und Norgestimat. Orale Kontrazeptiva mit hohem Estrogengehalt werden heute kaum noch verwendet, sind jedoch als orale Kontrazeptiva der ersten Generation bekannt. Präparate mit 30 oder 35 µg Estrogen und Progestogen (ausgenommen Gestoden und Desogestrel) werden als orale Kontrazeptiva der zweiten Generation angeboten. Präparate mit 20–30 µg Estrogen plus Gestoden oder Desogestrel sind als orale Kontrazeptiva der dritten Generation vermarktet. Nachfolgende epidemiologische Studien haben ein deutlich niedrigeres Thromboserisiko bei Einnahme von oralen Kontrazeptiva der zweiten Generation gezeigt. Interessanterweise wurde kurz nach Einführung der oralen Kontrazeptiva der dritten Generation erneut ein erhöhtes Risiko epidemiologisch beschrieben. Diese Daten sind jedoch umstritten, da mehrere andere Untersuchungen sie nicht bestätigen konnten. Es ist somit anzunehmen, dass andere Risikofaktoren oder irgendwelche statistischen Fehler vorlagen. Das zunächst erhöht gefundene Risiko wurde auf Gestoden oder Desogestrel bezogen. Obwohl auch diese Vermutung sich als falsch erwies, griffen viele Hersteller auf das ältere Levonorgestrel zurück. Einigkeit scheint darüber zu bestehen, dass die Schwangerschaft ein weitaus höheres Thromboserisiko mit sich bringt als die heute angebotenen oralen Kontrazeptiva.

Dennoch wurden zahlreiche Gerinnungsuntersuchungen durchgeführt, um eine Erklärung für das vermeintlich hohe Thromboserisiko zu finden. Im Prinzip konnten keine durch orale Kontrazeptiva verursachten Veränderungen an Endothelzellen und im Bereich der Endothel-Plättcheninteraktion gefunden werden. Dies gilt auch für orale Kontrazeptiva der dritten Generation. Auch Plättchenfunktionen scheinen durch orale Kontrazeptiva nicht beeinflusst zu werden. Dagegen steigen die Plasmaspiegel einiger Gerinnungsfaktoren, wie Fibrinogen, Faktor VIII und die vitamin-K-abhängigen Faktoren, dosisabhängig unter Estrogengaben an. Niedrigste Anstiege wurden mit oralen Kontrazeptiva beschrieben, die 20 µg Estrogen oder 35 µg plus Levonorgestrel enthalten. Hierbei muss beachtet werden, dass Alter, Rasse, Menstruationszyklus und Rauchen diese Werte beeinflussen können. Von den Inhibitoren des Gerinnungssystems sinken Antithrombin- und Protein-S-Werte leicht ab, während Protein-C-Spiegel ansteigen. Viele dieser Befunde wurden zwar als statistisch signifikant angegeben, sind jedoch aus klinischer Sicht nicht als relevant anzusehen.

Auch Plasmaspiegel fibrinolytischer Proteine steigen unter Gabe oraler Kontrazeptiva dosisabhängig an, während Aktivatorenwerte wie t-PA oder Inhibitorwerte wie PAI-1 absinken. In den letzten Jahren sind neue Tests entwickelt worden, die mit hoher Sensitivität und Spezifität Intermediärprodukte der Gerinnung und Fibrinolyse messen. Sie geben Aufschluss über eine In-vivo-Aktivierung der beiden Systeme. Mit diesen neueren Methoden konnte gezeigt werden, dass Estrogen dosisabhängig zu einer leicht gesteigerten Thrombinbildung führt, dass jedoch auch gleichzeitig das Fibrinolysesystem aktiviert wird. Hierbei haben sich keine Hinweise ergeben, dass das Gleichgewicht zwischen beiden Systemen gestört wird. Die gleichen Befunde wurden kürzlich mit der dritten Generation oraler Kontrazeptiva beschrieben und sind mit den in der Schwangerschaft gemachten Beobachtungen identisch. Beide Patientinnengruppen weisen Anzeichen einer Hyperkoagulabilität, aber gleichzeitig auch einer gesteigerten Fibrinolyse auf, so dass diese Befunde kaum das erhöhte Thromboserisiko per se erklären können. Hierbei muss die Frage erhoben werden, weshalb nur so wenige Patientinnen unter diesen Umständen Thrombosen erleiden. Eine wahrscheinlichere Erklärung für das erhöhte Thromboserisiko ist die Beteiligung anderer Risikofaktoren, wie angeborene oder erworbene thrombophile Zustände, oder auch externer Faktoren. Diese Hypothese ist in den letzten Jahren zunehmend bestätigt worden, und es mehren sich Beobachtungen, dass der APC-Resistenz durch Faktor-V-Leiden eine besondere Bedeutung zukommt. Aber auch andere Defekte, die bei Patientinnen mit Thromboembolien während der Behandlung mit oralen Kontrazeptiva gefunden wurden, sind identifiziert worden.

Da die meisten Patientinnen mit angeborenen thrombophilen Defekten eine positive Anamnese hinsichtlich Thromboembolien haben, sollte eine sorgfältige Vorgeschichte erhoben werden, bevor orale Kontrazeptiva verabreicht werden. Im Falle einer positiven Anamnese sollte man versuchen, den spezifischen Defekt genau zu analysieren, und danach weitere Entscheidungen treffen. Eine allgemeine Testung aller Patientinnen vor Verabreichung oraler Kontrazeptiva wäre zu kostspielig.

Wie schon bei der Schwangerschaft angedeutet, ist auch bei Patientinnen unter oralen Kontrazeptiva eine erworbene APC-Resistenz beschrieben worden, die nicht genetisch bedingt ist. Es ist momentan nicht klar, ob diese mit einem erhöhten Thromboserisiko verbunden ist.

Patientinnen mit **postklimakterischer Hormonsubstitution** haben nur ein sehr geringes Thromboserisiko, werden jedoch deutlich vor der Entwicklung anderer kardiovaskulärer Erkrankungen geschützt. Eine Vielzahl von epidemiologischen Untersuchungen hat gezeigt, dass Frauen < 50 Jahre deutlich weniger kardiovaskuläre Erkrankungen, insbesondere Arteriosklerose, haben als Männer gleichen Alters. Im Alter von 70 bis 90 Jahren ist jedoch die Inzidenz bei Frauen und Männern identisch. Diese Daten haben zu der Erkenntnis geführt, dass die weiblichen Geschlechtshormone, vor allem Estradiol und Progesteron, die Entwicklung kardiovaskulärer Erkrankungen weitgehend verzögern. Hierauf beruht die Substitutionstherapie mit Hormonen nach der Menopause, und es bestehen kaum Zweifel daran, dass unter dieser Therapie das Auftreten kardiovaskulärer Erkrankungen weitgehend verzögert wird. Die Substitution besteht entweder aus Estrogen alleine (0,625 mg oder 1,25 mg) oder aus einer Kombination von Estrogen und Progestinen. Es ist im Augenblick nicht sicher, ob Progestine eine zusätzliche Schutzfunktion ausüben.

Auch bei diesen Frauen wurde das Thromboserisiko epidemiologisch analysiert und ein zwei- bis dreifach erhöhtes Risiko für venöse Thrombosen beschrieben. Dieses scheint jedoch nur während des ersten Jahres der Substitutionstherapie zu bestehen. Es besteht Einigkeit darüber, dass die Vorteile dieser Therapie etwaige Nachteile bei weitem übertreffen. Es scheint kein erhöhtes Risiko für arterielle Thromboembolien zu bestehen.

Das Hämostasesystem unter der Substitutionstherapie wurde gleichfalls mehrfach untersucht. Die altersbedingten Anstiege der Fibrinogen- und Faktor-VII-Spiegel im Plasma werden unter der Substitutionstherapie reduziert, die Spiegel der meisten anderen Gerinnungsfaktoren und –inhibitoren bleiben unverändert. Nur ein leichter, klinisch unbedeutender Abfall des Protein S wurde beschrieben. Selbst die Konzentrationen der Intermediärprodukte wurden überwiegend unverändert gefunden, so dass es unter dieser Therapie nicht zu einer erhöhten Thrombinbildung kommt. Dagegen wurde in mehreren Publikationen ein gesteigertes fibrinolytisches Potenzial beschrieben, das als vorteilhaft zu deuten wäre.

Es bleibt abzuwarten, ob sich das Risiko venöser Thrombosen bei Frauen mit kongenitalen oder erworbenen thrombophilen Defekten ändert. Ein erhöhtes Risiko wurde kürzlich bei einigen Patientinnen mit APC-Resistenz durch Faktor-V-Leiden beschrieben.

Hyperkoagulabilität: In den letzten zehn Jahren wurden eine Anzahl von angeborenen und erworbenen Störungen im Hämostasesystem identifiziert, die mit venösen und arteriellen Thromboembolien assoziiert sind (Tabelle 2). Bei etlichen dieser Störungen (in Tabelle 2 mit *) ist die Assoziation eindeutig bewiesen, bei anderen gibt es bislang nur Hinweise, jedoch fehlt der endgültige Beweis. Etwa 50–70 % aller Patienten, die mit „idiopathischen" oder rezidivierenden Thrombosen vorstellig werden, haben einen oder mehrere der in Tabelle 2 aufgeführten Defekte. Einige angeborene Störungen, wie APC-Resistenz, Antithrombin, Heparinkofaktor-II-Defekte, Dysfibrinogenämie und Fibrinolysedefekte, gehen überwiegend mit venösen Thromboembolien einher, das Sticky Platelet Syndrome führt dagegen überwiegend zu

Tab. 2: Kongenitale und erworbene Thrombophilien

Kongenital – Gerinnungssystem

- *APC-Resistenz (Faktor-V-Leiden)
- *Prothrombin-Mutation (G20210A)
- *Protein C
- *Protein S
- *Antithrombin
- Heparinkofaktor II
- *Dysfibrinogenämie
- *Hyperhomozysteinämie

Kongenital – Fibrinolyse

- Plasminogen
- t-PA
- PAI-1
- Faktor XII
- Lipoprotein (a)

Kongenital – Plättchen

- Sticky Platelet Syndrome

Erworben
- *Antiphospholipid-Antikörper-Syndrom
  - *Lupus Antikoagulans
  - *Antikardiolipin-Antikörper
- *Hyperhomozysteinämie

* Assoziation mit Thromboembolien erwiesen

arteriellen Thrombosen. Bei allen anderen und bei den erworbenen Defekten finden sich venöse und arterielle Thrombosen. Wenn Patienten mit Thrombosen in ungewöhnlichen anatomischen Regionen, wie z. B.

Mesenterial-, Nieren- oder Armgefäßen, vorstellig werden, liegt – ohne andere identifizierbare Ursachen – vielfach ein Protein-C-Mangel vor. Inhibitordefekte, wie Protein-C-, Protein-S- und Antithrombin-Mangel liegen oft einer Kumarin-induzierten Hautnekrose zugrunde.

Bei welchen Patienten soll man nun nach einer Thrombophilie suchen? Da die Labortests relativ teuer sind, kann man offensichtlich nicht alle Patienten mit Thromboembolien untersuchen. Man sollte jedoch eine Thrombophilie in Erwägung ziehen, wenn junge Patienten (< 40 Jahre) mit einer positiven Familienanamnese vorstellig werden, wenn rezidivierende Thrombosen ohne positive Familienanamnese auftreten oder wenn Thrombosen in ungewöhnlichen anatomischen Regionen auftreten. Es sollten natürlich keine anderen Risikofaktoren vorliegen, die die Thrombose erklären könnten.

Welche Parameter soll man bei Verdacht auf einen thrombophilen Zustand bestimmen? Bei Patienten mit venösen Thromboembolien sollte man zunächst an APC-Resistenz (APCR) denken, wenn die Patienten europäischer, vor allem nordeuropäischer Herkunft sind. Faktor-V-Leiden kommt bei Asiaten und Schwarzen sehr selten vor. 2–15 % der offenbar gesunden Bevölkerung haben eine APC-Resistenz, und sie wird bei 20–60 % aller Patienten mit Erstvenenthrombosen gefunden. Dabei müssen heterozygote von homozygoten Defekten unterschieden werden. Heterozygote Patienten haben ein fünf- bis zehnfach erhöhtes venöses Thromboserisiko, homozygote ein etwa 80-fach erhöhtes. Zusätzliche genetische Defekte, wie Protein C, Protein S oder Antithrombin, oder externe Faktoren, wie Schwangerschaft, orale Kontrazeptiva, Immobilisation oder Operationen, erhöhen das Risiko weiter, besonders bei heterozygoten Patienten. Mehrere gleichzeitig vorkommende genetische Störungen finden sich häufiger, als man vielleicht erwarten würde.

Der nächsthäufige kongenitale Defekt ist eine Mutation im Prothrombinmolekül (G20210A). Die heterozygote Variante (homozygote sind äußerst selten) findet sich bei etwa 18 % aller Patienten mit venösen Erstthrombosen und bei etwa 1–2 % der Allgemeinbevölkerung. Bei Patienten mit arteriellen Thrombosen, besonders Herzinfarkten, findet sich die Störung in etwa 2–5 % der Fälle. Auch dieser Defekt scheint vorzugsweise bei der Bevölkerung europäischen Ursprungs aufzutreten.

Als Nächstes sollte man Protein C und Protein S bestimmen. Hierbei ist zu beachten, dass erniedrigte Plasmaspiegel, vor allem die des Protein C, sehr häufig in der Allgemeinbevölkerung vorkommen (1:200–1:300), so dass die heterozygote Variante sehr schwer zu identifizieren ist. Hinzu kommt, dass heterozygote Protein-C-Defekte klinisch asymptomatisch sein können und dass bei einer Thrombose nach einem weiteren Defekt zu suchen ist. Dasselbe gilt für den Protein-S-Defekt. Nur ein heterozygoter Antithrombinmangel ist mit Thrombosen verbunden. Homozygote Protein-C-Defekte sind dagegen mit schweren Thrombosen assoziiert, und Säuglinge mit diesem Problem können kurz nach der Geburt eine purpura fulminans neonatorum entwickeln, ein DIC-ähnliches klinisches Bild.

Bei Patienten mit rezidivierenden arteriellen Thrombosen sollte man das Sticky Platelet Syndrome in Erwägung ziehen. Dieses wurde bei etwa 23 % aller Patienten mit arteriellen Thrombosen unklarer Ätiologie beobachtet.

Alle anderen kongenitalen Störungen (Tabelle 2, siehe S. 131) sind sehr selten, einschließlich des Antithrombinmangels. Bei vielen Patienten mit venösen und arteriellen Thrombosen werden erhöhte PAI-1-Spiegel gemessen. Hierbei ist es im Augenblick nicht klar, ob die Erhöhung ursächlich zur Thrombose führt oder ob sie eine Folge der Thrombose ist.

Beide erworbenen thrombophilen Zustände (siehe Tabelle 2) sind mit venösen und arteriellen Thromboembolien verbunden und kommen klinisch in der Praxis recht häufig vor. Das Antiphospholipid-Antikörper-Syndrom (AAS) ist in der Literatur ausgiebig beschrieben und kürzlich in einer Übersicht zusammengefasst worden, aus der viele Einzelheiten entnommen werden können. Das AAS ist sehr komplex und besteht im Prinzip aus zwei Komponenten, dem so genannten Lupus Antikoagulans (LA) und den Antikardiolipin-Antikörpern (AKA), von denen es mehrere Untergruppen gibt.

Das LA wurde zuerst bei Patienten mit systemischem Lupus erythematodes beschrieben, hat aber tatsächlich nur wenig mit der Erkrankung zu tun. Bei den meisten Patienten mit LA findet man verlängerte partielle Thromboplastinzeiten (APTT), da die Antikörper gegen gerinnungsaktive Phospholipide gerichtet sind. Trotz der verlängerten APTT haben die Patienten generell keine Blutungsneigung, sondern leiden im Gegenteil unter thromboembolischen Erscheinungen. Wenn LA bei ansonsten gesunden Patienten auftritt, bezeichnet man es als primär. Sekundäres LA findet man bei Patienten mit vorliegenden Erkrankungen wie Karzinomen, lymphoproliferativen Erkrankungen und Infektionen, insbesondere bei AIDS. Auch Medikamente, wie Chinin und Antibiotika, können das LA auslösen. Bei 25 % aller Patienten finden sich auch erniedrigte Prothrombinspiegel und bei etwa 30 % eine Thrombozytopenie. Abhängig von diesen Werten können gelegentlich Blutungen auftreten.

Klinisch werden bei LA-Patienten, vor allem mit primärem LA, venöse Thromboembolien nicht nur der tiefen Beinvenen, sondern auch im Bereich der Vena cava, der Mesenterial- und Nierenvenen und der Vena hepatica beobachtet. Seltener kommt es zu arteriellen Thromboembolien, dann können jedoch Herzkranzgefäße, Zerebralarterien, Carotiden, Mesenterial- und Nierenarterien betroffen sein.

Antikardiolipin-Antikörper (AKA) bestehen aus einer Anzahl verschiedener Antikörper, die gegen mehrere Phospholipide und gegen Beta-2-Glykoprotein (GP) I gerichtet sein können. Antikörper gegen Beta-2-GP I sind mit einem sehr hohen venösen Thromboserisiko verbunden. Diese Antikörper führen nicht zu einer Verlängerung der APTT und müssen daher immunologisch analysiert werden. Die Analyse muss nicht nur global (AKA) durchgeführt werden, sondern es sollten auch die Untergruppen bestimmt werden. Auch diese Antikörper können mit sekundären Erkrankungen, wie für LA beschrieben, oder unter der Therapie mit verschiedenen Medikamenten auftreten. Die klinischen Manifestationen bei AKA-Patienten sind ähnlich wie bei LA-Patienten. Frauen mit diesen Syndromen erleiden oft Fehlgeburten, besonders während des ersten Trimenons, die durch Thrombenbildung im Plazentarbett erklärt werden können. Fehlgeburten können jedoch auch bei Vorliegen anderer thrombophiler Zustände eintreten.

Die genaue Pathophysiologie, die der Thromboseneigung beim AAS zugrunde liegt, ist nicht bekannt, es dürften aber wahrscheinlich mehrere Mechanismen eine Rolle spielen. Für die Diagnose des AAS ist es wichtig, dass sich bei etwa einem Drittel aller Patienten LA **und** AKA finden, dass etwa ein Drittel nur LA-positiv ist und dass bei etwa einem weiteren Drittel nur AKA mit den entsprechenden Untergruppen beobachtet werden.

Die Hyperhomozysteinämie (HHZ) wurde erst vor kurzem als thrombophile Erkrankung erkannt. Homozystetein ist ein Intermediärprodukt des Methioninstoffwechsels und findet sich nur in sehr geringen Konzentrationen im Plasma gesunder Personen. Erhöhte Spiegel können kongenital oder erworben sein. Die angeborene Form ist selten und kann auf zwei Enzymdefekte zurückgeführt werden. Da Folsäure, Vitamin B12 und Vitamin B6 als Kofaktoren für diese Enzyme fungieren, können erworbene Mangelzustände zu einer HHZ führen. Diese Form ist keineswegs selten.

Klinisch stehen arterielle Thromboembolien im Vordergrund, die auf eine früh auftretende, ausgedehnte Arteriosklerose zurückzuführen sind. Somit kommt es zu arteriellen Verschlüssen der Koronararterien, der Zerebralarterien und der peripheren Arterien mit den entsprechenden Infarkten. Es werden jedoch, wenn auch seltener, venöse Thromboembolien diagnostiziert.

Die Mechanismen, die bei der HHZ zu Thrombosen führen, sind komplex und nicht in allen Einzelheiten bekannt. Es gibt aber Hinweise darauf, dass das Homozystein eine toxische Wirkung auf Endothelzellen ausübt, in deren Gefolge es zu Gefäßwandschädigungen, Arteriosklerose und Thrombosen kommt. Offenbar sind aber auch noch andere Mechanismen wirksam.

Die Diagnose der HHZ kann durch Homozysteinspiegel im Plasma erhärtet werden, wobei gewisse technische Aspekte zu beachten sind. Durch Gabe von Folsäure, Vitamin B12 und Vitamin B6 kann der Verlauf der HHZ günstig beeinflusst werden. Es wurde kürzlich gezeigt, dass unter dieser Therapie die In-vivo-Thrombinbildung reduziert wird.

Venöse Thrombosen können durch eine Anzahl von Methoden weitgehend wirksam verhütet werden, und es ist heute nicht mehr vertretbar, wenn diese bei Risikopatienten nicht angewandt werden. Neben mechanischen Methoden wie Tragen von Gummistrümpfen und intermittierenden Druckaggregaten sind reguläres Heparin und niedermolekulare Heparine sehr wirksam. Der Trend hat sich deutlich in Richtung niedermolekulare Heparine entwickelt, da sie unter gewissen Umständen bei geringeren Nebenwirkungen wirksamer sind als reguläres Heparin. Bei Patienten mit sehr hohen Risiken sollte man mechanische Methoden plus niedermolekulare Heparine in Erwägung ziehen.

Hier sollen nur Sondersituationen, wie die Thromboseprophylaxe während der Schwangerschaft und bei bekannten thrombophilen Zuständen, beschrieben werden.

Schwangere Patientinnen mit einer vorausgegangenen Thrombose oder mit einer positiven Familienanamnese sowie schwangere Frauen mit vorher diagnostizierten Thrombophilien haben ein sehr hohes Thromboembolierisiko. Etwa 4–15 % aller Patientinnen, die während einer früheren Schwangerschaft eine Thrombose erlitten, bekamen während der nachfolgenden Schwangerschaft ein Rezidiv. Während orale Antikoagulantien wegen ihrer Teratogenität in der Schwangerschaft, besonders im ersten Trimenon, kontraindiziert sind, können Heparine bedenkenlos angewandt werden. Heparine passieren nicht die Plazenta und werden auch später nicht in der Muttermilch ausgeschieden. Die Behandlung sollte so früh wie möglich begonnen und bis zur Geburt fortgesetzt werden. Bislang wurden überwiegend fixierte Heparindosen subkutan verabreicht. Es ist jedoch beobachtet worden, dass besonders im dritten Trimenon die Heparinspiegel im Plasma niedriger sind als in den ersten beiden. Dieses Phänomen ist – unter anderem – wahrscheinlich durch die Hyperkoagulabilität dieser Phase zu erklären. Es ist deshalb vorgeschlagen worden, die Heparindosen flexibel zu halten und sie je nach Plasmaspiegel einzustellen. Für reguläres Heparin wurden Werte von 0,08–0,15 E empfohlen, für LMW-Heparine sind noch keine derartigen Werte festgelegt worden. Möglicherweise muss hierfür die Dosis erhöht werden. Die so genannte Heparinresistenz wurde auch bei der Prophylaxe von Patienten mit gynäkologischen Malignomen beobachtet.

Bei Patienten mit bekanntem AAS oder mit einer positiven Vorgeschichte plus einem thrombophilen Defekt sollten die Heparinspiegel zwischen 0,1 und 0,2 E liegen. Da schwangere Patientinnen mit Antithrombindefekten ein Thromboserisiko von > 70 % haben, wird Heparin in therapeutischen Dosen empfohlen. Nach der Geburt können die Patientinnen auf orale Antikoagulantien umgestellt werden, die etwa bis zu sechs Wochen post partum gegeben werden sollten.

Patientinnen mit mechanischen Herzklappen sollten umgehend nach der Schwangerschaftsdiagnose von oralen Antikoagulantien auf Heparin in therapeutischer Dosierung umgestellt werden.

Eine Prophylaxe arterieller Thrombosen wird weitgehend mit Azetylsalizylsäure in niedriger Dosierung (80–100 mg) durchgeführt, obwohl kürzlich neuere Präparate, wie z. B. Clopidogrel, verfügbar wurden.

Behandlung von Thrombosen

Venöse Thrombosen und Lungenembolien werden nach wie vor mit Heparin, gefolgt von oralen Antikoagulantien, behandelt. Die orale Therapie wird mindestens vier bis sechs Monate fortgesetzt, es sei denn, dass weitere Risikofaktoren vorliegen, wie z. B. AAS. Mitunter wird die Therapie bis zu einem Jahr fortgeführt. Venöse Thrombosen, die während der Schwangerschaft auftreten, werden zuerst mit Heparin behandelt (fünf bis zehn Tage), gefolgt von subkutanen Heparingaben, die Plasmaspiegel von 0,2–0,4 E erreichen. Im Augenblick gibt es nur wenige Erfahrungen mit LMW-Heparinen; vorteilhaft wäre die subkutane Administration, weil sie ohne Laborkontrolle durchgeführt werden kann und somit die Möglichkeit einer ambulanten Behandlung und einer höheren Sicherheit bietet. Die Inzidenz einer Heparin-induzierten Thrombozytopenie ist bei Verwendung regulären Heparins etwa 6–10 %, dagegen ist sie ausgesprochen niedrig, wenn LMW-Heparine verwendet werden.

Ein besonderes Problem besteht bei Antikoagulantientherapie während der Geburt. Therapeutische Dosen Heparin sollten zu Beginn regulärer Wehen abgesetzt werden und durch prophylaktische Dosen subkutan ersetzt werden. Das Blutungsrisiko ist offenbar minimal, solange Plasmaspiegel < 0,4 E vorliegen. Eine Regionalanästhesie kann sicher durchgeführt werden, solange die APTT-Werte im Normalbereich liegen. Im Notfall kann Heparin durch Protaminsulfat neutralisiert werden.

Bei Langzeitbehandlung mit regulärem Heparin während der Schwangerschaft ist das Problem Osteoporose zu beachten. Vorläufige Daten scheinen anzudeuten, dass dieses Problem weniger ausgeprägt ist, wenn LMW-Heparine benutzt werden.

Hämorrhagische Diathesen

Hämorrhagische Diathesen können angeboren oder erworben sein. Gewöhnlich erlaubt eine gute Anamnese die Unterscheidung dieser beiden Formen.

Störungen der primären Hämostase betreffen die Plättchen, wobei quantitative und qualitative Defekte zu Blutungen führen können. Klinisch fallen diese Störungen durch Schleimhautblutungen, Epistaxis und Menorrhagien auf. Auch petechiale Blutungen sind typisch für Plättchenstörungen; sie kommen jedoch auch bei Telangiopathien vor. Angeborene Thrombozytopenien sind äußerst selten und oft mit anderen Missbildungen verbunden. Dagegen sind erworbene Thrombozytopenien vielleicht die häufigste Ursache von Blutungen. Die Hämorrhagien sind von der Plättchenzahl abhängig. Werte um 100 x 10^9/L sind klinisch nicht bedeutsam, und selbst größere chirurgische Eingriffe können ohne Blutungsrisiko durchgeführt werden. Werte zwischen 50 und 100 x 10^9/L können bei Traumata zu Blutungen führen, Werte < 20 x 10^9/L gehen mit spontanen Blutungen einher, wobei intrazerebrale Blutungen am meisten zu fürchten sind. Die erworbene Thrombozytopenie tritt in drei verschiedenen Formen auf:
• gestörte Synthese im Knochenmark,
• erhöhter intravaskulärer Verbrauch,
• Verlust durch Blutungen.

Die Differentialdiagnose zwischen der ersten und den beiden anderen Formen kann durch eine Knochenmarkbiopsie erfolgen. Im ersten Fall ist die Anzahl der Megakaryozyten stark reduziert, während sie in den anderen beiden Fällen stark gesteigert ist. Eine gestörte Synthese kann durch Knochenmarkerkrankungen, wie z. B. Leukämie, durch Chemotherapie maligner Erkrankungen oder durch allergische Reaktionen gegen gewisse Medikamente oder Chemikalien erklärt werden. In den meisten Fällen ist die Thrombozytopenie von einer Leukozytopenie und einer Anämie begleitet.

Ein erhöhter intravaskulärer Verbrauch kann auf immunologischer Basis oder durch begleitende Erkrankungen entstehen. Die autoimmun-thrombozytopenische Purpura (AITP), früher auch idiopathische thrombozytopenische Purpura oder ITP genannt, kommt bei Frauen häufiger vor als bei Männern. Menorrhagien können die ersten klinischen Symptome sein. Häufig können Autoantikörper nachgewiesen werden, was die Diagnose bestätigt. Auch zusätzliche Autoimmunkrankheiten, wie Lupus erythematodes und Lymphome, sowie virale Infektionen, insbesondere AIDS, müssen in Erwägung gezogen werden.

Etwa 7 % aller Schwangeren entwickeln eine zum Teil milde Thrombozytopenie, die sich nach der Geburt spontan zurückbildet. Bei der Mehrzahl dieser Frauen (75 %) lässt sich keine Ursache nachweisen, ein erhöhter Plättchenumsatz im Plazentabett oder eine hormonale Synthesestörung werden dsikutiert; auch an eine unerkannte mütterliche Autoimmunität ist zu denken. Viele Patientinnen haben Begleiterkrankungen, wie z. B. Präeklampsie, Sepsis, HELLP-Syndrom (Hämolyse, erhöhte Leberenzyme und Thrombozytopenie) oder sogar eine Verbrauchskoagulopathie (DIC). Ein erhöhter Verbrauch kann auch durch Splenomegalie oder durch eine allergische Reaktion auf Medikamente, wie z. B. Chinin, Sulfonamide oder Phenytoin, bedingt sein. Neben der DIC müssen auch das hämolytisch-urämische Syndrom und die thrombotisch-thrombozytopenische Purpura ausgeschlossen werden.

Qualitative Plättchenstörungen (Thrombozytopathien) können ebenfalls kongenital oder erworben sein. Die am häufigsten vorkommende kongenitale Thrombozytopathie ist das Von-Willebrand-Syndrom (VWS). Es handelt sich dabei um eine autosomal dominante Erkrankung, die mit schweren Menorrhagien, insbesondere beträchtlichen Blutungen während der Menarche, mit Epistaxis und anderen Schleimhautblutungen einhergehen kann. Bei milden Formen können postoperative oder posttraumatische Hämorrhagien die ersten Anzeichen dieser Erkrankung sein. Da es mehrere Untergruppen gibt, die therapeutisch verschieden ansprechen, muss dies differentialdiagnostisch geklärt werden.

Erworbene Thrombozytopathien können im Zusammenhang mit anderen Erkrankungen auftreten, wie z. B. Urämie oder Leberzirrhose, oder im Gefolge massiver Bluttransfusionen. Die bei weitem häufigste Ursache sind jedoch Medikamente, und es gibt eine Vielzahl verschiedener Medikationen, die die Plättchenfunktion reversibel oder irreversibel beeinträchtigen. Am bekanntesten sind die nicht steroiden, antientzündlichen Medikamente, wie Azetylsalizylsäure und verwandte Substanzen.

Störungen der sekundären Hämostase können das Gerinnungs- und Fibrinolysesystem betreffen; auch diese Störungen können in angeborene und erworbene Störungen unterteilt werden. Es gibt angeborene Mangelzustände aller bislang bekannter Gerinnungsfaktoren. Hierbei handelt es sich durchweg um einen Mangel einzelner Faktoren; Kombinationsdefekte sind selten. Bei Männern sind Hämophilie A durch einen Faktor-VIII-Mangel und Hämophilie B durch einen Faktor-IX-Mangel die häufigsten hämorrhagischen Diathesen. Erwähnenswert ist der kongenitale Faktor-XIII-Mangel, der nicht nur durch Blutungen, wie Menorrhagien oder Post-partum-Blutungen, auffallen kann, sondern auch durch rezidivierende spontane Fehlgeburten. Für die Diagnose des Faktor-XIII-Mangels müssen spezielle Verfahren angewandt werden, die in Routinelabors in der Regel nicht zur Verfügung stehen. Alle anderen kongenitalen Faktorenmängel sind selten.
Erworbene Defekte sind dagegen immer komplexer Natur und betreffen nicht nur mehrere Gerinnungsfaktoren, sondern auch Plättchen. Typische

Beispiele sind Leberparenchymzellerkrankungen, insbesondere Leberzirrhose, und Vitamin-K-Mangel. Da die meisten Faktoren des Hämostasesystems in der Leberparenchymzelle synthetisiert werden, kommt es
bei Zellschädigungen zu einer verminderten Synthese. Das Ausmaß
hängt vom Schweregrad der Zellschädigung ab. Bei Zirrhosen entwickelt
sich zusätzlich eine Thrombozytopenie, die durch eine Splenomegalie
verursacht ist. Es ist leicht verständlich, dass die betroffenen Patienten
eine hämorrhagische Diathese entwickeln, die besonders nach Traumata
oder operativen Eingriffen lebensgefährlich sein kann. Bei Vitamin-K-
Mangel kommt es zur Bildung funktionsunfähiger Faktoren, und Prothrombin, Faktor VII, IX und X sowie Protein C sind betroffen. Ein Vitamin-
K-Mangel findet sich bei Patienten mit Gallenerkrankungen, bei kleinen
Kindern und älteren Personen nach verlängerter Antibiotikatherapie und
bei Patienten auf Intensivstationen, die ohne zusätzliche Vitamingaben
künstlich ernährt werden. Klinisch fallen diese Patienten durch Häma-
tombildung und Blutungen in der Muskulatur auf. Muköse Hämorrhagien sind ungewöhnlich. Auf der Basis der vorliegenden Erkrankungen
müssen bei diesen Patienten Blutungen vorausgesehen werden.

Schwere unerwartete Blutungen treten bei einer DIC auf, die durch eine
Anzahl von Erkrankungen ausgelöst werden kann. Die DIC kann eine
ernsthafte Komplikation bei geburtshilflichen Problemen darstellen, wie
z. B. bei Abruptio placentae, Fruchtwasserembolie, vorzeitigem Abster-
ben des Föten und septischen Aborten. Die dekompensierte DIC ist
durch eine massive Aktivierung des Gerinnungssystems in vivo charakterisiert. Hierbei werden Faktoren schneller verbraucht, als sie resynthe-
tisiert werden können, so dass es zu einem Zusammenbruch des Hämostasesystems mit nachfolgenden schweren Blutungen kommt. Durch die
intravasale Thrombinbildung wird Fibrinogen in Fibrin umgewandelt, das
– abhängig vom Aktivierungszustand des fibrinolytischen Systems – entweder aufgelöst wird oder sich in der Mikrozirkulation ablagert. Diese
Mikrothromben führen zu Multiorganversagen. Ein typisches Beispiel ist
die Sepsis, bei der das fibrinolytische System blockiert wird. Ein Bei-

spiel, bei dem die Mikrozirkulation nicht blockiert ist, ist die DIC bei der Abruptio placentae.

Die Diagnosestellung einer DIC ist schwierig. Man sollte jedoch daran denken, wenn eine zum DIC führende Grundkrankheit vorliegt. Der klinische Verlauf einer DIC verschlechtert sich zunehmend, und diffuse Blutungen werden offenbar. Die üblichen Labortests, wie Prothrombinzeit und APTT, sind unspezifisch verlängert; auffallend sind jedoch die zunehmende Thrombozytopenie und die Hypofibrinogenämie. Die Anwesenheit von D-Dimeren deutet auf eine intravasale Aktivierung des Gerinnungs- und des Fibrinolysesystems hin. Auch mikroangiopathische Erythrozytenveränderungen helfen bei der Diagnose. Die Prognose bei Patienten mit dekompensierter DIC ist schlecht. Diagnostiziert man die DIC vor einem Zusammenbruch des gesamten Hämostasesystems, kann frühzeitig therapeutisch eingegriffen werden. Bevor es zu einer dekompensierten DIC kommt, finden sich immer Anzeichen einer noch kompensierten Form. Bei dieser ist zwar der Faktorenverbrauch ebenfalls erhöht, jedoch ist der Organismus in der Lage, diesen Verbrauch durch eine erhöhte Resynthese zu kompensieren. Diese Form der DIC ist zwar mit den routinemäßigen Laborbestimmungen nicht zu erfassen, kann jedoch durch erhöhte Plasmaspiegel von Intermediärprodukten diagnostiziert werden. Die Behandlung der DIC ist frustrierend, durchgreifend ist nur die Eliminierung der zugrunde liegenden Erkrankung.

Es soll noch auf eine seltener vorkommende Blutungsneigung hingewiesen werden, die plötzlich und unerwartet nach einer Geburt auftreten kann. Hier handelt es sich um einen Post-partum-Faktor VIII-Inhibitor. Die Patientinnen weisen stark verlängerte APTT mit stark erniedrigten Faktor-VIII-Spiegeln und einem Inhibitor auf, der für die verlängerte APTT verantwortlich ist. Die Ätiologie dieser Komplikation ist unbekannt, es handelt sich jedoch um einen Autoantikörper. Bei den meisten Patientinnen verschwindet der Hemmkörper spontan innerhalb weniger Tage nach der Geburt, bei den anderen kann der Prozess durch Steroide beschleunigt werden.

Weiterführende Literatur

- Bick R L, Bennett J M, Brynes R K. et al. (eds.) 1993 **Hematology. Clinical and Laboratory Practice**, Vol. 2. St. Louis, Mosby
- Ewenstein B M. 1996 **The pathophysiology of bleeding disorders presenting as abnormal uterine bleeding.** Am J Obstet Gynecol 175, 770–777
- International Consensus Statement 1997 **Prevention of venous thromboembolism.** London, Med-Orion
- Müller-Berghaus G, Pötzsch B. (Hrsg.) 1999 **Hämostaseologie. Molekulare und zelluläre Mechanismen, Pathophysiologie und Klinik.** Berlin, Springer
- Solymoss S. 1998 **Postpartum acquired factor VIII inhibitors. Results of a survey.** Am J Hematol 59, 1–14
- Toglia M R, Weg J G. 1996 **Venous thromboembolism during pregnancy.** N Engl J Med 335, 108–114

Hämatologische Erkrankungen

Hans-Josef Weh

HÄMATOLOGISCHE ERKRANKUNGEN

Hans-Josef Weh

Das normale Blutbild

Die Blutbildung findet in den ersten Schwangerschaftswochen hauptsächlich im Dottersack statt, danach bis zum VI. – VII. Fetalmonat in der Leber und in der Milz. Ab dem VI. bis VII. Fetalmonat ist dann das Knochenmark das wesentliche Organ der Blutbildung. Beim Erwachsenen findet die Blutbildung ausschließlich im Knochenmark statt, und zwar in Wirbelkörpern, Rippen, Sternum, Schädel, Kreuzbein, Beckenknochen sowie im proximalen Ende von Femur und Humerus. Die Normwerte des Blutbildes einer erwachsenen Frau sind in Tabelle 1 zusammengefasst.

Hämoglobin (Hb)	12,0–15,0	g/dl
Erythrozyten	4,0–5,5	10^{12} /l
Hämatokrit (HK)	36–48	%
MCV	80–95	fl
MCH	27–34	pg
MCHC	32–37	g/dl
Leukozyten	4,0–10,0	x 10^9 /l
Neutrophile	50–70	%
Stabkernige	2–4	%
Lymphozyten	20–35	%
Monozyten	2–6	%
Eosinophile	2–4	%
Basophile	0–1	%
Thrombozyten	150–400	x 10^9 /l

Tab. 1: Normalwerte des peripheren Blutbildes bei der Frau

Die Zusammensetzung des Differentialblutbildes ist gering altersabhängig. Bei Kindern und Jugendlichen ist der Anteil der Lymphozyten meist höher (40–50 %) als im Erwachsenenalter.

Gut- und bösartige Erkrankungen des hämatopoetischen Systems lassen sich meist aus Veränderungen des Blutbildes erkennen oder erahnen. Die zu besprechenden hämatologischen Erkrankungen sollen daher in diesem Kapitel in der Reihenfolge besprochen werden, in welcher sie zu Veränderungen des Blutbildes führen.

Anämien

Pathologie

Die Erythropoese wird von dem überwiegend in den Nieren gebildeten Hormon Erythropoetin reguliert. Bei verminderter O_2-Spannung oder einer Minderdurchblutung der Nieren werden vermehrt Erythropoetin und damit vermehrt Erythrozyten gebildet.

Die wesentlichsten Faktoren für die Erythrozytenbildung sind weiterhin Eisen, Vitamin B12, Folsäure, Vitamin C, Vitamin B6, Aminosäuren, Androgene und Thyroxin.

Die Funktion der Erythrozyten ist der Sauerstofftransport von der Lunge in das Gewebe und der Transport von Kohlendioxid (CO_2) von den Geweben in die Lunge. Diese Funktion ist an das Hämoglobin gebunden. Das Hämoglobin besteht aus dem Häm und beim Erwachsenen überwiegend aus zwei Alpha- und zwei Beta-Globinketten. Die Überlebenszeit der Erythrozyten im peripheren Blut liegt bei etwa 120 Tagen.

Von einer Anämie spricht man bei der Frau, wenn der Hämoglobinwert unter 12,0 g/dl liegt. Die Klassifikation der Anämien erfolgt am besten nach dem MCV und dem MCH. Bei erniedrigtem MCV und MCH spricht man von mikrozytären, hypochromen Anämien, bei normalem MCV und normalem MCH von normozytären, normochromen Anämien und bei erhöhtem MCV von makrozytären Anämien.

Symptome

Die typischen Anämiesymptome sind: Blässe der Haut und sichtbaren Schleimhäute, Abgeschlagenheit, Schwäche, Leistungsinsuffizienz, Belastungsdyspnoe, Tachykardie und Kopfschmerzen. Je rascher sich eine Anämie entwickelt, umso ausgeprägter sind die Symptome.

Mikrozytäre, hypochrome Anämien (MCV < 80 fl, MCH < 27 pg)

Die häufigsten Ursachen einer mikrozytären, hypochromen Anämie sind Eisenmangel, Thalassämien und einige Anämieformen bei chronischen Erkrankungen.

Eisenmangelanämie

Pathologie

Der Gesamtkörperbestand an Eisen bei der erwachsenen Frau liegt bei etwa 3–4 g. Zwei Drittel davon sind an Hämoglobin gebunden, ein kleinerer Teil wird in Form von Hämosiderin und Ferritin in den Zellen des retikulären Systems gespeichert. Eisen liegt in der Nahrung vorwiegend in der dreiwertigen Form (Fe^{3+}) vor, es wird jedoch in der zweiwertigen Form (Fe^{2+}) im Duodenum und Jejunum resorbiert. Bei normaler Ernährung sind in der Nahrung etwa 10–15 mg enthalten, von denen etwa 10 % resorbiert werden. Bei Eisenmangel oder in der Schwangerschaft kann die Resorptionsquote deutlich ansteigen. Der tägliche Eisenbedarf ist bei der Frau altersabhängig. Er liegt in der Postmenopause bei 0,5–1 mg. Deutlich höher ist er bei der menstruierenden Frau mit 1–2 mg, bei Schwangeren mit 1,5–3,0 mg und bei jungen Mädchen mit 1,5–2,6 mg. Die letztgenannten Personengruppen entwickeln daher auch relativ häufig einen Eisenmangel. Die häufigsten Ursachen eines Eisenmangels gehen aus Tabelle 2 (siehe S. 149) hervor.

Symptome

Neben den Anämiesymptomen bestehen bei ausgeprägtem Eisenmangel häufig Mundwinkelrhagaden, brüchige Fingernägel, Glossitis.

Diagnose

Das Blutbild zeigt einen erniedrigten Hb-Wert mit erniedrigtem MCV und erniedrigtem MCH. Im peripheren Blutausstrich erkennt man mikrozytäre und hypochrome Erythrozyten. Die Leukozytenzahl liegt im Normbereich, es besteht eine mäßige Thrombozytose. Das Serum-Ferritin ist erniedrigt. Die Eisenfärbung des Knochenmarks zeigt verminderte oder völlig fehlende Eisenspeicher.

Chronischer Blutverlust
- Uterine Blutungen
- Gastrointestinale Blutungen, z. B. Ösophagusvarizen, Hiatushernie, Ulkus des Magens und Duodenums, Aspirineinnahme (oder andere nicht steroidale Antirheumatika), Magen-, Kolon- oder Rektumkarzinom, Angiodysplasie, Kolitis, Hämorrhoiden, Divertikulose

Gesteigerter Bedarf
- Frühgeborene
- Wachstum
- Schwangerschaft

Malabsorption
- z. B. Colitis ulcerosa

Mangelernährung

Tab. 2: Wesentliche Ursachen eines Eisenmangels

Therapie/Prognose

Die Therapie richtet sich nach den Ursachen des Eisenmangels. Es ist obsolet, nach Diagnose eines Eisenmangels Eisen zu substituieren, ohne dass die Ursache des Eisenmangels bekannt ist. Vor allem im höheren Alter sind unbedingt Malignome des Gastrointestinaltraktes auszuschließen. Bei einem Menschen über 60 Jahre mit einer zunächst unklaren Eisenmangelanämie liegt bis zum Beweis des Gegenteils ein Kolon-Karzinom vor. Nach erfolgter eingehender Diagnostik erfolgt dann die orale Eisensubstitution mit Eisen (II)-Sulfat. Wegen häufig schlechter Verträglichkeit dieser Präparate sollten die Tabletten mit einer Mahlzeit eingenommen werden. Die Patienten sind darauf hinzuweisen, dass unter oraler Eisensubstitution die Stuhlfarbe schwarz wird. Bei entsprechender Substitution steigt der Hb-Wert alle drei Wochen um etwa 2 g/dl. Die Therapie sollte so lange fortgesetzt werden, bis die Körperspeicher wieder gefüllt sind, in aller Regel vier bis sechs Monate. Eine parenterale Eisensubstitution sollte nur in Ausnahmefällen erfolgen.

Thalassämien

Pathologie

Bei den Thalassämien handelt es sich um angeborene Hämoglobinanomalien. Man unterscheidet verschiedene Formen. Die Erkrankungen kommen überwiegend im Mittelmeerraum vor. Bei der Beta-Thalassämie oder Thalassaemia major werden keine oder nur wenige Beta-Ketten gebildet. Kompensatorisch kommt es zur Bildung von Gamma-Ketten und somit zur Bildung von Hb-F. Bei der Thalassaemia minor liegt der Hb-A2-Anteil, also der Hb-Anteil, der normalerweise beim Erwachsenen nur gering nachgewiesen wird, über 3,5 %. Häufig sind die Thalassämien mit anderen Hämoglobinopathien kombiniert, z. B. mit der Sichelzellanämie.

Symptome

Die Symptome sind abhängig von der Thalassämieform. Allen Krankheitsbildern ist eine Hämolyse gemeinsam. Klassische Symptome der Beta-

Thalassämie, die sich schon wenige Monate nach der Geburt äußern, sind: schwere Anämie, Hepatosplenomegalie infolge des vermehrten Erythrozytenabbaus, extreme Knochenmarkhyperplasie mit Verdickung der Knochen, die zu einer typischen Gesichtsform der Kinder führen und im Röntgenbild des Schädels den so genannten „Bürstenschädel" zeigen. Die Thalassaemia minor macht in aller Regel keine Krankheitssymptome, die Anämie ist meist nur sehr gering ausgeprägt.

Diagnose
Bei allen Thalassämien handelt es sich um hämolytische Anämien mit je nach Schweregrad unterschiedlich ausgeprägter hypochromer, mikrozytärer Anämie, erhöhter Retikulozytenzahl, erhöhtem Serum-Eisen, erhöhtem indirektem Bilirubin, erniedrigtem Haptoglobin sowie normalem bis erhöhtem Ferritin. Die exakte Diagnose wird durch die Hb-Elektrophorese gestellt.

Therapie/Prognose
Die Thalassaemia minor ist in aller Regel nicht behandlungsbedürftig. Bei der Thalassaemia major sind regelmäßige Bluttransfusionen erforderlich. Dies führt zwangsläufig zur Eisenüberladung des Körpers. Um dies zu verhindern, muss regelmäßig eine subkutane Therapie mit Eisenchelatbildnern, z. B. mit Desferrioxamin, erfolgen. Trotz dieser Therapie versterben die meisten Patienten spätestens im frühen Erwachsenenalter.

Anämien bei chronischen Erkrankungen

Chronisch entzündliche Erkrankungen, wie z. B. Osteomyelitis, Endokarditis, rheumatoide Arthritis, oder auch verschiedene Karzinome führen meist zu einer normochromen, normozytären Anämie. Gelegentlich können diese Anämieformen jedoch auch hypochrom sein (MCH erniedrigt). Das Serum-Eisen ist dabei erniedrigt; im Gegensatz zu den Eisenmangelanämien liegt jedoch Ferritin im Normbereich oder ist sogar erhöht, und die Eisenspeicher im Knochenmark sind bei der Eisenfärbung normal gefüllt. Es liegt bei diesen Anämieformen kein Eisenmangel vor, sondern eine Eisenverwertungsstörung. Deswegen ist eine Substitution mit Eisenpräparaten auch sinnlos. Die Therapie besteht in der Behandlung der Grunderkrankung.

Normozytäre, normochrome Anämien

Diese Anämieformen sind sehr heterogen zusammengesetzt. Neben normochromen Anämien bei chronisch entzündlichen Erkrankungen, Tumoren oder Verdrängung der Erythropoese im Knochenmark im Rahmen einer malignen Erkrankung gehören vor allem sämtliche hämolytische Anämien mit Ausnahme der Thalassämien in diesen Formenkreis.

Hämolytische Anämien

Pathologie

Die Ursachen einer hämolytischen Anämie können sehr vielfältig sein (siehe Tabelle 3, S. 153).
Eine erste Gruppe beinhaltet die angeborenen hämolytischen Anämien. Häufiger sind erworbene hämolytische Anämien.
Gemeinsam ist allen hämolytischen Anämien eine verkürzte Überlebenszeit der Erythrozyten, die sich laborchemisch in einem erhöhten indirekten Serum Bilirubin, einem erhöhten Serum-Eisenspiegel und einem erniedrigten Haptoglobin äußert. Konsekutiv kommt es im Knochenmark zu einer Steigerung der Erythropoese, die sich im peripheren Blutbild in einer Erhöhung der Retikulozytenzahl zeigt. Exemplarisch werden eine angeborene und eine erworbene Form dargestellt.

Hereditäre Sphärozytose (Kugelzellanämie)

Pathologie

Die hereditäre Sphärozytose ist die häufigste erbliche hämolytische Anämie in Nordeuropa. Ursächlich liegt ihr ein Erythrozytenmembran-

Erblich	Erworben

Membrandefekt
z. B. hereditäre Sphärozytose
 	
Stoffwechseldefekt
z.B. G-6-PD-Mangel,
Pyruvatkinasemangel
 	
Hämoglobindefekt
Qualitative Anomalien
(Hb-S, Hb-C, instabiles Hb)
	Immunologische Genese
	Autoimmunhämolytische Anämien
	– Durch Wärmeantikörper
	– Durch Kälteantikörper
	
	Alloimmun
	– Hämolytische Transfusions-
	  reaktionen
	– Hämolytische Erkrankungen bei
	  Neugeborenen
	
	Medikamentös
	
	Syndrome mit Erythrozytenzerfall
	
	Herzklappen
	
	Mikroangiopathisch
	– Thrombotische thrombozyto-
	  penische Purpura
	– Hämolytisches Urämiesyndrom
	– Meningokokkensepsis
	– Präeklampsie
	– Disseminierte intravasale
	  Gerinnung
	
	Infektionen
	z.B. Malaria, Clostridieninfektionen
	
	**Paroxysmale nächtliche
	Hämoglobinurie (PNH)**

Tab. 3: Ursachen einer hämolytischen Anämie

defekt zugrunde, so dass die Erythrozyten eine kugelförmige Gestalt annehmen. Dadurch können sie das Maschenwerk der Milz schlechter passieren, und es kommt zu einem frühzeitigen Abbau der Erythrozyten. Der Erbgang ist autosomal-dominant mit variabler Expression.

Symptome
Die Erkrankung kann in jedem Alter klinische Symptome verursachen. Diese sind ein Ikterus mit Anämie, eine Splenomegalie sowie häufig Bilirubingallensteine.

Diagnose
Neben den allgemeinen Laborparametern einer hämolytischen Anämie ist das kugelförmige Aussehen der Erythrozyten im peripheren Blutausstrich hochcharakteristisch. Der Nachweis einer verminderten osmotischen Resistenz und einer gesteigerten Autohämolyse, die sich durch den Zusatz von Glukose normalisieren lässt, unterstützen die Diagnose.

Therapie/Prognose
Die einzig sinnvolle Therapie stellt die Splenektomie dar. Dadurch ändert sich zwar nichts an dem Membrandefekt der Erythrozyten, es kommt jedoch zu einer völligen Normalisierung des Hb-Wertes. Falls möglich, sollte man die Splenektomie nicht in der frühen Kindheit durchführen, da die Kinder sonst ein erhöhtes Infektionsrisiko, insbesondere für Pneumokokkeninfektionen, haben. In jedem Fall sollte vor der Splenektomie eine Pneumokokken-und Hämophilus-Impfung durchgeführt werden. Die Lebenserwartung der Patienten ist dann normal.

Autoimmunhämolytische Anämien (AIHA)

Pathologie
Ursächlich liegt diesen Anämien eine Antikörperbildung des Organismus gegen eigene Erythrozyten zugrunde, die durch den direkten Coombs-Test nachgewiesen werden können. Es handelt sich dabei entweder um

Wärmeantikörper (dabei läuft die Reaktion bevorzugt bei 37 °C ab) oder um Kälteantikörper mit einer optimalen Reaktion bei 4 °C. Neben idiopathischen Formen gibt es sekundäre autoimmunhämolytische Anämien. Am häufigsten treten diese Formen im Rahmen von Non-Hodgkin Lymphomen auf, vor allem bei der chronischen lymphatischen Leukämie (siehe Tabelle 4).

Symptome

Die AIHA kann in jedem Lebensalter auftreten. Bei der durch Wärmeantikörper bedingten AIHA stehen die Anämiesymptome ganz im Vordergrund, eventuell auch die zugrunde liegende Erkrankung. Bei der durch Kälteantikörper ausgelösten AIHA verschlimmert sich die Anämie nach Kälteexposition. Charakteristisch ist dabei eine Akrozyanose, vor allem an der Nasenspitze, den Fingern und den Zehen.

Wärmeantikörper	Kälteantikörper
– Idiopathisch	– Idiopathisch
Autoimmunkrankheiten	Infektionen: Mycoplasma pneumoniae, infektiöse Mononukleose
Maligne Lymphome Medikamente, z. B. Methyl-DOPA	Maligne Lymphome
	Paroxysmale Kältehämoglobinurie, manchmal im Zusammenhang mit Infektionen, z. B. Syphilis

Tab. 4: Häufige Ursachen einer AIHA

Diagnose

Neben den für jede hämolytische Anämie charakteristischen Laborparametern ist der positive Coombs-Test beweisend für die Erkrankung. Bei der durch Wärmeantikörper bedingten AIHA erfolgt der Nachweis am besten bei 37 °C, bei der durch Kälteantikörper bedingten Form bei 4 °C.

Therapie/Prognose

Bei den sekundären Formen muss, falls möglich, eine Therapie der Grunderkrankung erfolgen, die dann auch die Prognose bestimmt. Bei der durch Wärmeantikörper bedingten AIHA wird eine Therapie mit Prednison in einer Dosierung von 1 mg/kg Körpergewicht durchgeführt. Bei Versagen dieser Therapie kommen Splenektomie, Immunsuppressiva oder hoch dosierte 7S-Immunglobuline in Frage. Bluttransfusionen, nach denen es häufig nur zu einem inadäquaten Hb-Anstieg kommt, sollten nur bei ausgeprägter Symptomatik erfolgen. Die Behandlung der durch Kälteantikörper bedingten AIHA ist unbefriedigend. Im Vordergrund steht die Vermeidung einer Kälteexposition. Steroide sind nicht wirksam, ein Behandlungsversuch mit alkylierenden Substanzen oder auch eine Splenektomie können erwogen werden.

Makrozytäre Anämien (MCV > 95 fl)

Die häufigsten Ursachen einer makrozytären Anämie sind: Vitamin B12- oder Folsäuremangel, übermäßiger Alkoholgenuss, Lebererkrankungen, Hypothyreose, nach zytostatischer Therapie, häufig aplastische Anämie, myelodysplastisches Syndrom (MDS).

Vitamin-B12-Mangel-Anämie

Pathologie

Vitamin B12 ist notwendig für eine ungestörte DNA-Synthese. Bei einem Mangel kommt es zu einer verzögerten Zellkernreifung, die zytologisch das klassische Bild megaloblastär veränderter Proerythroblasten,

Erythroblasten und Normoblasten ergibt. Vitamin B12 ist im Wesentlichen in Leber und Fisch enthalten. Der tägliche Bedarf für Erwachsene liegt bei 1–2 µg, der Gesamtgehalt im Körper, der fast ausschließlich in der Leber gespeichert ist und ein Reservoir für etwa zwei bis vier Jahre darstellt, bei 2–3 mg. Vitamin B12 wird im distalen Ileum resorbiert. Für die Resorption ist die Bindung an den so genannten „intrinsic factor" erforderlich, der von den Belegzellen der Magenschleimhaut gebildet wird. Die häufigsten Ursachen eines Vitamin-B12-Mangels sind: fehlendes Vitamin B12 in der Nahrung, speziell bei Vegetariern, verminderte oder fehlende Bildung des intrinsic factors bei der perniziösen Anämie oder bei Zustand nach Gastrektomie, fehlende oder verminderte Resorption, z. B. bei Morbus Crohn oder anderen Malabsorptionssyndromen. Bei dem Krankheitsbild der perniziösen Anämie liegt eine chronische Oberflächengastritis vor, die durch Antikörper gegen Belegzellen bedingt ist. Dadurch kommt es zu einer verminderten Bildung des intrinsic factors. Dieses Krankheitsbild kommt bei Frauen häufiger als bei Männern vor; der Krankheitsgipfel liegt etwa bei 60 Jahren.

Symptome

Die Erkrankung beginnt meist schleichend mit zunehmenden Anämiesymptomen. Aufgrund der ineffektiven Hämatopoese entsteht häufig auch ein leichter Ikterus, woraus die blass-gelbe Hautfarbe resultiert. Die Zunge ist glatt und rot (Hunter-Glossitis). Im Spätstadium kann sich das Bild einer funikulären Myelose entwickeln mit einer progressiven Schädigung der peripheren sensiblen Nerven.

Diagnose

Hb-Erniedrigung, Makrozytose mit MCV > 95 fl, erniedrigte Retikulozytenzahl, geringe Hämolyse mit erhöhtem indirekten Bilirubin und erniedrigtem Haptoglobin sowie Leuko- und Thrombopenie sind für die Erkrankung charakteristisch. Im Differentialblutbild fällt eine Übersegmentierung der Granulozyten auf. Das Knochenmark ist hyperzellulär mit ausgeprägten megaloblastären Veränderungen der Erythro- und Granulopoese (Riesen-

metamyelozyten, Riesenstabkernige). (Abbildung 1)
Die Diagnose wird gesichert durch einen erniedrigten Serum-Vitamin B12-Spiegel.

Therapie/Prognose

Die Therapie besteht in der parenteralen Substitution von Vitamin B12 in einer Dosierung von 1.000 µg täglich. Initial werden 6 x 1.000 µg über zwei Wochen appliziert. Danach sollte etwa alle drei Monate eine Substitution mit 1.000 µg erfolgen. Eine lebenslange Substitution muss auch bei Patienten nach Gastrektomie durchgeführt werden. Der Therapieerfolg tritt nach wenigen Tagen ein. Zwei bis drei Tage nach der Substitution erfolgt ein Anstieg der Retikulozyten, der seinen Höhepunkt etwa am siebten Tag erreicht (Retikulozytenkrise). Die gesamte Symptomatik, mit Ausnahme der neuropathischen Störungen, ist vollständig reversibel.

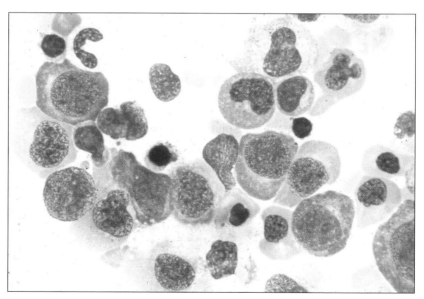

Abb. 1: Knochenmarkzytologie mit ausgeprägten megaloblastären Veränderungen der Erythropoese

Polyglobulie, Polyzythämie

Von einer Erhöhung des Hämoglobinwertes spricht man, wenn bei Frauen der Hb-Wert größer als 15,0 g/dl ist. Gewöhnlich geht dies mit einer Erhöhung der Erythrozytenzahl auf über $5,5 \times 10^{12}$/l und einer Erhöhung des Hämatokrits über 48 % einher. Die häufigsten Ursachen für eine Erhöhung des Hb-Wertes sind sekundärer/reaktiver Natur infolge einer kompensatorischen Erythropoetinzunahme (z. B. Aufenthalt in großer Höhe, Herzvitien mit Rechts-Links-Shunt, Lungenerkrankungen mit Hypoventilation, starkes Zigarettenrauchen) oder infolge einer inadäquaten Erythropoetinzunahme (z. B. bestimmte Nierenerkrankungen). Bei diesen reaktiven Hb-Erhöhungen ist das Erythrozytengesamtvolumen nicht erhöht, sondern nur das zirkulierende Plasmavolumen erniedrigt. Die primäre Form einer Polyzythämie stellt die Polycythaemia vera dar.

Polycythaemia vera (PV)

Pathologie
Die Polycythaemia vera gehört in den Formenkreis der myeloproliferativen Erkrankungen; es handelt sich dabei um eine maligne Stammzellerkrankung. Im Gegensatz zu den sekundären Polyzythämien ist das Erythrozytengesamtvolumen absolut erhöht, bei Frauen beträgt es mehr als 32 ml/kg. Neben der Erhöhung der Erythrozytenmasse findet sich auch sehr häufig eine Leuko- und/oder Thrombozytose.

Symptome
Die Polycythaemia vera ist eine Erkrankung des älteren Menschen. Klinische Symptome sind: Kopfschmerzen, Pruritus, Nachtschweiß, Plethora mit rötlicher Zyanose, Konjunktivalblutungen, Thrombosen, Hypertonus, Gicht.

Diagnose

Typisches Blutbild, wie oben beschrieben, Erhöhung der alkalischen neutrophilen Phosphatase. Erhöhte Serum-Vitamin-B12-Spiegel, charakteristische Knochenmarkzytologie und -histologie, Erythropoetin im Serum erniedrigt.

Therapie/Prognose

Ziel der Behandlung ist eine Senkung des Hämatokrits unter 45 %. Dies gelingt in den meisten Fällen über viele Jahre mit einer Aderlass-Therapie. Nur bei Unwirksamkeit dieser Maßnahme sollten milde Zytostatika (z. B. Busulfan oder Hydroxyharnstoff), eine Therapie mit Alpha-Interferon oder eine Behandlung mit P32 erfolgen. Die mittlere Überlebenszeit liegt zwischen 10 und 15 Jahren. Häufigste Todesursachen sind Thrombosen und kardiovaskuläre Ereignisse infolge der erhöhten Viskosität oder der erhöhten Thrombozytenzahl. Bei ca. 30 % der Patienten geht die PV in eine andere Form eines myeloproliferativen Syndroms über, z. B. in eine Osteomyelofibrose. Bei etwa 5 % der Patienten wird der Übergang in eine akute myeloische Leukämie beobachtet.

Leukopenie

Leukopenien können entweder im Rahmen von Panzytopenien oder isoliert auftreten. Die wesentlichen Ursachen gehen aus Tabelle 5 hervor. Die Neutropenie nach Einnahme von Medikamenten beruht entweder auf einem toxischen oder einem immunologischen Mechanismus. Bei dem seltenen Krankheitsbild der zyklischen Neutropenie tritt aus unbekanntem Grund periodisch etwa alle drei bis vier Wochen eine vorübergehende, sehr ausgeprägte Neutropenie auf. Wenn die Granulozytenzahlen unter 0.5×10^9 /l sinken, kommt es meist zu rezidivierenden Infekten, charakteristischerweise häufig zu einer Mukositis und Ulcera im Mund-Rachenbereich. Die Behandlung der Neutropenie besteht in der Therapie

Medikamente	z. B. Phenylbutazon, Chloramphenicol, Cotrimoxazol, Carbimazol, Gold, Penicillamin, Psychopharmaka
Zyklische Neutropenie	
Autoimmunerkrankungen	z. B. systemischer Lupus erythematodes, Felty-Syndrom
Infektionen	z. B. Virushepatitis, HIV, fulminante bakterielle Infektionen

Tab. 5: Häufige Ursachen einer Leukopenie

der Grunderkrankung bzw. des Absetzens eines vermuteten auslösenden Medikamentes sowie der Gabe von Antibiotika und Antimykotika. Gelegentlich ist die Gabe des Wachstumsfaktors G-CSF sinnvoll.

Leukozytose

Die Ursachen einer Leukozytose sind sehr vielfältig. Im Differentialblutbild erkennt man, ob eine Granulozytose, Eosinophilie, Monozytose oder Lymphozytose für die erhöhte Leukozytenzahl verantwortlich ist. Bei einer deutlichen Granulocytose kommt es im Differentialblutbild oft auch zu einer Linksverschiebung, d. h. der Ausschwemmung von Vorstufen reifer Granulozyten.

Aus den Tabellen 6–9 (siehe S. 162) gehen wesentliche Ursachen einer Granulozytose, Eosinophilie, Monozytose und Lymphozytose hervor. Die Ursachen sind meist klinisch erkennbar, oft ist jedoch auch eine eingehende Diagnostik erforderlich.

- Bakterielle Infektionen, Entzündungen, Traumen, Blutungen, Malignome,
- Nikotinabusus, Kortikosteroide,
- Myeloproliferative Erkrankungen

Tab. 6: Häufige Ursachen einer Granulozytose

Parasitäre Erkrankungen	z. B. Amöben, Bandwurm, Trichinen
Allergische Erkrankungen	z. B. Heuschnupfen, Asthma bronchiale, Urtikaria
Hauterkrankungen	z. B. Psoriasis

Tab. 7: Häufige Ursachen einer Eosinophilie

- Bestimmte bakterielle Infektionen, z. B. Typhus, Tuberkulose, Endokarditis,
- Protozoeninfektionen
- MDS

Tab. 8: Häufige Ursachen einer Monozytose

- Viruserkrankungen, z. B. infektiöse Mononukleose, Röteln, Mumps, Hepatitis, Zytomegalie, HIV, Herpes simplex/zoster
- Chronische lymphatische Leukämie (CLL)
- Akute lymphatische Leukämie (ALL)
- Bestimmte Non-Hodgkin-Lymphome (NHL)

Tab. 9: Häufige Ursachen einer Lymphozytose

Chronische myeloische Leukämie (CML)

Pathologie

Bei der CML handelt es sich um eine maligne Stammzellerkrankung, wobei die Erythro-, Leuko- und Megakaryopoese betroffen sind. Zusätzlich erfasst die Erkrankung die B-Lymphozyten. Zytogenetisch ist die CML charakterisiert durch das so genannte Philadelphia-Chromosom, eine Translokation zwischen dem langen Arm des Chromosoms 9 und dem langen Arm des Chromosoms 22. Molekulargenetisch lässt sich dabei ein bcr-abl-rearrangement nachweisen. Die CML macht etwa 20 % aller Leukämien aus; ihr Hauptmanifestationsalter ist das mittlere Erwachsenenalter.

Symptome

Gelegentlich ist die CML eine Zufallsdiagnose; meist führen Müdigkeit, Leistungsinsuffizienz oder Beschwerden von Seiten einer großen Milz zur Diagnose.

Diagnose

Die Leukozytenzahl ist deutlich erhöht, bei Diagnose liegt der Hb-Wert oft noch im Normbereich oder ist nur gering erniedrigt, die Thrombozyten sind meist ebenfalls deutlich erhöht. Im Differentialblutbild erkennt man eine Linksverschiebung bis hin zum Myeloblasten; klassischerweise liegt auch eine Baso- und Eosinophilie vor (Abbildung 2, siehe S. 164). Das Knochenmark ist hyperzellulär mit deutlich gesteigerter, linksverschobener Granulopoese, die Megakaryopoese ist hyperplastisch mit dysplastischen Veränderungen, die Erythropoese ist relativ vermindert. Zytogenetisch bzw. molekulargenetisch lassen sich bei den allermeisten Patienten das Philadelphia-Chromosom (Abbildung 3, siehe S. 164) bzw. ein bcr-abl-rearrangement nachweisen.

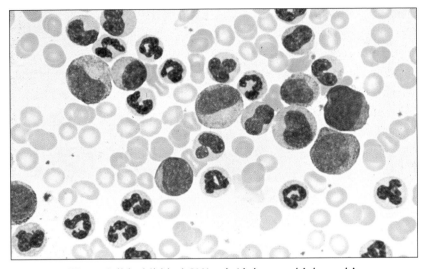

Abb. 2: Differentialblutbild bei CML mit Linksverschiebung bis zum Myeloblasten

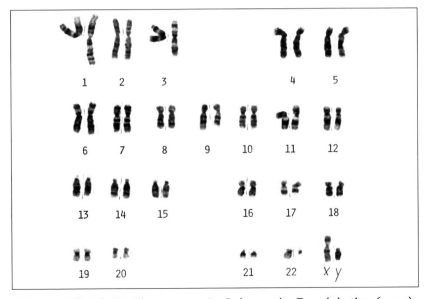

Abb. 3: Philadelphia-Chromosom. Im Rahmen der Translokation (9; 22) (q34; q11) kommt es zu einer Verkürzung eines Chromosoms 22 und einer Verlängerung eines Chromosoms 9.

Therapie/Prognose

Therapie der Wahl ist eine Behandlung mit Alpha-Interferon. Bei Kontra-indikationen gegen Alpha-Interferon können Hydroxy-Harnstoff oder Busulfan eingesetzt werden. Trotz dieser Therapien geht die Erkrankung bei nahezu allen Patienten nach einem Median von drei bis vier Jahren in den therapierefraktären Blastenschub über. Die einzige kurative Behandlungsform stellt die allogene Knochenmarktransplantation dar, die bei etwa 50 % der Patienten zur Heilung führt.

Akute Leukämien (AL)

Man unterscheidet im Wesentlichen zwei Formen der akuten Leukämie: die akute myeloische (AML) und die akute lymphatische Leukämie (ALL). Für beide Leukämie-Arten existiert eine morphologische Einteilung nach der FAB-Klassifikation. Dabei unterscheidet man je nach dem Ausreifungsgrad

Akute myeloische Leukämien (AML)

M0 Akute undifferenzierte Leukämie

M1 Akute myeloische Leukämie ohne Ausreifung

M2 Akute myeloische Leukämie mit Ausreifung

M3 Akute Promyelozytenleukämie

M4 Akute myelomonozytäre Leukämie

M5 Akute Monoblastenleukämie

M6 Akute Erythroleukämie

M7 Akute Megakaryoblastenleukämie

Akute lymphatische Leukämie (ALL)

L1 Kleine einförmige Blasten

L2 größere Blasten, Zellpopulation heterogen

L3 Vakuolisierte Blasten mit basophilem Zytoplasma

Tab. 10: Einteilung der akuten Leukämien nach der FAB (French-American-
British Cooperative Group)-Klassifikation

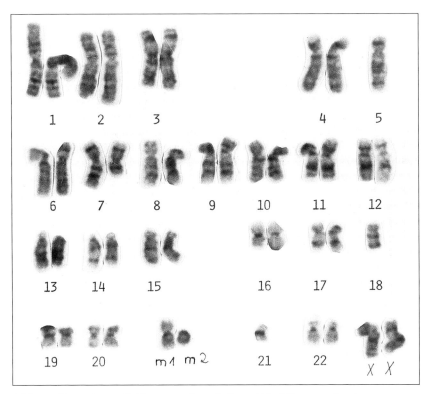

Abb. 4: Karyotyp mit Monosomie 5 (-5) und Verkürzung des langen Arms des Chromosoms 7 (7q-) bei AML

bei der AML sieben Formen und bei der ALL drei Formen. Bei beiden Leukämie-Arten handelt es sich um Stammzellerkrankungen, wobei – im Gegensatz zu der CML – eine nicht mehr ganz frühe Stammzelle betroffen ist. Bei beiden Leukämieformen lassen sich hochcharakteristische Chromosomenanomalien nachweisen, z. B. die Translokationen 8; 21, 15; 17, 9; 11 oder –5,5q-,-7,7q-(Abbildung 4) bei der AML, oder die Translokationen 9; 22, 4; 11 und 1; 19 bei der ALL. Die den Chromosomenanomalien zugrunde liegenden molekulargenetischen Veränderungen sind schon weitestgehend bekannt. Bei der ALL ist die genaue Immunphänotypisierung von großer Bedeutung. Man unterscheidet grob die B-ALL von der T-ALL, wobei zudem weiter unterschieden wird, ob es sich um eine c-ALL prä-B oder um eine prä-prä-B ALL handelt.

Der Häufigkeitsgipfel der AML liegt um das 60. Lebensjahr, wobei bei einem Teil der Patienten ein vorausgegangenes myelodysplastisches Syndrom eruierbar ist. Die ALL ist die häufigste Leukämieform im Kindesalter, daneben gibt es einen zweiten Gipfel um das 35. Lebensjahr.

Symptome

In aller Regel ist der Beginn einer akuten Leukämie auch klinisch akut mit ausgeprägter Leistungsinsuffizienz, deutlichen Anämiesymptomen, Zeichen der hämorrhagischen Diathese und ausgeprägten Infekten mit Fieber.

Diagnose

Die Leukozytenzahl ist mäßig bis sehr deutlich erhöht, wobei es aber auch Formen mit normaler oder sogar erniedrigter Leukozytenzahl gibt. Meist liegen zusätzlich eine ausgeprägte Anämie und Thrombopenie vor. Im Differentialblutbild finden sich je nach Typ der FAB-Klassifikation in unterschiedlichem Ausmaß Myeloblasten und Lymphoblasten. Der Nachweis so genannter Auer-Stäbchen ist beweisend für eine AML. Die genaue Differenzierung zwischen einer AML und ALL erfolgt zytochemisch und immunphänotypisch. Das Knochenmark zeigt eine dichte Infiltration durch die entsprechenden Blasten mit Verdrängung der normalen Myelopoese (Abbildung 5, siehe S. 168).

Therapie/Prognose

Die Therapie der AML besteht in mehreren Zyklen einer intensiven Chemotherapie. Damit erreicht man bei 60–80 % der Patienten eine Vollremission, das heißt, die Leukämie ist mit morphologischen Methoden nicht mehr nachweisbar. Aufgrund einer hohen Rezidivrate liegt die Heilungschance insgesamt jedoch nur zwischen 10 und 30 %. Eine allogene Knochenmarktransplantation in der ersten Vollremission erhöht die Heilungschance auf etwa 50–60 %.

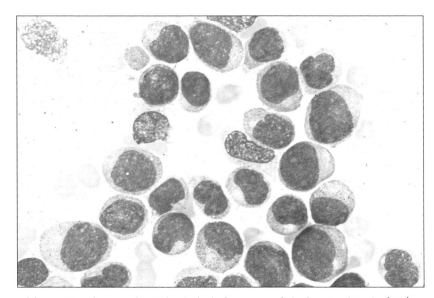

Abb. 5: Knochenmarkzytologie bei akuter myeloischer Leukämie (M4)

Auch die Therapie der ALL beinhaltet mehrere Zyklen einer intensiven Chemotherapie, gefolgt von einer meist zwei- bis dreijährigen Erhaltungstherapie mit 6-Mercaptopurin und Methotrexat. Außerdem muss im Verlauf der Behandlung eine ZNS-Prophylaxe mit mehrfacher intrathekaler Gabe von Methotrexat und eine Bestrahlung des Schädels erfolgen. Die Prognose ist ganz entscheidend abhängig von so genannten Risikofaktoren. Dazu gehören das Alter der Patienten, die Leukozytenzahl, der Chromosomenbefund und die immunologische Klassifizierung der ALL. Die günstigste Prognose haben Kinder mit einer Vollremissionsrate von etwa 90 % und einer Heilungschance von 60–80 %. Bei Erwachsenen ist die Prognose wesentlich ungünstiger mit einer Heilungschance von nur etwa 20–40 %. Eine allogene Knochenmarktransplantation kann bei ungünstigen Formen der ALL des Erwachsenen die Prognose verbessern.

Infektiöse Mononukleose
(Pfeiffersches Drüsenfieber)

Pathologie

Erreger ist das Epstein-Barr-Virus (EBV). Es erkranken überwiegend jüngere Menschen zwischen 15 und 40 Jahren. Der Erreger wird durch Tröpfcheninfektion bei engem Kontakt übertragen. Da bei vielen Menschen Antikörper gegen das EBV-Virus nachgewiesen werden, muss die Infektion häufig inapparent verlaufen. Trotzdem kommt es häufig zu kleinen Endemien.

Symptome

Nach einem uncharakteristischen Prodromalstadium von einigen Tagen mit Abgeschlagenheit, Krankheitsgefühl und Kopfschmerzen entwickeln sich in unterschiedlichem Ausmaß folgende Symptome: zervikale oder generalisierte, häufig druckschmerzhafte Lymphknotenschwellungen, Angina tonsillaris, Fieber und Exanthem. Seltener sind Spleno- oder Hepatomegalie, Begleithepatitis, Myocarditis oder Meningitis.

Diagnose

Das Blutbild zeigt eine mäßige Leukozytose zwischen 10 und 20×10^9 /l mit einem sehr hohen Anteil morphologisch auffälliger „gereizter" Lymphozyten (Virozyten). Hierbei handelt es sich um T-Lymphozyten. Der ungeübte Untersucher verwechselt gelegentlich diese Zellen mit Lymphoblasten. Bewiesen wird die Erkrankung durch den Nachweis von IgM-Antikörpern gegen das EBV-Virus. Die IgG-Antikörper persistieren dann lebenslang.

Therapie/Prognose

Eine kausale Therapie ist nicht möglich und auch nicht erforderlich. Der Krankheitsverlauf zieht sich jedoch häufig über vier bis sechs Wochen hin mit zum Teil ausgeprägtem Krankheitsgefühl. Gelegentlich beobachtet man auch danach noch bei einzelnen Patienten ein chronisches Erschöpfungssyndrom. Sehr selten kann die Erkrankung auch infolge einer Begleitmeningitis, Hepatitis oder Myocarditis tödlich verlaufen.

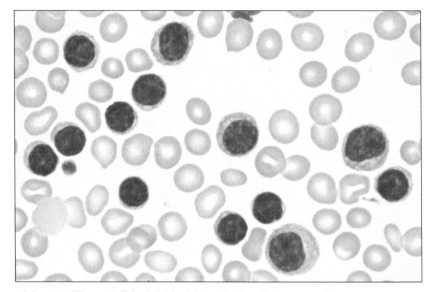

Abb. 6: Differentialblutbild bei CLL mit deutlicher Lymphozytose

Chronische lymphatische Leukämie (CLL)

Die CLL ist die häufigste Leukämieform überhaupt. Sie betrifft vor allem ältere Menschen. Meist handelt es sich um eine maligne B-Zell-Proliferation, nur selten liegt eine T-Zellneoplasie vor.

Symptome

Die CLL ist häufig eine Zufallsdiagnose beim älteren Menschen. Andererseits können vergrößerte Lymphknoten, eine Hepatosplenomegalie, Anämie- oder Thrombopeniesymptome oder Infektionen zur Diagnose führen.

Diagnose

Leitsymptom ist eine deutliche Vermehrung reifer Lymphozyten, die zu einer Leukozytose führt (Abbildung 6). Im Differentialblutbild erkennt man neben den reifen Lymphozyten Kernschatten, die so genannten

„Gumprecht-Schollen". Erst in den Spätstadien treten eine Anämie und Thrombopenie hinzu. Immunphänotypisch zeigt sich eine Leichtketten-restriktion Kappa oder Lambda sowie die Koexpression CD20/CD5. Die Knochenmarkzytologie und -histologie zeigen eine deutliche Infiltration des Knochenmarks mit reifzelligen Lymphozyten und entsprechender Reduktion der Erythro- und Thrombopoese.

Die Krankheitsausbreitung wird in den Klassifikationen nach Rai oder Binet erfasst (Tabelle 11).

Therapie/Prognose

Der Spontanverlauf der Erkrankung ist meist relativ langsam mit Überlebenszeiten von mehr als zehn Jahren in den Frühstadien und von ein bis zwei Jahren in den fortgeschrittenen Stadien. Eine Therapieindikation besteht erst in den Stadien III/IV bzw. C. Therapie der Wahl ist meist eine

Rai-Klassifikation

Stadium 0	Absolute Lymphozytose > 15 x 10^9 /l
Stadium I	Wie Stadium 0 + vergrößerte Lymphknoten (Adenopathie)
Stadium II	Wie Stadium 0 + vergrößerte Leber und/oder Milz ± Lymphadenopathie
Stadium III	Wie Stadium 0 + Anämie (Hb < 10,0 g/dl) ± Adenopathie ± Organomegalie
Stadium IV	Wie Stadium 0 + Thrombozytopenie (Thrombozyten < 100 x 10^9 /l ± Adenopathie ± Organomegalie)

Binet-Klassifikation

Stadium A	weniger als 3 befallene Lymphknotenregionen
Stadium B	3 und mehr befallene Lymphknotenregionen
Stadium C	Anämie (Hb < 10g/dl) und/oder Thrombopenie (< 100 x 10^9 /l)

Tab. 11: Klinische Klassifikation der CLL

Monotherapie mit Chlorambucil per os. Bei Versagen dieser Therapie wird der Purinantagonist Fludarabin oder eine Polychemotherapie, z. B. das CHOP-Schema, eingesetzt. Die Patienten entwickeln fast alle einen sekundären Immunglobulinmangel, weshalb der konsequenten Behandlung von Infekten eine große Bedeutung zukommt.

Non-Hodgkin Lymphome (NHL)

Die Non-Hodgkin Lymphome stellen bösartige Lymphknotenerkrankungen dar. Die Mehrheit dieser Lymphome geht von Zellen des Follikelkeimzentrums aus und zeigt ein follikuläres oder ein diffuses Bild. Immunologisch handelt es sich dabei in mehr als 90 % der Fälle um B-Zellneoplasien, in weniger als 10 % um Neoplasien der T-Lymphozyten. Bei vielen Formen lassen sich charakteristische Chromosomenanomalien nachweisen, z. B. die Translokation 8;14,14;18 oder 11;14.

Sehr unterschiedliche Klassifikationen wurden in verschiedenen Ländern verwandt, was zu einer erheblichen Verwirrung führte. In den deutschsprachigen Ländern werden die NHL überwiegend nach der Kiel-Klassifikation eingeteilt, im amerikanischen Schrifttum nach der Working-Formulation. Die REAL-Klassifikation (Revised European American Lymphoma Classification) stellt den Versuch einer Vereinheitlichung der verschiedenen Einteilungen dar. In dieser Klassifikation werden verschiedene Lymphomentitäten nach Morphologie, Immunphänotyp und Molekulargenetik definiert. Klinisch lassen sich weiterhin niedrig maligne von intermediären/hoch malignen NHL unterscheiden. Tabelle 12 zeigt die häufigsten Lymphomentitäten nach der Kiel- und der REAL-Klassifikation. Die Stadieneinteilung erfolgt nach den gleichen Kriterien wie beim Morbus Hodgkin (siehe S. 181ff.).

Die niedrigmalignen NHL sind klassischerweise eine Erkrankung des älteren Menschen. Meist manifestieren sie sich in den Stadien III und IV. Die hochmalignen NHL zeigen keine eindeutige Bevorzugung eines bestimmten Lebensalters. Die Stadien I–IV sind etwa gleich häufig.

Kiel-Klassifikation	REAL-Klassifikation
niedrigmaligne	
Immunozytom (IC)	Lymphoplasmozytisches Lymphom
Zentrozytom (CC)	Mantelzell-Lymphom
Zentrozystisch-zentro-blastisches Lymphom (CB-CC)	Follikelzenter-Lymphom
hochmaligne	
Zentroblastisches Lymphom (CB)	Diffuses großzelliges Lymphom
Immunoblastisches Lymphom (IB)	Diffuses großzelliges Lymphom
Burkitt-Lymphom	Burkitt-Lymphom

Tab. 12: Häufige B-Zell Non-Hodgkin-Lymphome nach der Kiel- und der REAL-Klassifikation

Symptome

Schmerzlose periphere Lymphknotenschwellungen stehen im Vordergrund. Allgemeinsymptome wie Fieber, Nachtschweiß und Gewichtsverlust finden sich seltener als beim Morbus Hodgkin. Bei Knochenmarkbefall können Anämiesymptome vorhanden sein. Bei ausgeprägtem abdominellem Befall entstehen häufig Beschwerden durch eine Hepatosplenomegalie.

Diagnose

Die Diagnose wird histologisch mittels Lymphknoten-PE gestellt. Dabei muss eine genaue immunologische Typisierung immunhistochemisch oder durchflusszytometrisch erfolgen. Wünschenswert sind ferner eine weitere zytogenetische und / oder molekulargenetische Typisierung der Lymphome.

Therapie/Prognose

Niedrigmaligne NHL: In den Stadien I und II führt eine lokale Strahlentherapie zu einem zehn Jahre krankheitsfreien Überleben bei etwa 50 % der Patienten. Spätrezidive danach sind jedoch relativ häufig. Die beste Therapie in den Stadien III und IV ist noch nicht definiert. Sie reicht von alleiniger Beobachtung und Kontrolle bei einem asymptomatischen Patienten über eine milde Chemotherapie mit Chlorambucil/Prednison oder einer aggressiveren Chemotherapie, z. B. nach dem CHOP-Schema (Cyclophosphamid, Doxorubicin, Vincristin, Prednison) bis zu einer sehr intensiven Chemotherapie in Form einer Hochdosis-Chemotherapie mit Transplantation peripherer Blutstammzellen. Das beste Therapieverfahren zu definieren ist schwierig, da die mediane Überlebenszeit selbst in den fortgeschrittenen Stadien III und IV bei sieben bis acht Jahren liegt. Hochmaligne NHL: Im Stadium I führt eine Polychemotherapie (z. B. CHOP-Schema) mit anschließender Radiatio der befallenen Lymphknotenregion zur einer Heilungsrate von etwa 80–100 %. In den Stadien III–IV werden sechs bis acht Zyklen einer Polychemotherapie eingesetzt, ebenfalls meist das CHOP-Schema. Die Heilungsrate liegt jedoch nur noch bei etwa 40 %. Bei einem Rezidiv der Erkrankung, das auf eine übliche Chemotherapie anspricht, ist eine Hochdosis-Chemotherapie mit Transplantation peripherer Blutstammzellen indiziert.

Thrombopenie

Die Symptome einer ausgeprägten Thrombopenie, meist kleiner als 20×10^9 /l, sind Petechien, Spontanblutungen oder Blutungen bei Bagatelltraumen. Häufige Ursachen einer Thrombopenie gehen aus Tabelle 13 hervor. Postinfektiöse Thrombopenien sind meist durch IgG Antikörper bedingt. Die Thrombozytenzahl normalisiert sich in aller Regel spontan. Bei medikamentös bedingten Thrombopenien kommt es ebenfalls nach Absetzen des Medikamentes zur Normalisierung der Thrombozytenzahl.

Bei Virusinfekten, z. B. EBV, CMV, HIV, Masern

Medikamentös: z. B. Zytostatika, Karbimazol, Gold

Immunologisch, z. B. ITP, heparininduziert, Splenomegalie

Tab. 13: Häufige Ursachen einer Thrombopenie

Idiopathische thrombozytopenische Purpura (ITP, Morbus Werlhof)

Pathologie
Häufig erkranken Frauen zwischen dem 15. und 50. Lebensjahr. Die ITP ist die häufigste Ursache einer Thrombopenie. Meist lässt sich eine Ursache nicht eruieren, gelegentlich tritt die ITP postinfektiös auf, im Rahmen eines systemischen Lupus erythematodes oder maligner Lymphome. Es kommt zum Auftreten von thrombozytären Autoantikörpern, wodurch die mit Antikörpern beladenen Thrombozyten von den Makrophagen der Milz vermehrt zerstört werden.

Symptome
Charakteristisch sind petechiale Blutungen, kleine Hämatome oder Menorrhagien bei Frauen. Vital bedrohliche Blutungen sind selten.

Diagnose
Die Thrombozytenzahl ist deutlich erniedrigt, meist liegt sie zwischen 5 und 50 x 10^9 /l, Hämoglobin und Leukozytenzahl sind normal. Das Differentialblutbild zeigt so genannte Riesenthrombozyten. Im Knochenmark erkennt man eine gesteigerte Megakaryozytenzahl mit Nachweis vieler jugendlicher Formen. Im Serum lassen sich thrombozytäre Antikörper nachweisen.

Therapie/Prognose

Therapie der Wahl sind zunächst Steroide in einer Dosierung von 1 mg/kg Körpergewicht, bei Versagen dieser Therapie kommen Splenektomie, Gabe von 7-S-Immunglobulinen oder immunsuppressive Medikamente in Frage. Thrombozyten sollten nur bei lebensbedrohlichen Blutungen transfundiert werden. Bei Auftreten einer ITP in der Schwangerschaft können die IgG-Antikörper die Plazentaschranke überschreiten und so bei dem Feten eine schwere Thrombopenie auslösen. Die ITP des Erwachsenen neigt zu einem chronischen Verlauf.

Thrombozytose

Von einer Thrombozytose spricht man, wenn die Thrombozyten über 400 x 10^9 /l liegen. In den meisten Fällen handelt es sich dabei um eine reaktive Thrombozytose, z. B. bei Eisenmangel, nach Blutungen, bei chronischen Infekten, bei malignen Tumoren und auch bei vielen Autoimmunerkrankungen. Nach einer Splenektomie kommt es regelhaft zu einer passageren Thrombozytose. Von den reaktiven Thrombozytosen zu unterscheiden ist die essenzielle Thrombozytämie.

Essenzielle Thrombozytämie

Pathologie

Die essenzielle Thrombozytämie gehört in den Formenkreis der myeloproliferativen Syndrome, stellt also eine maligne Knochenmarkerkrankung dar. Der Häufigkeitsgipfel der Erkrankung liegt zwischen dem 50. und 60. Lebensjahr.

Symptome

Über einen längeren Zeitraum brauchen keine Beschwerden zu bestehen. Bei Thrombozytenzahlen über 1.000 x 10^9 /l kann es entweder zu Thrombosen oder auch zu einer hämorrhagischen Diathese kommen, da die Thrombozytenfunktion sehr häufig gestört ist.

Diagnose

Peripher liegt eine deutliche Thrombozytose, meist über 1.000×10^9 /l vor. Im peripheren Blutausstrich sieht man häufig Riesenthrombozyten und Megakaryozytenfragmente. Im Knochenmark erkennt man eine Steigerung der gesamten Myelopoese, insbesondere der Megakaryozyten.

Therapie/Prognose

Bei Thrombozytenzahlen unter 1.000×10^9 /l genügt häufig eine Aggregationshemmung mit Acetylsalicylsäure, um das Thromboserisiko zu senken. Bei höheren Thrombozytenzahlen erfolgt eine Therapie mit Anagrelide, Hydroxyharnstoff oder auch Alpha-Interferon. Der Verlauf der Erkrankung ist meist relativ gutartig. Krankheitsverläufe über 10 bis 20 Jahre sind nicht ungewöhnlich. Todesursache ist dann letztendlich meist eine Blutung oder eine Thrombose. Nach langjährigem Verlauf kann die essenzielle Thrombozytämie jedoch auch in eine Polycythaemia vera, eine Osteomyelofibrose oder eine akute Leukämie übergehen.

Panzytopenie

Eine Panzytopenie, das heißt die Kombination aus Anämie, Leukopenie und Thrombopenie, ist entweder zentral oder peripher bedingt. Die zentrale Ursache liegt in einer unzureichenden Produktion der Blutzellen im Knochenmark. Dies kann entweder im Rahmen einer aplastischen Anämie oder auch z. B. im Rahmen eines Vitamin-B12-Mangels erfolgen. Eine andere zentrale Ursache ist die Verdrängung des Knochenmarks durch Leukämiezellen oder durch eine Knochenmarkkarzinose. Die Splenomegalie ist die bei weitem häufigste periphere Ursache. Unabhängig von der Ursache der Splenomegalie kommt es in der vergrößerten Milz zu einem verstärkten Abbau aller peripheren Blutzellen in dem vergrößerten Organ. Die zentralen Ursachen lassen sich einfach durch eine Knochenmarkpunktion bzw. -biopsie diagnostizieren.

Aplastische Anämie

Pathologie

Die aplastische Anämie ist durch eine Aplasie des Knochenmarks gekennzeichnet. Die Zahl der pluripotenten hämatopoetischen Stammzellen ist dabei deutlich vermindert. Pathophysiologisch wird eine Immunreaktion oder auch eine Störung des Mikromilieus im Knochenmark vermutet. Es gibt eine angeborene Form, die Fanconi-Anämie, meist sind die aplastischen Anämien jedoch erworben. Die Fanconi-Anämie manifestiert sich im Kindesalter. Die Kinder zeigen neben den Zeichen der aplastischen Anämie Anomalien des Skeletts (Mikrozephalie, fehlender Daumen), der Harnwege (Becken- oder Hufeisennieren), eine Hyperpigmentierung der Haut und gelegentlich eine geistige Retardierung.

In den allermeisten Fällen einer erworbenen aplastischen Anämie lässt sich keine Ursache eruieren. Insgesamt sehr selten gehen einer aplastischen Anämie eine Bestrahlung, eine Exposition gegenüber Chemikalien, z. B. Benzene, die Einnahme von Medikamenten, z. B. Chloramphenicol, Sulfonamide, Gold, Metamizol, oder virale Infektionen (z. B. Virushepatitis) voraus.

Symptome

Die Erkrankung kann sich prinzipiell in jedem Lebensalter manifestieren; eine gewisse Bevorzugung stellt jedoch das junge Erwachsenenalter dar. Die Erythro-, Leuko- und Thrombopoese können in unterschiedlichem Maß betroffen sein. Eine Anämie ist ein regelhaftes Symptom der Erkrankung, meist liegt aber auch eine Leuko- und Thrombopenie vor. Daraus resultieren die Symptome der Erkrankung mit Zeichen der Anämie, Infektionen als Ausdruck der Leukopenie und Blutungen als Ausdruck der Thrombopenie.

Diagnose

Die Anämie ist meist makrozytär mit einem MCV > 95 fl, die Retikulozytenzahl ist vermindert. Meist liegen auch eine Leuko- und Thrombopenie vor. Die Diagnose wird gestellt durch eine Knochenmarkbiopsie, die eine unterschiedlich ausgeprägte Hypoplasie der normalen Myelopoese und deren Ersatz durch Fettgewebe zeigt.

Therapie/Prognose

Die erfolgversprechendste Therapie stellt eine allogene Knochenmarktransplantation dar. Voraussetzung dafür ist jedoch, dass der Patient in seinem Verwandtenkreis einen HLA-identischen Spender hat und er selbst jünger als 50 Jahre ist. Dann kann die Knochenmarktransplantation bei etwa 60–70 % der Patienten zur Heilung führen. Alternativ zur allogenen Knochenmarktransplantation wird eine Therapie mit Anti-Lymphozyten (Thymozyten)-Globulin und Cyclosporin-A durchgeführt. Die Erfolge mit dieser Behandlung sind insgesamt weniger befriedigend als mit der allogenen Knochenmarktransplantation.

Myelodysplastisches Syndrom (MDS)

Pathologie

Bei den myelodysplastischen Syndromen handelt es sich um eine maligne Stammzellerkrankung des Knochenmarks. Sie sind gekennzeichnet durch eine ineffektive Myelopoese mit dem Risiko der Transformation in eine akute myeloische Leukämie. Die ineffektive Myelopoese führt in unterschiedlichem Grad zu Anämie, Leuko- und Thrombopenie. Es lassen sich weitgehend ähnliche chromosomale Aberrationen wie bei der akuten myeloischen Leukämie nachweisen. Bei der Mehrzahl der Patienten ist die Ätiologie unbekannt, gelegentlich entwickeln sich die myelodysplastischen Syndrome nach einer vorausgegangenen Chemotherapie oder einer Exposition gegenüber kanzerogenen Substanzen, z. B. Benzol. Tabelle 14 (siehe S. 180) zeigt die zytologische Einteilung der myelodysplastischen Syndrome nach der FAB-Klassifikation.

	Peripheres Blut	Knochenmark	geschätzte Überle-bensdauer (Monate)
Refraktäre Anämie (RA)	Blasten < 1 %	Blasten < 5 %	50
RA mit Ring-sideroblasten (RARS)	Blasten < 1 %	Blasten < 5 % Ringsideroblasten > 15 % der Gesamt-erythroblasten	50
RA mit erhöhtem Blastenanteil (RAEB)	Blasten < 5 %	Blasten 5–20 %	11
RA in Transfor-mation (RAEB-T)	Blasten < 5 %	Blasten 20–30 % oder Auer-Stäbchen vorhanden	5
Chronisch-myelo-monozytäre Leukämie (CMML)	Wie jede der oberen mit > 1,0 x 10^9/l Monozyten	Wie jede der oberen mit Promonozyten	11

Tab. 14: Einteilung der myelodysplastischen Syndrome nach der FAB-Klassifikation

Symptome

Das myelodysplastische Syndrom ist eine Erkrankung des älteren Menschen. Leitsymptom ist meist eine sich langsam entwickelnde makro-zytäre Anämie. Gelegentlich führen Infektionen im Rahmen einer Leuko-penie oder Blutungen im Rahmen einer Thrombopenie zur Diagnose.

Diagnose

Bei fast allen Formen liegt eine makrozytäre Anämie mit einem MCV > 95 fl vor. Die Retikulozytenzahl ist erniedrigt. Leuko- und Thrombopenie können vorliegen. Die Diagnose wird letztendlich anhand der Knochenmarkzytologie gestellt. Das Knochenmark ist meist hyperzellullär mit einer gesteigerten, megaloblastär veränderten Erythropoese. Innerhalb der Granulopoese liegt ein wechselnd hoher Anteil von Blasten vor. Die Megakaryopoese ist meist gesteigert und zeigt dysplastische Veränderungen. An den Knochenmarkzellen lassen sich charakteristische, jedoch für ein MDS nicht spezifische Anomalien nachweisen, wie eine Monosomie 5 oder 7 bzw. eine Deletion im Bereich des langen Armes dieser Chromosomen (siehe Abbildung 4, S. 166).

Therapie/Prognose

Die Therapie ist meist rein supportiv mit Erythrozyten- und Thrombozytentransfusionen sowie konsequenter antibiotischer Behandlung von Infektionen. Bei jüngeren Patienten ist eine intensive Chemotherapie wie bei einer akuten myeloischen Leukämie zu überlegen. Dasselbe gilt für eine allogene Knochenmarktransplantation. Todesursachen sind entweder Infektionen im Rahmen der Leukopenie oder die Transformation in eine akute myeloische Leukämie.

Morbus Hodgkin

Pathologie

Beim Morbus Hodgkin handelt es sich um eine maligne Lymphknotenerkrankung. Er ist eine B-Zellneoplasie. Der Ebstein-Barr-Virus und der Herpes-Virus 8 als mitauslösende Ursachen werden weiterhin diskutiert. Charakteristisch für die Erkrankung sind die Sternberg-Riesenzellen und die Hodgkin-Zellen. Histologisch unterscheidet man vier Formen: die lymphozytenreiche Form, den nodulär-sklerosierenden Typ, die gemischtzellige Form und die lymphozytenarme Form.

Die Inzidenz der Erkrankung liegt bei 2/100.000 Personen pro Jahr. Es gibt zwei Häufigkeitsgipfel: einen ersten im jungen Erwachsenenalter zwischen 20 und 30 Jahren und einen zweiten um 60 Jahre. Männer erkranken doppelt so häufig wie Frauen.

Symptome

Leitsymptom sind Lymphknotenschwellungen. Bei 60–70 % der Patienten sind die Halslymphknoten befallen, bei 10–15 % die axillären und bei 5–10 % die inguinalen Lymphknoten. Entweder handelt es sich um eine schmerzlose Lymphknotenschwellung, die zufällig bemerkt wird, oder es besteht eine so genannte B-Symptomatik. Dazu gehören unklares Fieber über 38 °C, Nachtschweiß und ein Verlust an Körpergewicht von 10 % und mehr innerhalb von sechs Monaten. Weitere Symptome können Pruritus, Leistungsinsuffizienz oder der sehr seltene, aber sehr charakteristische Alkoholschmerz sein.

Diagnose

Die Diagnose kann nur histologisch mittels Lymphknotenexstirpation gestellt werden. Charakteristische, aber keineswegs beweisende Laborveränderungen können sein: normochrome Anämie, im Differentialblutbild Eosinophilie und Lymphopenie, Thrombozytose, beschleunigte BSG und erhöhte LDH.

Nach Diagnosestellung müssen eingehende Staginguntersuchungen durchgeführt werden, um das Krankheitsstadium festzulegen. Dazu gehören neben der Anamnese und dem körperlichen Befund Computertomographien des Thorax und des Abdomens, Knochenmark- und Leberbiopsie. Danach wird das Krankheitsstadium nach Ann Arbor festgelegt (Tabelle 15, siehe S. 183).

Therapie/Prognose

Die Therapiesäulen sind Strahlentherapie, Chemotherapie oder eine Kombination aus Chemo- und Strahlentherapie. Die am häufigsten eingesetzten Chemotherapieregime sind das COOP-Schema (Cyclophosphamid,

Stadium I	Befall einer Lymphknotenregion
Stadium II	Befall von 2 oder mehr Lymphknotenregionen auf einer Seite des Zwerchfells
Stadium III	Lymphknotenbefall auf beiden Seiten des Zwerchfells
Stadium IV	Disseminierter Organbefall
A	Keine Allgemeinsymptome
B	Mindestens ein Allgemeinsymptom (Fieber, Nachtschweiß, Gewichtsverlust)
E	Extranodaler Befall, meist per continuitatem

Tab. 15: Stadieneinteilung des Morbus Hodgkin nach der Ann-Arbor-Klassifikation

Vincristin, Procarbazin, Prednison) oder das ABVD-Schema (Adriamycin, Bleomycin, Vinblastin, DTIC).

Die Therapie ist stadienabhängig. In den frühen Stadien IA und IIA ohne Risikofaktoren (dazu gehören ein großer Mediastinaltumor, ein Extranodalbefall, eine beschleunigte BSG und mehr als drei befallene Lymphknotenareale) führt die alleinige Strahlentherapie der befallenen Regionen mit 40 Gy oder zwei Zyklen einer Chemotherapie mit einer anschließenden Bestrahlung mit 30 Gy zu einer etwa 90 %-igen Heilungsrate. In den intermediären Stadien IA, IIA, IIB mit Risikofaktoren und IIIA erreicht man mit vier Zyklen einer Chemotherapie und einer anschließenden Radiatio eine Heilungsrate von etwa 80 %. In den fortgeschrittenen Stadien IIIB und IV sind nur etwa 50 % der Patienten mit Chemotherapie heilbar. Gefürchtet sind die Langzeitkomplikationen der Therapie. Bis zu 25 % der Patienten entwickeln später eine Zweitneoplasie, in den ersten Jahren nach Abschluss der Therapie vor allem akute myeloische Leukämien und Lymphome, später solide Tumoren. Eine zweite wesentliche Nebenwirkung ist, vor allem bei Männern, die hohe Infertilitätsrate.

Plasmozytom

Pathologie

Beim Plasmozytom liegt eine monoklonale maligne Proliferation der Plasmazellen im Knochenmark vor. Diese maligne Proliferation geht in aller Regel mit der Bildung eines monoklonalen Immunglobulins einher, das im Serum und Urin nachweisbar ist. Die maligne Plasmazellproliferation führt auch zu radiologisch nachweisbaren Knochendefekten, meist Osteolysen. Der Altersgipfel der Erkrankung liegt im siebten Lebensjahrzent.

Symptome

Leitsymptom sind in aller Regel Knochenschmerzen. Ferner können Anämiesymptome bestehen wie Leistungsinsuffizienz, Schwäche, Belastungsdyspnoe, Tachykardie. Bei sehr starker Verdrängung der normalen Myelopoese im Knochenmark können sich Leuko- und Thrombopenien mit den entsprechenden Symptomen, wie Infektanfälligkeit oder Blutungsneigung, entwickeln. Gelegentlich stehen die Symptome einer Hyperkalzämie im Vordergrund, wie Übelkeit, Erbrechen, Polyurie, Polydipsie, Verwirrtheit. Seltener führen die Beschwerden einer Niereninsuffizienz oder eines Hyperviskositätssyndroms (Schwindel, Verwirrtheit) zur Diagnose.

Diagnose

Die Trias vermehrter Nachweis von meist morphologisch pathologisch veränderten Plasmazellen im Knochenmark (Abbildung 7, siehe S. 185), monoklonales Immunglobulin im Serum und/oder Urin sowie Nachweis von Osteolysen führt zur Diagnose eines Plasmozytoms. Aufgrund des

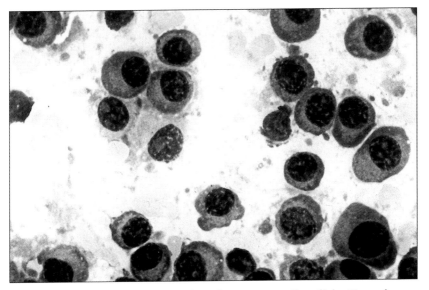

Abb. 7: Knochenmarkzytologie bei Plasmozytom. Deutliche Vermehrung von Plasmazellen

monoklonalen Immunglobulins ist das Gesamteiweiß erhöht, in der Serumelektrophorese erkennt man meist im Gamma-Globulinbereich einen spitzen Peak. Die Immunelektrophorese zeigt dann, ob es sich um ein IgG, IgA oder IgM monoklonales Immunglobulin handelt. Weitere charakteristische Laborbefunde: BSG-Beschleunigung, erhöhtes Beta-2-Mikroglobulin, erhöhtes Serum-Kreatinin, Hyperkalzämie. Die Stadieneinteilung erfolgt nach Durie und Salmon (Tabelle 16, siehe S. 186).

Abzutrennen vom Plasmozytom ist die MGUS (monoklonale Gammopathie unbestimmter Signifikanz), früher auch als benigne Paraproteinämie bezeichnet. Hierbei lässt sich zwar bei den meist älteren Patienten im Serum ein monoklonales Paraprotein nachweisen, die weiteren Kriterien für die Diagnose eines Plasmozytoms sind jedoch nicht erfüllt. Mit zunehmender Dauer geht die MGUS immer häufiger in ein Plasmozytom über.

Stadium	Definition	Mediane Überlebenszeit (Jahre)
I	– Hb < 10 g/dl – Ca^{++} im Normbereich – max. eine Osteolyse – IgG < 5 g/dl, IgA < 3 g/dl – Leichtketten im Urin < 4 g/24 h	> 5
II	– weder Stadium I noch III	3–4
III	– Hb < 8,5 g/dl – Ca^{++} erhöht – 2 und mehr Osteolysen – IgG > 7 g/dl, IgA > 5 g/dl – Leichtketten im Urin > 12 g/24 h	1–2
A	Kreatinin < 2 mg/dl	
B	Kreatinin > 2 mg/dl	

Tab. 16: Stadieneinteilung des Plasmozytoms nach Durie und Salmon

Therapie/Prognose

In aller Regel ist im Stadium I und II keine Therapie erforderlich. Die klassische chemotherapeutische Behandlung im Stadium III besteht weiterhin in einer Kombination aus Melphalan und Prednison. Bei Versagen dieser Therapie wird meist das VAD-Schema (Vincristin, Adriblastin, Dexamethason) eingesetzt. Bei etwa 70 % der Patienten kommt es dadurch zu einer etwa einjährigen Remission. Die Gabe von Alpha-Interferon nach dieser Chemotherapie verlängert die remissionsfreie Zeit. Bei Patienten unter 60 Jahren ist eine Hochdosis-Chemotherapie mit Transplantation peripherer Blutstammzellen zu überlegen. Frakturgefährdende Osteolysen werden strahlentherapeutisch oder chirurgisch versorgt. Die mediane Überlebenszeit der Patienten ist abhängig vom

Krankheitsstadium; sie liegt über alle Stadien verteilt bei etwa drei bis vier Jahren. Todesursachen sind meist eine Niereninsuffizienz und die Folgen einer zunehmenden Verdrängung der normalen Myelopoese im Knochenmark.

Weiterführende Literatur

- Berger D P, Engelhardt R, Mertelsmann R (Hrsg.). 1997 **Das rote Buch, Hämatologie und internistische Onkologie.** Landsberg/Lech, ecomed
- Hoffbrand A V, Pettit J E, Hoelzer D. 1997 **Grundkurs Hämatologie.** Wissenschafts-Verlag
- Lee R G, Foerster J, Lukens J et al. (Hrsg.) 1998 **Wintrobe's Clinical Hematology.** Baltimore, Philadelphia, London, Williams & Wilkins
- Ostendorf P C, Seeber S (Hrsg.). 1997 **Hämatologie, Onkologie.** München, Wien, Baltimore, Urban & Schwarzenberg

Adipositas bei Frauen

Andreas Hamann

ADIPOSITAS BEI FRAUEN

Andreas Hamann

Definition und Klassifizierung der Adipositas

Adipositas ist eine über das normale Maß hinausgehende Vermehrung des Körperfetts infolge eines Ungleichgewichts zwischen Energieaufnahme und Energieverbrauch. Zur Diagnose und Klassifizierung des Körpergewichts wird der Körpermassenindex (Body Mass Index = BMI) bestimmt:

> **BMI =** Körpergewicht in kg dividiert durch Körpergröße in m zum Quadrat, z. B. 100 kg bei 168 cm Größe: BMI = $100/1{,}68^2$ (=2,82) = 35,4 kg/m^2

Der BMI zeigt nur eine geringe Korrelation zur Körperhöhe, jedoch eine hohe Korrelation zum Körpergewicht. Dadurch ist der BMI zur Abschätzung des Körperfettanteils geeignet und kann für die Klassifizierung der Adipositas herangezogen werden.

Klassifizierung der Adipositas	
Normalgewicht	BMI 18,5 – 24,9 kg/m^2
Übergewicht (Präadipositas)	BMI 25 – 29,9 kg/m^2
Adipositas Grad I	BMI 30 – 34,9 kg/m^2
Adipositas Grad II	BMI 35 – 39,9 kg/m^2
Adipositas Grad III	BMI $\geq$ 40 kg/m^2

Epidemiologie der Adipositas

In Deutschland sind ca. 50 % der erwachsenen Bevölkerung übergewichtig, ca. 16 % adipös und ca. 1 % extrem adipös (BMI $\geq$ 40 kg/m^2).

In den verschiedenen Studien zur Häufigkeit von Übergewicht und Adipositas in Deutschland und anderen westeuropäischen Ländern sind Frauen in der Gesamtzahl von Übergewichtigen eher unterrepräsentiert, während in der Gruppe von Adipösen mit BMI > 30 kg/m² die Zahl der Frauen meist höher ist als die der Männer. Letztere Beobachtung gilt insbesondere in den höheren Altersgruppen jenseits des 50. Lebensjahres. Alarmierend ist zur Zeit die dramatische Zunahme der Adipositas im Kindes- und Jugendalter, die häufig auch zur Adipositas im Erwachsenenalter prädisponiert. Bei Frauen ist ein steigender BMI dann nochmals im Alter von 25 bis 34 Jahren zu beobachten, da die meisten Schwangerschaften in diese Zeitperiode fallen. In einer schwedischen Studie stellte sich heraus, dass von den untersuchten übergewichtigen Frauen ein Jahr nach der Geburt fast drei Viertel über 10 kg mehr wogen als vor der Schwangerschaft.

Pathogenese der Adipositas

Adipositas ist eine multifaktorielle Erkrankung, die aus einer zu hohen Nahrungsaufnahme und einem zu geringen Energieverbrauch resultiert. Für Letzteren ist insbesondere der für unsere Gesellschaft typische Mangel an körperlicher Bewegung verantwortlich. Wesentlichen Anteil an der Adipositasentstehung hat der hohe Fettanteil unserer Nahrung. Während die Deutsche Gesellschaft für Ernährung empfiehlt, dass nur ca. 30 % der täglichen Kalorien in Form von Fett aufgenommenen werden sollten, kommen in unserer typischen Nahrung 40–45 % der Kalorien aus dem Fettanteil. Überschüssige Energie in Form von Nahrungsfett kann wesentlich einfacher und mit geringerem energetischem Aufwand in Form von Körperfett gespeichert werden, als dieses mit überschüssigen Kohlenhydraten der Fall wäre. Diese müssten im Rahmen einer De-novo-Lipogenese erst in speicherbares Fett umgewandelt werden, was bei Menschen kein Stoffwechselweg von quantitativ großer Relevanz ist.

Jedoch spielen auch genetische Faktoren für die Entstehung von Adipositas eine bedeutende Rolle. Nicht nur Körpergewicht und Fettmasse, sondern auch die Gewichtszunahme bei Überernährung bzw. die Gewichtsabnahme unter Reduktionsdiät werden durch Erbanlagen wesentlich beeinflusst. Fast immer kann der adipöse Phänotyp als das Resultat einer Interaktion prädisponierender Erbanlagen mit Umweltfaktoren, wie hyperkalorischer, fettreicher Ernährung und Bewegungsmangel, interpretiert werden. Solche Erbanlagen können beispielsweise mit einer vermehrten Nahrungsaufnahme, einem verminderten Energieumsatz oder einer bevorzugten Energiespeicherung in Form von Fett assoziiert sein. Diese Eigenschaften stellten in Zeiten limitierter Nahrungsressourcen und somit während des größten Teils der menschlichen Evolution einen Selektionsvorteil dar und konnten so genetisch fixiert werden. Erst in der heutigen Zeit einer fast unlimitierten Nahrungsversorgung erweisen sich die gleichen Erbanlagen als ungünstig für Gesundheit und Überleben.

Adipositas, Essverhalten und Essstörungen

Umstritten ist immer noch die Frage, inwieweit Essstörungen oder andere psychische Abnormalitäten bei einem großen Anteil übergewichtiger Menschen von kausaler Bedeutung sind. Entgegen der landläufigen Meinung sind Adipöse grundsätzlich psychisch nicht mehr und nicht weniger auffällig als Normalgewichtige. Somit lässt sich gerade bei Frauen unabhängig vom Körpergewicht häufig ein abnormes Essverhalten nachweisen, ohne dass es ein typisches Essverhalten der Adipösen gibt. Stattdessen findet man häufig, dass sich auch viele Adipöse beim Essen bewusst zurückhalten (gezügelte Esser = restrained eaters). Schon der bei vielen Mädchen in der Pubertät vorherrschende Wunsch abzunehmen und die häufige Unzufriedenheit mit dem eigenen Körperbild bahnen den Weg zum gezügelten Esser. Aus dem Bestreben, das eigene Essverhalten ständig unter Kontrolle zu haben, entsteht gerade bei den genetisch zum Übergewicht Prädisponierten ein chronischer Zustand der Unterernährung mit permanentem Hungergefühl. Es ist nicht schwer nachzuvollziehen, dass hierdurch die Entstehung von Essstörungen angebahnt werden kann.

Große Ähnlichkeit mit der Bulimia nervosa hat die „Binge eating disorder". Diese Essstörung ist durch regelmäßige Essanfälle gekennzeichnet, wobei große Mengen von Nahrung in kurzer Zeit unabhängig von Hungergefühl oder Kontrolle gegessen werden. Meistens wird allein gegessen, und anschließend folgt ein Stadium mit Verzweiflung, Depression und/oder Schuldgefühlen. Anders als bei Bulimia nervosa findet hier aber keine Kompensation für die wiederkehrenden Essanfälle im Sinne von anschließendem Erbrechen statt. Insofern kommt es auch infolge der Häufigkeit von mindestens zweimal pro Woche über mindestens ein halbes Jahr im Gegensatz zur Bulimia nervosa zu einem deutlich erhöhten Risiko für die Entstehung von Adipositas. Schätzungen gehen davon aus, dass ca. 5 % der Adipösen Essanfälle aufweisen.

Adipositas und Gesundheitsrisiko

Übergewicht und Adipositas gehen mit einer erhöhten Morbidität und Mortalität einher. Dieses konnte in zahlreichen Studien eindeutig gezeigt werden, zuletzt im Rahmen der Nurses Health Study an 115.000 amerikanischen Frauen. Für das steigende Mortalitätsrisiko jenseits eines BMI von 25 kg/m^2 sind insbesondere Herz-Kreislauf-Erkrankungen verantwortlich. Dieses erklärt sich wiederum durch die Assoziation von Adipositas mit den kardiovaskulären Risikofaktoren Hypertonie, Diabetes mellitus und Dyslipoproteinämie. Deren Häufigkeit nimmt mit steigendem BMI deutlich zu. So besteht etwa bei einem BMI über 35 kg/m^2 ein über 90fach erhöhtes Risiko, im Verlauf des Lebens einen Typ-II-Diabetes zu entwickeln. Für die Ausprägung dieser Risikofaktoren bzw. das mit Adipositas assoziierte Risiko von Herz-Kreislauf-Erkrankungen ist jedoch auch die Körperfettverteilung von großer Bedeutung.

Hierbei ist die eher für Männer typische abdominale Fettansammlung („Apfeltyp") prognostisch ungünstiger als die typisch weibliche Fettverteilung im Hüft- und Oberschenkelbereich („Birnentyp"). Einen guten Anhaltspunkt hierfür stellt die Messung von Taillen- bzw. Hüftumfang dar:

Körperfettverteilung

WHR (Waist/Hip Ratio) = Quotient aus Taillen- und Hüftumfang

Taillenumfang in der Mitte zwischen Rippenbogen und Beckenkamm und Hüftumfang in Höhe Trochanter major jeweils an der stehenden Patientin gemessen.

Ein erhöhtes Risiko besteht bei Frauen mit einem WHR > 0,85 (bzw. WHR > 1,00 bei Männern).

Der Einfachheit halber kann auch die alleinige Messung des Taillenumfangs erfolgen. Dabei gilt bei Frauen ein Umfang von über 80 cm als mäßiger und ein Umfang über 92 cm als erheblicher Risikofaktor.

Aber auch Cholelithiasis, Fettleber, obstruktives Schlafapnoesyndrom und degenerative Erkrankungen des Bewegungsapparates sind ebenso wie die unten aufgeführten Beispiele wichtige Begleiterkrankungen der Adipositas, die allesamt dazu beitragen, dass ca. 6–8 % der Kosten im Gesundheitswesen im Zusammenhang mit Adipositas entstehen. Das relative Morbiditäts- und Mortalitätsrisiko steigt mit zunehmendem Grad der Adipositas. Gleichzeitig können aber auch alle adipositasbedingten Gesundheitsstörungen durch eine Gewichtsreduktion beseitigt oder zumindest gebessert werden.

Adipositas und Endokrinium

Über viele Jahre wurde das Fettgewebe ausschließlich als passiver Energiespeicher angesehen. In der jüngeren Vergangenheit zeigten jedoch zahlreiche Befunde, dass Fettgewebe durch die Sekretion zahlreicher

Hormone und Zytokine ein höchst aktives endokrines Organ ist – entsprechend seiner Masse könnte man sogar vom größten endokrinen Organ des Körpers sprechen. Zu den aus dem Fettgewebe freigesetzten Hormonen und Zytokinen zählen Leptin, Angiotensinogen, Plasminogen-Aktivator-Inhibitor-1 (PAI-1), Tumornekrosefaktor-α (TNF-α), Interleukin-6 und andere mehr. Für alle genannten Beispiele gilt, dass eine zunehmende Fettmasse bei Adipositas mit einer vermehrten Hormonsekretion einhergeht.

Große Bedeutung hat das Fettgewebe für den Estrogenhaushalt, da es durch die hohe Aromataseaktivität zu einer erheblichen Estrogenbiosynthese aus Androgenen kommt. Für die Regulation dieses Vorgangs sind nicht Gonadotropine, sondern vermutlich Glukokortikoide und andere lokale Wachstumsfaktoren von Bedeutung. Dadurch wird das Fettgewebe zum wichtigsten extraovariellen Bildungsort für Estrogene, was sich dementsprechend bei adipösen Frauen in erhöhten Estrogenserumspiegeln ausdrückt. Dennoch findet sich bei adipösen Frauen oft auch eine leichte Erhöhung der Plasmaspiegel von Androstendion und Dehydroepiandrosteron (DHEA). Die gleichzeitige Verminderung von „sex hormone binding globuline" führt ebenfalls zu einer erhöhten Konzentration der freien Hormone, was gleichermaßen für Estrogene wie für Androgene gilt.

Adipositas, ovarielle Funktion und Fertilität

Die häufig beobachtete sekundäre Amenorrhoe und Infertilität bei Hochleistungssportlerinnen mit extrem vermindertem Körperfett und bei Frauen mit Anorexia nervosa weist auf eine wichtige Bedeutung des Körpergewichts für die Fertilität hin. Eine Schlüsselrolle hierbei kommt vermutlich dem aus dem Fettgewebe sezernierten Hormon Leptin zu. Umgekehrt ist jedoch auch Adipositas häufig mit Zyklusstörungen und verminderter Fertilität assoziiert. Möglicherweise ist die leichte Verminderung von GnRH, FSH und Progesteron dafür verantwortlich, dass die Bedingungen für die Ei-Implantation im Endometrium nicht ausreichend gut sind.

Beim Polyzystischen Ovar-Syndrom (Stein-Leventhal-Syndrom) findet man in den meisten Fällen Insulinresistenz, Hirsutismus, Amenorrhoe und Infertilität mit den großen zystischen Ovarien assoziiert. Mehr als die Hälfte der Frauen mit Polyzystischem Ovar-Syndrom sind adipös, wobei klassischerweise eine abdominale Fettverteilung vorliegt. Das Ausmaß des abdominalen Fetts, z. B. gemessen anhand des WHR, korreliert direkt mit Hyperinsulinämie und Hyperandrogenämie. Durch Gewichtsabnahme lässt sich oft auch die ovarielle Funktion wieder normalisieren.

Adipositas und Schwangerschaft

Bei adipösen Frauen ist die Schwangerschaft mit einem erhöhten Komplikationsrisiko verbunden. Das Risiko für die Entwicklung eines Gestationsdiabetes steigt mit zunehmendem Körpergewicht an und ist bei adipösen Frauen um etwa das Sechsfache erhöht. Diese Daten unterstreichen die Notwendigkeit eines sorgfältigen Diabetesscreenings bei adipösen Schwangeren mit Durchführung eines oralen Glukose-toleranztests, und zwar nicht erst nach positivem Nachweis einer Glukosurie. Auch das Risiko von Hypertonie bzw. der Entwicklung von Präeklampsie und Eklampsie ist bei übergewichtigen Schwangeren signifikant erhöht und steigt mit zunehmendem Körpergewicht auf eine Prävalenz von über 20 % an. Für eine vermehrte Häufigkeit von tiefen Beinvenenthrombosen während der Schwangerschaft gibt es Hinweise, jedoch liegen für eine endgültige Bewertung zu wenig Untersuchungen vor.

Grundsätzlich eignet sich die Gravidität nicht als Beginn einer Gewichtsreduktion. Unter einer energiereduzierten Diät besteht ein erhöhtes Risiko für ungünstige Auswirkungen auf die kindliche Entwicklung. Stattdessen sollte vornehmlich auf die Kontrolle einer möglichst 12 kg nicht überschreitenden Gewichtszunahme geachtet werden, um der Entstehung von Präeklampsie, Hypertonie bzw. Gestationsdiabetes entgegenzuwirken.

Adipositas und Geburt

Aus verschiedenen Studien existieren verlässliche Daten, dass nicht nur
mit zunehmendem Körpergewicht die Sectiohäufigkeit steigt, sondern
auch das relative Risiko für peri- und postoperative Komplikationen. Die
Wahrscheinlichkeit, ein makrosomes Kind mit einem Gewicht von über
4.000 g zu gebären, ist bei adipösen Frauen deutlich erhöht. Dabei ist
das Körpergewicht der Mutter ein vom Vorhandensein eines Diabetes
mellitus unabhängiger Risikofaktor. Dennoch gilt die Hyperinsulinämie
der adipösen Schwangeren als entscheidender Risikofaktor. Auch die
Gewichtszunahme während der Schwangerschaft zeigt eine deutliche
Korrelation mit dem Gewicht des Neugeborenen. Trotz dieser Befunde ist
der Einfluss von Adipositas auf die natale und perinatale Mortalität nur
gering. Allerdings ist nach der Geburt die Gewichtszunahme des Kindes
oft gesteigert, was sich häufig lebenslang fortsetzt und die Adipositas im
Erwachsenenalter begünstigt.

Adipositas und Harnwege

Harnwegsinfektionen finden sich bei adipösen Frauen signifikant häufiger als bei Normalgewichtigen. Dieses trifft auch für die Zeit der Schwangerschaft zu. Auch die Prävalenz der Harninkontinenz ist bei Adipositas
erhöht. Gewichtsreduktion führt häufig zu einer Besserung der Symptomatik. In einer Studie war ein durchschnittlicher Gewichtsverlust von
33 % mit einer Abnahme des Anteils stressinkontinenter Frauen von 62 %
auf 11 % assoziiert. Umgekehrt stellt eine Persistenz von Adipositas
einen ungünstigen prognostischen Faktor für den Erfolg jeglicher konservativer oder operativer Maßnahmen bei Harninkontinenz dar.

Adipositas und maligne Erkrankungen

Adipositas geht mit einem erhöhten Risiko für verschiedene Malignome einher, und das betrifft überwiegend hormonsensitive Tumoren des weiblichen Geschlechts. So beträgt bei einem BMI über 35 das relative Risiko für das Endometriumkarzinom 5,4, für das Zervixkarzinom 2,4, für das Ovarialkarzinom 1,6 und für das Mammakarzinom 1,5. Das relative Mammakarzinomrisiko steigt mit abfallendem Verhältnis von zentralem zu subkutanem Fett bis auf 8,5 an. Vermutliche Ursache ist ein erhöhter Estrogenspiegel infolge vermehrter Konversion aus Androgenen und erniedrigter Plasmakonzentration Estrogen bindender Proteine („sex hormone binding globuline"). Auch für das Endometriumkarzinom besteht eine weitere Risikoerhöhung bei zentraler Fettverteilung. Auch nimmt mit zunehmender Fettmasse das Risiko stetig weiter zu.

Adipositas und Knochen

Adipöse Frauen haben eine größere Knochenmasse als normalgewichtige, schlanke Frauen. Der Abbau von Dichte und Mineralgehalt des Knochens nach der Menopause verläuft bei adipösen Frauen ebenfalls ca. 30 % langsamer. Infolgedessen lässt sich bei adipösen Frauen auch ein geringeres Risiko für Wirbelkörperfrakturen nachweisen. Die Ursache für den protektiven Effekt eines erhöhten Körpergewichts auf die Knochen ist noch nicht geklärt. Ein möglicher Grund könnte die stärkere mechanische Belastung und der damit einhergehende „Trainingseffekt" auf die Knochen sein. Auch könnten die bei adipösen Frauen erhöhten Estrogenspiegel schützend wirken, und schließlich wird auch eine protektive Wirkung des im Fettgewebe produzierten Hormons Leptin diskutiert. Diese ausnahmsweise einmal positiven Effekte von Adipositas bedeuten jedoch nicht, dass für eine Osteoporoseprophylaxe bei übergewichtigen postmenopausalen Frauen andere Grundsätze gelten als bei schlanken Frauen.

Therapie

Indikationen zur Therapie

Nach den Richtlinien der Deutschen Adipositas-Gesellschaft besteht grundsätzlich eine Indikation zur Gewichtsreduktion bei

- Personen mit einem BMI über 30 kg/m^2,
- Personen mit einem BMI zwischen 25 und 30 kg/m^2, wenn übergewichtsbedingte Gesundheitsstörungen vorliegen, bestehende Erkrankungen durch das Übergewicht verschlimmert werden und/oder ein abdominales Fettverteilungsmuster vorliegt,
- Personen mit einem BMI zwischen 25 und 30 kg/m^2 und starkem psychosozialen Leidensdruck.

Nachteile und Risiken der Gewichtsreduktion

Eine Gewichtsabnahme kann auch mit Risiken verbunden sein. Zum einen besteht ein erhöhtes Risiko für die Bildung von Gallensteinen, vornehmlich bei schneller und massiver Gewichtsreduktion. Diese Komplikation kann durch eine vermehrte Mobilisierung von Cholesterin und die Produktion einer dadurch vermehrt lithogenen Galleflüssigkeit erklärt werden. Am höchsten ist das Gallensteinrisiko vor der Menopause, weil höhere Estrogenspiegel ohnehin schon mit einer erhöhten biliären Cholesterinsekretion einhergehen. Eine weitere Folge des Gewichtsverlustes ist eine Abnahme der bei Adipositas erhöhten Knochendichte. In einer Studie an Frauen jenseits des 50. Lebensjahres wurde sogar eine erhöhte Inzidenz von Hüftfrakturen festgestellt. Schließlich kann aus den zumeist mehrfachen Versuchen der Gewichtsreduktion eine Störung des Essverhaltens resultieren, einschließlich Neumanifestation von Bulimia nervosa und Binge eating disorder.

Empfohlene Diagnostik

Vor Beginn der Therapie sind zur optimalen Therapieplanung folgende anamnestische Angaben erforderlich:

- Gewichtsanamnese, d. h. Beginn des Übergewichts, Verlauf in verschiedenen Lebensabschnitten, größere Gewichtsveränderungen in der Vergangenheit und Begleitumstände (z. B. Schwangerschaft)
- Begleiterkrankungen und sonstige relevante Vorerkrankungen
- Familienanamnese für Adipositas, Diabetes, Hypertonie und KHK
- familiäre und berufliche Verhältnisse
- Essverhalten und Essstörungen
- frühere Therapieversuche, Gründe für Misserfolge
- Gründe und Motivation für aktuellen Therapieversuch
- Ernährung
- Bewegungsaktivität.

Die beiden letzten Parameter sollten in einem einwöchigen Protokoll als Standortbestimmung des aktuellen Ernährungsverhaltens und der körperlichen Aktivität erfasst werden.

Folgende Diagnostik ist zur Einschätzung des individuellen Gesundheitsrisikos sinnvoll:

- Körpergröße und Gewicht, Taillen- und ggf. Hüftumfang, Blutdruck
- Körperliche Untersuchung
- Nüchternblutglukose bzw. oraler Glukosetoleranztest, bei Diabetikerinnen HbA_{1c}
- Gesamt-, LDL- und HDL-Cholesterin, Triglyzeride
- Harnsäure, Kreatinin, Elektrolyte, kleines Blutbild, BSG
- TSH sowie bei Bedarf weitere endokrinologische Parameter
- ggf. EKG bzw. Ergometrie, 24h-RR-Messung, Echokardiographie, Oberbauchsono.

Therapieziele

Schon vor Beginn der Therapie kann eine Einschätzung der langfristigen Erfolgsaussichten sinnvoll sein. So sind grundsätzlich bei Frauen bzw. typisch weiblicher Fettverteilung die Therapieerfolge geringer. Die lipolytische Aktivität in den vornehmlich bei adipösen Frauen dominierenden Fettdepots an Hüften und Oberschenkeln ist deutlich geringer als in dem bei Männern vorherrschenden abdominalen Fett. Infolgedessen lässt sich das in den typisch weiblichen Depots gespeicherte Fett auch bei einer stark kalorienreduzierten Diät schlechter mobilisieren. Die Erfolgsaussichten der Adipositastherapie werden ferner durch ein höheres Alter, eine beeinträchtigte Beweglichkeit, eine seit Kindheit bestehende Adipositas und eine starke erbliche Komponente geschmälert. Die Kenntnis dieser individuellen Voraussetzungen lässt es teilweise ratsam erscheinen, bereits das Halten des aktuellen Körpergewichts im Gegensatz zur natürlicherweise erfolgenden Gewichtszunahme als Erfolg und therapeutisches Ziel anzusehen.

Neben diesen nicht beeinflussbaren Voraussetzungen ist es in mancherlei Hinsicht aber auch in der Hand des behandelnden Arztes, die Voraussetzungen für eine Adipositastherapie zu optimieren. Dieses betrifft insbesondere die Auswahl der begleitenden Medikation. Eine mit Metformin oder Acarbose behandelte adipöse Typ-II-Diabetikerin hat wesentlich bessere Chancen zur Gewichtsabnahme als unter der Therapie mit Sulfonylharnstoffen oder Insulin, die häufig sogar zu einer signifikanten Gewichtszunahme führen. Daher stellt Metformin für adipöse Diabetikerinnen mit vorherrschender Insulinresistenz die Therapie der ersten Wahl dar. Ist eine adipöse Patientin insulinpflichtig, so kann oft durch die Applikation von Normalinsulin zu den Mahlzeiten anstelle der Gabe von Basal- oder Mischinsulin ein nicht unerheblicher Teil der täglichen Dosis eingespart und somit die Voraussetzung für eine Gewichtsabnahme verbessert werden. Auch hat sich in dieser Situation die gleichzeitige Gabe von Metformin zur Verminderung der Insulindosis bewährt.

Weitere Medikamente, die eher zur Gewichtszunahme führen und daher nach Möglichkeit gemieden werden sollten, sind trizyklische Antidepressiva, MAO-Hemmer, zahlreiche Neuroleptika und Lithium. Unter den Hormontherapeutika sind in diesem Zusammenhang jegliche Kortisonpräparate sowie in geringem Maße Kontrazeptiva zu nennen. Eine alleinige Substitutionstherapie mit Estrogenen in der Menopause ist vermutlich nicht mit einer Gewichtszunahme assoziiert. Obwohl aufgrund des Wirkmechanismus naheliegend, ist eine klinisch relevante Gewichtszunahme durch β-Blocker oder α_2-Agonisten ebenfalls bisher nicht in Studien belegt worden.

Je unrealistischer das von Patientin oder Arzt angestrebte Therapieziel, desto unwahrscheinlicher ist der langfristige Erfolg einer versuchten Gewichtsreduktion! So ist es bei einer Patientin von 100 kg bei 168 cm Körpergröße nicht sinnvoll, ein Zielgewicht von 62 kg entsprechend einem normalen BMI von 22 anzustreben. Stattdessen wird eine angestrebte Gewichtsreduktion von 10 % bereits mit deutlichen Verbesserungen von Begleitkrankheiten einhergehen und die Patientin zunächst zur Stabilisierung dieses Erfolgs und später zur Fortsetzung der Therapie motivieren. Basierend auf der Vordiagnostik werden gemeinsam mit der Patientin realistische Therapieziele festgelegt und entsprechend ihrer Erreichbarkeit hierarchisch geordnet. Gemäß der verhaltenspsychologischen Erkenntnis, dass Verhalten durch positive Konsequenzen bzw. Erfolg stabilisiert, jedoch durch Misserfolg destabilisiert wird, sollten hier zunächst Ziele festgelegt werden, die der Patientin leicht und mit relativ geringem Verhaltensaufwand erreichbar erscheinen. Beispiele: Gewichtsverminderung von 100 auf 90 kg in 6 Monaten, körperliche Bewegung von 30 min an drei Tagen in der Woche, Verminderung des Verbrauchs an antidiabetischen oder antihypertensiven Medikamenten.

Therapieplanung

Wenn keine Indikation für eine kurzfristige Gewichtsreduktion besteht, wie z. B. eine bevorstehende Operation, sollte die Therapie als chronisch geplant sein. Die Maßnahmenplanung sollte kleine Schritte und Teilziele enthalten, dennoch aber konkret und präzise sein und überschaubare Zeitfenster umfassen. Es hat sich bewährt, zunächst eine Gewichtsreduktion über maximal sechs Monate zu planen und anschließend das Hauptaugenmerk auf die Erhaltung des reduzierten Gewichts zu richten. Erst nach erfolgreicher Stabilisierung von Gewicht und Verhaltensweisen über weitere sechs Monate sollte eine erneute Phase der Gewichtsreduktion beginnen.

Die Therapieplanung kann durchaus auch konkrete Verhaltensweisen einbeziehen. Klassisches Beispiel: Wenn mit einer Patientin, die täglich eine Tafel Schokolade isst, zunächst eine Vorgabe von sechs Tafeln pro Woche vereinbart wird, ist eine Unterschreitung dieses Niveaus leicht und wird als Erfolg empfunden. Zudem hat die Patientin die Möglichkeit der flexiblen Verhaltenskontrolle mit Korrekturmöglichkeit, die bei Vorgaben wie „nie mehr" und „keine" nicht bestehen und bei Misserfolgen leicht zur Gegenregulation im Sinne von „jetzt ist schon alles egal" führen. Im Unterschied zu nahezu allen anderen Krankheiten ist bei der Therapie der Adipositas die Mitarbeit der Patientin unbedingte Voraussetzung für den langfristigen Erfolg und zugleich größtes zu überwindendes Hindernis.

Wichtige Voraussetzung für den Therapieerfolg ist eine enge Anbindung der übergewichtigen Patientin. Zwar sind regelmäßige Gruppensitzungen sinnvoll und auch bei vielen Patientinnen wegen des Erfahrungsaustauschs mit Gleichgesinnten und der sozialen Komponente sehr beliebt. Sollten jedoch die Voraussetzungen hierfür nicht gegeben sein, wie sicher in vielen gynäkologischen Praxen, werden damit die Erfolgsaussichten für die Therapie nicht geschmälert. Es hat sich gezeigt, dass eine mindestens vierwöchentliche Wiedervorstellung zur Kontrolle und ggf. Anpassung der Therapie hinsichtlich Gewichtsreduktion als ebenbürtig gelten kann.

Berücksichtigung möglicher Misserfolge

Eine vor der Therapie mit der Patientin festgelegte Definition von Erfolg und Misserfolg erleichtert den Umgang mit Problemsituationen. Die Einstellung der Patientin sollte dahingehend geprägt werden, dass nicht allein die erreichte absolute Gewichtsabnahme, sondern auch positive Veränderungen von Laborparametern wichtige Erfolgskriterien sind. Deren regelmäßige Kontrolle, wie auch die regelmäßige Dokumentierung einer Abnahme der Fettmasse durch die einfach durchzuführende bioelektrische Impedanzanalyse (BIA), können zur Verstärkung von Compliance und Motivation eingesetzt werden. Eine Verbesserung des Körpergefühls und eine nachweisliche Steigerung der körperlichen Aktivität sind ebenso Erfolge der Therapie. Schließlich ist erwiesen, dass vermehrte Bewegung auch unabhängig von einer Gewichtsabnahme zu einer Verringerung des relativen Mortalitätsrisikos führt.

Bereits vor Therapiebeginn sollte jedoch auch das Vorgehen bei möglichen Misserfolgen und Rückfällen in die Planung einbezogen werden. Hierzu gehört nicht zuletzt das Wissen um die Tatsache, dass es physiologischerweise im Rahmen einer Gewichtsabnahme zu einer überproportionalen Verminderung des Energieumsatzes kommt. So kann erklärt werden, dass nach anfänglichem Verlust von Übergewicht trotz fortgesetzter kalorienreduzierter Diät ein Stillstand einsetzt bzw. eine erneute Gewichtszunahme begünstigt wird, was sehr häufig das Verhältnis zwischen Patientin und Therapeut auf die Probe stellt. Diese Verminderung des Energieumsatzes führt dazu, dass zur weiteren Gewichtsabnahme eine mehrmalige Anpassung von Ernährungsplänen erforderlich sein kann.

Therapieregime

Energiereduzierte Mischkost

Ziel aller diätetischen Maßnahmen ist eine negative Energiebilanz durch Verminderung der Energiezufuhr. Dieses kann durch eine energiereduzierte Mischkost mit täglich 1.000 – 2.000 kcal erreicht werden, die 50 – 60 % der Energie in Form von Kohlenhydraten, 25 – 30 % als Fett und 15 – 20 % als Eiweiß enthalten und auf vier bis fünf Mahlzeiten pro Tag verteilt sein sollte. Die tägliche Flüssigkeitszufuhr sollte mindestens 2,5 l betragen. Vorteile dieser Diätvariante, die oft noch als Standardtherapie betrachtet wird und bei jeglichem Grad der Adipositas angewendet werden kann, sind die Schulung des Ess- und Ernährungsverhaltens, die geringen Kosten sowie die fehlenden schädlichen Nebenwirkungen. Wesentliche Nachteile sind ein zumeist recht starrer Diätplan, der über längere Zeit verfolgt werden muss, und die rigide Kontrolle der Nahrungsaufnahme durch konsequentes „Kalorienzählen". Die daraus resultierende schlechte Compliance ist nach erfolgreicher Gewichtsabnahme kontraproduktiv für die Gewichtsstabilisierung, was wiederum die langfristig meist geringen Erfolgsaussichten dieser Therapiestrategie erklärt. Schließlich kommt es bei konsequenter Einhaltung dieser Ernährungsform entsprechend dem Synonym „FdH" zu einem Verzehr nur sehr geringer Nahrungsmengen, was dementsprechend mit einem häufigen Hungergefühl verbunden ist.

Fettkontrollierte, kohlenhydratliberale Ernährung

Nach zahlreichen epidemiologischen Studien korrelieren Körpergewicht sowie Prävalenz von Adipositas in einer Bevölkerungsgruppe positiv mit dem Fettverzehr und negativ mit dem Kohlenhydratverzehr. Da die durchschnittliche Fettaufnahme bei adipösen Personen zumeist mehr als 100 g/d beträgt, kann durch eine Reduzierung auf 40–70 g/d eine signifikante Einsparung erreicht werden. Der Patientin sollte dieses nicht durch eine quantitative Vorgabe vermittelt werden, sondern handlungsbezogen auf Ebene der Lebensmittel („Versuchen Sie Magermilch statt Vollmilch, Geflügelwurst statt normale Wurstsorten etc."). Kohlenhydrathaltige Lebensmittel, wie Obst, Gemüse, Brot, Nudeln, Reis und Kartoffeln, werden nicht limitiert. Große Bedeutung bei der ersten Vermittlung konkreter Änderungen der Ernährungsgewohnheiten hat die gemeinsame Analyse des über eine Woche geführten Ernährungsprotokolls der Patientin. Hier kann anhand bevorzugter Nahrungsmittel aufgezeigt werden, wo Möglichkeiten zur Einsparung fettreicher Lebensmittel bzw. zum Wechsel auf fettärmere Alternativprodukte bestehen

Da Kohlenhydrate und Eiweiß im Vergleich zu isoenergetischen Mengen an Fett stärker sättigen, kommt es unter dieser Ernährung bei gleicher Nahrungsmenge zu einer verminderten Energieaufnahme. Vorteil ist eine bessere Akzeptanz als bei genereller Kalorienrestriktion, was wiederum die Wahrscheinlichkeit einer langfristigen Änderung des Essverhaltens erhöht. Nachteil ist die nur relativ geringe zu erwartende Gewichtsabnahme von ca. 0,5–1 kg pro Monat. Somit eignet sich die fettkontrollierte Ernährung als alleinige Therapie vornehmlich bei Übergewicht mit einem BMI von 25–30 kg/m², aber auch in der Stabilisierungsphase nach erfolgter drastischer Gewichtsreduktion durch andere Maßnahmen (s. u.). Wird mit dieser Strategie das avisierte Therapieziel nicht erreicht, so empfiehlt sich eine erneute Selbstkontrolle des Essverhaltens mit Hilfe eines Ernährungsprotokolls und dessen gemeinsame Auswertung. Sollte dennoch die Gewichtsabnahme unzureichend sein, so ist die zusätzliche Angabe eines definierten Energiedefizits (z. B. 500 kcal unter dem errechneten Bedarf) sinnvoll.

Formula-Diäten
Unterhalb von 1.000 kcal pro Tag ist eine ausgewogene Ernährung mit normaler Mischkost kaum möglich, so dass hier unter bestimmten Voraussetzungen Formula-Diäten zum Einsatz kommen können. Dabei handelt es sich um Nährstoffpulver unterschiedlicher Geschmacksrichtungen, die als Milchshakes oder Suppen zubereitet werden. Ihr Mindestgehalt von 50 g Eiweiß, 90 g Kohlenhydraten und 7 g essenziellen Fettsäuren ist in der EU-Richtlinie 96/8 vorgeschrieben, ebenso wie die Sicherung der täglich notwendigen Zufuhr von Vitaminen, Mineralstoffen und Spurenelementen. Bei adipösen Patientinnen mit BMI > 30 kann die vorübergehende Ernährung mit einer Formula-Diät bis zu ca. zwölf Wochen sinnvoll sein, wenn mittels anderer diätetischer Strategien

keine signifikante Gewichtsabnahme erzielt wurde, schwerwiegende Gesundheitsstörungen bestehen oder vor medizinischen Eingriffen eine schnelle Gewichtsabnahme erforderlich ist. Hauptvorteil beim Einsatz von Formula-Diäten ist die mögliche Gewichtsabnahme von ca. 10 kg pro Monat, was sich sehr positiv auf die Compliance der Patientin auswirkt. Sofern die empfohlene Tagesration verzehrt wird, ist unter einer Formula-Diät der Eiweißverlust gering, die Aufrechterhaltung der Magermasse gewährleistet und Mangelerscheinungen sowie andere schädliche Nebenwirkungen sehr unwahrscheinlich.

Die Ernährung mit einer Formula-Diät ist eintönig und führt zu keiner langfristigen Umstellung der Essgewohnheiten. Somit sind die Aussichten einer dauerhaften Gewichtsreduktion eher ungünstig. Durch verschiedene Maßnahmen kann man versuchen, diesem Problem zu begegnen. Eine deutlich verbesserte Gewichtsabnahme gegenüber einer allein energie- oder fettreduzierten Ernährung wird häufig schon erreicht, wenn eine Formula-Diät intermittierend eingesetzt wird, z. B. an vier beliebigen Tagen in der Woche oder zu zwei Mahlzeiten täglich. Die Patientin kann so selbst über den Einsatz der verschiedenen Ernährungsalternativen bestimmen. Viele werden durch den größeren Erfolg zum eher häufigen Einsatz der Formula-Diät motiviert, was wiederum zu noch verbesserter Gewichtsabnahme führt. Stets bleibt jedoch die Eigenverantwortung der Patientin anstelle des bloßen Befolgens ärztlicher Vorgaben gewahrt.

Programme zur Gewichtsreduktion

Zur Kompensation der Nachteile von Formula-Diäten bietet sich auch die Integrierung in strukturierte Therapieprogramme an. Diese können entweder in der Arztpraxis durchgeführt werden (z. B. Trifit®-Programm) oder an Kliniken angebunden sein. So erfolgt in dem an ca. 50 deutschen Zentren angebotenen Optifast®-Programm nach einer Phase der schnellen Gewichtsreduktion durch ausschließliche Ernährung mit einer

Formula-Diät (ca. 800 kcal/d) über zwölf Wochen die schrittweise Umstellung auf eine energiereduzierte Mischkost. Zusätzlich beinhaltet das regelmäßig evaluierte und verbesserte Programm in wöchentlichen Sitzungen mit einem Behandlungsteam ärztliche Überwachung, Ernährungsberatung, Bewegungstherapie und psychologische Betreuung. Die mittlere Gewichtsabnahme im Verlauf von sechs Monaten beträgt ca. 22-28 kg. Allerdings kommt es auch nach Ende des Optifast®-Programms häufig zu einer erneuten Gewichtszunahme, so dass für eine Verbesserung der Langzeitergebnisse eine fortgesetzte Betreuung der Patientin notwendig ist.

Ein weiteres, in vielen Arztpraxen verbreitetes Programm ist das der Deutschen Gesellschaft für gesundes Leben, das eine Kombination von hypokalorischer Mischkost und einer Nahrungsergänzung auf Pulverbasis beinhaltet. Durch regelmäßige Messung der Körperzusammensetzung mittels BIA soll der Therapieerfolg überwacht und die Motivation der Patienten gesteigert werden.

Einen anderen Ansatz verfolgt das Programm der Weight Watchers, an dem fast ausschließlich Frauen teilnehmen. Es basiert auf einer Reduktionskost mit ca. 1.100–1.350 kcal und wöchentlichen Gruppentreffen, bei denen neben der Ermittlung des aktuellen Gewichts Ratschläge zu Ernährung und Verhalten, z. B. Bewältigung von besonderen Situationen, im Mittelpunkt stehen. Eine medizinische Überwachung der Teilnehmerinnen findet nicht statt, sondern die Gruppen werden durch geschulte Laien geleitet, die zumeist früher selbst übergewichtig waren.

Fasten und Außenseiterdiäten

Keine Frauenzeitschrift verzichtet in einer Ausgabe auf diätetische Anleitungen zur Gewichtsreduktion, und in regelmäßigen Abständen findet sich zumeist auf den Titelseiten die Ankündigung einer neuen und garantiert erfolgreichen Blitzdiät. Was sich jedoch hinter Versprechungen zu schnellen Erfolgen zumeist verbirgt, ist die Tatsache, dass der Gewichts-verlust in den ersten Tagen einer Diät überwiegend aus Wasser besteht. Zunächst werden nämlich die in Leber und Muskulatur gespeicherten Glykogenvorräte zur Energiegewinnung herangezogen – und diese bin-den große Mengen an Wasser. Erst im weiteren Verlauf wird tatsächlich entsprechend dem eigentlichen Therapieziel auch Fett mobilisiert.

Dieses gilt auch für das totale Fasten („Nulldiät") als extreme Form der Kalorienreduktion. Die Bedeutung des Heilfastens und seiner möglichen Auswirkungen auf das Wohlbefinden soll nicht angezweifelt werden, jedoch ist es für Gewichtsreduktion bei Adipositas keine sinnvolle Indikation. Eine mit dem Fasten einhergehende stark negative Stick-stoffbilanz mit Eiweißabbau der Muskulatur und daraus resultierender deutlicher Verminderung des Energieumsatzes ist für eine langfristige Stabilisierung der Gewichtsabnahme sehr ungünstig. Die Muskulatur ist für die Höhe des Energieumsatzes von entscheidender Bedeutung, und ein Abbau prädisponiert zum Jo-Jo-Effekt im Sinne einer erneuten baldi-gen Gewichtszunahme. Zudem lernt ein fastender Mensch nicht, Er-nährung und Essverhalten dauerhaft umzustellen.

Eine Eignung als dauerhafte Ernährungsstrategie muss natürlich auch der schwer überschaubaren Ansammlung von Außenseiterdiäten abge-sprochen werden. Die Kalorienreduktion vieler in der Laienpresse propa-gierter Diätstrategien beruht auf einer extremen Nährstoffrelation bzw. selektiven Nahrungsmittelauswahl. Schnelle Erfolge solcher zumeist nicht wissenschaftlich evaluierter Diäten beruhen ebenfalls vornehmlich auf Verlust an Wasser und Protein, was nach Ende der Diät zwangsläufig wieder zur Restitution des vorbestehenden Gewichts oder sogar noch darüber hinaus führt. Eine langfristige Durchführung extrem proteinar-mer Diäten kann sogar zu gesundheitlichen Komplikationen, z. B. durch Herzrhythmusstörungen bei fortschreitendem Eiweißabbau im Myokard, führen.

Bewegungstherapie

Bewegungsmangel ist ein wesentlicher Faktor für die hohe Prävalenz von Adipositas in unserer Gesellschaft. Daher muss einer Steigerung des Energieverbrauchs durch vermehrte körperliche Aktivität stets eine zentrale Rolle in der Therapie adipöser Patientinnen zukommen. Einerseits wird so bei gleichzeitiger hypokalorischer Ernährung dem Eiweißkatabolismus in der Muskulatur entgegengewirkt und vermehrt Depotfett mobilisiert, andererseits führt körperliche Bewegung auch unabhängig von einer Gewichtsreduktion zu einer günstigen Beeinflussung kardiovaskulärer Risikofaktoren und zu einer Erniedrigung des Mortalitätsrisikos. Bewegungstherapie alleine ist jedoch kein probates Mittel zur schnellen Gewichtsabnahme, da der Verlust von mehr als 1 kg Körpergewicht pro Monat allein durch Sport einen Trainingsaufwand erfordert, der nur von sehr motivierten Personen befolgt wird und im täglichen Umgang mit adipösen Frauen meist nicht zu realisieren ist. Andererseits ist ohne Steigerung der körperlichen Bewegung jegliche Art der Adipositastherapie langfristig zum Scheitern verurteilt. Insbesondere in der kritischen Stabilisierungsphase nach einer zunächst erfolgreichen Gewichtsreduktion kann vermehrte körperliche Aktivität die häufig beobachtete Rückkehr zum Ausgangsgewicht verhindern.

Unter einer Steigerung der körperlichen Aktivität ist daher zunächst eine Änderung der alltäglichen Gewohnheiten zu verstehen, wie z. B. regelmäßige Benutzung der Treppe statt des Fahrstuhls, Fahrrad statt Auto etc. Darüber hinaus sollte zur Optimierung der Fettverbrennung eine möglichst über mindestens 30 Minuten anhaltende körperliche Belastung niedriger Intensität gewählt werden. Dieses entspricht beispielsweise zügigem Spazierengehen, Radfahren oder Schwimmen. In wesentlich höherem Maße als bei stärkeren und kürzeren Belastungen werden so tatsächlich freie Fettsäuren aus dem überschüssigen Fettgewebe mobilisiert und oxidiert, wohingegen bei vermehrter Trainingsintensität der Anteil von Glykogen und Triglyzeriden aus der Muskulatur an der Energiegewinnung deutlich größer ist.

Um Aufnahme in den regelmäßigen Tagesablauf zu finden, muss körperliche Bewegung möglichst mit Wohlbefinden und Freude verbunden sein, statt als lästige Pflicht empfunden zu werden. Zusätzliche sportliche Aktivitäten sollten daher auch Sportarten umfassen, die der Patientin Spaß bereiten und nicht als Pflicht empfunden werden. Die hierfür in Betracht kommenden Spielsportarten oder Tanzen können zudem am ehesten Selbstbewusstsein und soziale Kontakte von überdurchschnittlich häufig depressiven und isolierten adipösen Patientinnen kompensieren.

Medikamentöse Therapie

Bei unbefriedigenden Ergebnissen des Basisprogramms aus Ernährungs-, Verhaltens- und Bewegungstherapie kann die Indikation zu einer adjuvanten medikamentösen Adipositastherapie gestellt werden. Diese ergibt sich ab einem BMI von 30 bzw. bei Patientinnen mit Begleiterkrankungen bereits ab einem BMI von 27, wenn die Gewichtsabnahme mit dem Basisprogramm weniger als 5 kg in drei Monaten betrug. Mit der Entwicklung neuer Medikamente wird diese Therapiestrategie zunehmende Bedeutung erlangen. Grundsätzlich ist jedoch zu beachten, dass die Kosten für Medikamente zur Gewichtsreduktion nicht erstattungsfähig sind.

Der vormals einzige von der Deutschen Adipositas-Gesellschaft empfohlene Wirkstoff Dexfenfluramin musste 1997 vom Markt genommen werden, da er im Verdacht stand, schon nach teilweise kurzer Einnahmedauer von wenigen Monaten mit Schädigungen der Herzklappen assoziiert zu sein. Zudem war bei längerer Einnahme von Dexfenfluramin und ähnlichen Serotonin freisetzenden Präparaten ein erhöhtes Risiko für die Entwicklung einer pulmonalen Hypertonie beobachtet worden.

Bei den weiteren in der Roten Liste enthaltenen Abmagerungsmitteln und Appetitzüglern handelt es sich zumeist um ephedrinartige Substanzen, die nur eine geringe Gewichtsabnahme bewirken und wegen ihres durch die Verwandtschaft zum Amphetamin begründeten Suchtpotenzials und anderer Nebenwirkungen nicht zu empfehlen sind. Schilddrüsenhormon erhöht den Energieumsatz und wurde daher seit Ende des letzten Jahrhunderts zur Adipositastherapie eingesetzt. Zahlreiche Studien zeigen jedoch, dass es dabei vornehmlich zu einer Verminderung der Magermasse und zu keinem wesentlichen Abbau von Fett kommt. Ein darüber hinausgehender therapeutischer Effekt ist bei Euthyreose nur mit hohen Dosen von L-Thyroxin zu erreichen, womit das Risiko einer Hyperthyreosis factitia groß ist und Nebenwirkungen stark vermehrt auftreten. Insofern ist von einem solchen Therapieversuch ebenso abzuraten, wie natürlich auch Versuche zur Gewichtsabnahme mit Laxantien oder Diuretika medizinisch unsinnig sind.

Von den gegenwärtig auf dem Markt befindlichen oralen Antidiabetika führt Metformin häufig zu einer mäßigen Verminderung des Körpergewichts auf Kosten der Fettmasse. Die Ursache hierfür ist noch nicht geklärt, jedoch begünstigt die Verminderung der Hyperinsulinämie unter Metforminbehandlung die Fettmobilisierung.

Orlistat

Orlistat (Xenical®) ist seit 1998 zur Therapie der Adipositas in Deutschland zugelassen. Die in einer Dosis von 120 mg jeweils zu den Hauptmahlzeiten einzunehmende Substanz hemmt durch Bindung an die Pankreaslipase die Fettverdauung. Infolgedessen werden ca. 30 % des in der Nahrung befindlichen Fetts nicht resorbiert, sondern mit den Faeces wieder ausgeschieden. Aus diesem Wirkprinzip erklären sich auch die Begleiterscheinungen der Behandlung mit Orlistat, nämlich Steatorrhoe, öliger Ausfluss aus dem Enddarm sowie gelegentlich abdominale Beschwerden. Diese Symptome treten in Abhängigkeit vom Fettgehalt der Mahlzeiten auf. Eine Mangelversorgung mit den fettlöslichen Vitaminen A, D, E und β-Karotin wird selbst bei längerer Einnahme über zwei Jahre nur bei weniger als 10 % der behandelten Personen beobachtet.

Die zusätzliche Gewichtsabnahme gegenüber Placebo bei gleichzeitiger hypokalorischer Ernährung beträgt ca. 4 kg über sechs Monate. Auch bei

Fortdauer der Einnahme kommt es bei den meisten Patientinnen zwar zu keinem zusätzlichen therapeutischen Effekt, jedoch auch zu keiner erneuten Gewichtszunahme. Insofern eignet sich das Präparat auch zur Stabilisierung einer erreichten Gewichtsreduktion. Trotz der eher moderaten Gewichtsabnahme ließ sich in Studien eine Verbesserung des Glukose- und Lipidstoffwechsels sowie eine leichte Blutdrucksenkung nachweisen.

Sibutramin

Sibutramin (Reductil®) hemmt die Wiederaufnahme von Serotonin in präsynaptische Nervenenden im ZNS, wodurch das Sättigungsgefühl verstärkt und die Nahrungsaufnahme vermindert wird. Zudem führt eine Erhöhung der Noradrenalinspiegel im ZNS zu einer Steigerung des Energieumsatzes. Unter täglich 1 x 15 mg Sibutramin kommt es innerhalb von drei bis sechs Monaten zu einem Gewichtsverlust von ca. 8 kg, wobei auch bei fortgesetzter Einnahme keine weitere signifikante Gewichtsabnahme erzielt wird. Nach Absetzen des Präparats kommt es zumeist zu einer erneuten Gewichtszunahme, so dass die medikamentöse Behandlung nur in Kombination mit Diät und Verhaltensänderung sinnvoll ist. 10–15 % der behandelten Patientinnen zeigen innerhalb des ersten Monats keine signifikante Gewichtsabnahme von mindestens 2 kg, so dass in diesem Fall die Behandlung vorzeitig beendet werden sollte. Die möglichen Nebenwirkungen von Sibutramin sind neben Mundtrockenheit, Obstipation und Müdigkeit ein leichter Anstieg von Herzfrequenz (vier bis fünf Schläge pro Minute) und Blutdruck (3–5 mm Hg). Die Nebenwirkungen treten vor allem zu Beginn der Therapie auf. Die Blutdrucksteigerung wird im Verlauf durch die mit dem Gewichtsverlust einhergehende Blutdrucksenkung wieder kompensiert. Dennoch sollte bei Patienten mit koronarer Herzerkrankung, Herzinsuffizienz, Herzrhythmusstörungen oder unzureichend eingestelltem Hypertonus auf die Gabe von Sibutramin verzichtet werden. Ob langfristig ein erhöhtes Risiko für die Entwicklung einer pulmonalen Hypertonie oder von Herzklappenveränderungen besteht, lässt sich gegenwärtig noch nicht abschließend beurteilen. Bisher gibt es dafür aber keinerlei Anhaltspunkt.

Chirurgische Therapie

Eine chirurgische Therapie ist in Erwägung zu ziehen, wenn bei extremer Adipositas (BMI ≥ 40 kg/m²) die Anwendung verschiedener konservativer Therapieformen über Jahre erfolglos geblieben ist. Früher durchgeführte Malabsorptionstechniken, wie Magenbypassoperation oder Jejunoileostomie, sind wegen schwerer chronischer Nebenwirkungen heute obsolet. Auch die lokale Liposuktion (Fettabsaugung) ist für die primäre Behandlung der extremen Adipositas ungeeignet. Methoden der Wahl sind Eingriffe am Magen, die die Nahrungszufuhr reduzieren. Bei der vertikalen Gastroplastik nach Mason wird ein Teflonring in die kleine Kurvatur des Magens eingenäht. Vom Fundus bis zu diesem Ring verschließt eine vertikale Naht den Restmagen, so dass ein Reservoir von 20–30 ml verbleibt. Bei dem bevorzugt laparoskopisch durchgeführten flexiblen Banding nach Kuzmak wird ein Silikonband um den Fundus angebracht. Über einen subkutanen Port kann der Durchmesser des Bandes adjustiert werden. Nach beiden Operationen führt die geringe funktionelle Kapazität des Magens schon nach geringen Nahrungsmengen zu einem frühzeitigen Sättigungsgefühl. Die Mehrzahl der adipösen Patienten verliert bereits im ersten Jahr nach Intervention über 50 % des Übergewichts bei gleichzeitiger Besserung von pathologischen Glukose-, Lipid- und Blutdruckwerten. Die subjektive Zufriedenheit mit Operationsergebnis und postoperativer Lebensqualität ist bei den durch jahrelange frustrane Diätversuche nicht selten unter reaktiven Depressionen und anderen psychischen Alterationen leidenden Patientinnen sehr hoch. Unbedingte Voraussetzung ist eine sorgfältige Auswahl der für eine operative Therapie in Frage kommenden Patientinnen. Das Operationsrisiko ist in spezialisierten Abteilungen als relativ gering einzuschätzen, wenn man insbesondere die Multimorbidität zahlreicher Patientinnen berücksichtigt. So liegt die perioperative Komplikationsrate bei ca. 5–15 %, die perioperative Mortalität unter 0,5–1 %. Nach extremem Gewichtsverlust infolge einer operativen Adipositastherapie ist nicht selten ein zweiter Eingriff zur Resektion großer Hautschürzen erforderlich.

Fazit

Übergewicht und Adipositas haben mittlerweile epidemische Verbreitung und führen durch ihre Assoziation mit zahlreichen Begleiterkrankungen zu einem deutlich erhöhten kardiovaskulären Mortalitätsrisiko. Bei adipösen Frauen kommt es zu einer Häufung bestimmter hormonabhängiger Tumoren, endokriner Störungen mit verminderter Fertilität sowie Schwangerschaftskomplikationen. Basis jeder Adipositastherapie ist eine Verhaltensänderung durch vermehrte körperliche Bewegung und energiereduzierte Ernährung, wobei eine fettkontrollierte, kohlenhydratliberale Strategie bei mäßigem Übergewicht am erfolgversprechendsten erscheint. Bei einem BMI über 30 ist der intermittierende Einsatz einer Formula-Diät sinnvoll. Unterstützend und einer erneuten Gewichtszunahme vorbeugend ist hier auch der Einsatz von Medikamenten gerechtfertigt. Interventionelle Maßnahmen sollten der Minderheit von Patientinnen mit BMI > 40 vorbehalten bleiben. Adipositastherapie ist eine wichtige ärztliche Aufgabe mit großer Bedeutung für die Volksgesundheit und sollte daher nicht in noch weiter steigendem Ausmaß durch kommerzielle Organisationen durchgeführt werden.

Weiterführende Literatur

– Hamann A. **Adipositas**. In Paumgartner G. (Hrsg.) 1999 **Therapie innerer Krankheiten**. Berlin, Heidelberg, New York, Springer, 783–787
– Kopelman P G, Stock M J. (Hrsg.) 1998 **Clinical obesity**. Oxford, London, Blackwell
– Lauterbach K, Westenhöfer J, Wirth A, Hauner H. 1998 **Evidenz-basierte Leitlinie zur Behandlung der Adipositas in Deutschland**
– Wirth A. 2000 **Adipositas – Epidemiologie, Ätiologie, Folgekrankheiten, Therapie**. Berlin, Heidelberg, New York, Springer
– Wechsler J G. (Hrsg.) 1998 **Adipositas – Ursachen und Therapie**. Berlin, Wien, Blackwell

Untergewicht, Anorexia nervosa und Bulimia nervosa

Andreas Hamann

UNTERGEWICHT, ANOREXIA NERVOSA UND BULIMIA NERVOSA

Andreas Hamann

Definition von Untergewicht

Untergewicht lässt sich ebenso wie Adipositas am besten mit Hilfe des Body Mass Index (BMI) definieren. Von den verschiedenen Klassifikationen des Körpergewichts hat sich international zuletzt die Einstufung eines BMI von 18,5 bis 24,9 kg/m^2 als Normalgewicht durchgesetzt, so dass dementsprechend ein BMI unterhalb von 18,5 kg/m^2 als Untergewicht bezeichnet wird.

Pathogenese

Untergewicht kann einerseits aus primärer Fehl- bzw. Mangelernährung resultieren (Mangel an Nahrungsmitteln, einseitige Ernährung). Andererseits können dem Untergewicht zahlreiche andere Ursachen zugrunde liegen, so dass in diesem Falle eine sekundäre Mangelernährung vorliegt. Die häufigsten und für die Praxis des Frauenarztes wichtigsten Erkrankungen sind

- Essstörungen, z. B. Anorexia nervosa, Bulimia nervosa,
- konsumierende Erkrankungen, z. B. Malignome, Tuberkulose,
- verminderte Nahrungsresorption, z. B. bei Pankreasinsuffizienz, Kurzdarmsyndrom,
- Alkoholismus,
- endokrine Erkrankungen, z. B. Hyperthyreose, Diabetes mellitus.

Für Einzelheiten zur spezifischen Therapie darf auf die jeweiligen Abschnitte zu den verschiedenen Grunderkrankungen verwiesen werden, so dass hier im Wesentlichen auf die Essstörungen Anorexia nervosa und Bulimia nervosa eingegangen wird.

Untergewicht und Gesundheitsrisiko

Lange Zeit war unklar, ob ein BMI leicht unterhalb des Normalgewichts mit einem erhöhten Mortalitätsrisiko einhergeht. Gemäß den Daten der Nurses' Health Study ließ sich feststellen, dass offensichtlich nicht ein leichtes Untergewicht per se, sondern die damit gehäuft einhergehenden Neoplasien bzw. Zigarettenrauchen zu einer Erhöhung des Mortalitätsrisikos führen. Bei extremeren Formen des Untergewichts kommt es jedoch zu einem steilen Anstieg des Gesundheitsrisikos. Liegt eine Anorexia nervosa vor, so beträgt das Mortalitätsrisiko gemäß einer Metaanalyse aus 42 Studien 5,9 % pro Jahr.

Anorexia nervosa

Bei den betroffenen Patientinnen liegt eine schwere Störung des Essverhaltens vor, die zu lebensbedrohlicher Kachexie führen kann. Zentrales Merkmal ist die Weigerung der Patientinnen, eine ausreichende Nahrungsmenge zu sich zu nehmen. Betroffen sind ca. 1 % der jungen Frauen, wobei das häufigste Manifestationsalter ca. vier bis fünf Jahre nach der Menarche liegt. Die folgenden Kriterien werden nach Ausschluss organischer Ursachen für das Untergewicht zur Diagnose herangezogen:

Diagnostische Kriterien für Anorexia nervosa nach DSM-IV
A. Weigerung, das Körpergewicht über einem minimalen Normalgewicht zu halten, das Alter und Größe entspricht (z. B. Gewichtsverlust, der dazu führt, dass das Körpergewicht bei weniger als

85 % des zu erwartenden Gewichts gehalten wird; Ausbleiben der Gewichtszunahme in der Wachstumsphase, was zu einem Körpergewicht führt, das weniger als 85 % des zu erwartenden Gewichts ausmacht).

B. Intensive Furcht vor einer Gewichtszunahme, obwohl Untergewicht besteht.

C. Störung in der Art und Weise, in der das eigene Körpergewicht oder die eigene Figur erlebt wird, übermäßiger Einfluss von Körpergewicht und Figur auf die Bewertung der eigenen Person oder Leugnung des Ernstes des gegenwärtigen niedrigen Körpergewichts.

D. Amenorrhoe bei Frauen und Mädchen nach der Menarche, d. h. Ausbleiben von mindestens drei aufeinander folgenden Menstruationszyklen. (Eine Amenorrhoe wird bei einer Frau angenommen, wenn ihre Regelblutung nur nach Gabe von Hormonen, z. B. von Estrogenen, eintritt.)

Subtypen:

1. Restriktiver Typ: In der gegenwärtigen Phase der Anorexia nervosa hat die Betroffene keine regelmäßigen Essanfälle und praktiziert nicht regelmäßig abführendes Verhalten (selbst herbeigeführtes Erbrechen oder Missbrauch von Abführmitteln, Diuretika und Einläufen).

2. Bulimischer Typ (Essanfall-/Abführ-Typ): In der gegenwärtigen Phase der Anorexia nervosa hat die Betroffene regelmäßige Essanfälle oder praktiziert regelmäßig abführendes Verhalten (selbst herbeigeführtes Erbrechen oder Missbrauch von Abführmitteln, Diuretika und Einläufen).

Zwar beinhaltet diese gegenwärtig gültige Klassifikation keinen exakten BMI, jedoch sollte dieser für die Diagnosestellung maximal 18 kg/m^2 betragen. Die Ursache der Anorexie ist unbekannt, sie scheint jedoch familiäre Einflüsse, soziokulturelle Faktoren und vermutlich auch eine genetische Prädisposition zu beinhalten.

Klinik der Anorexia nervosa

Die häufig extreme Kachexie versuchen die Patientinnen oftmals durch das Tragen maskierender Kleidung zu verbergen. Neben den im Rahmen der diagnostischen Kriterien genannten Symptomen lassen sich bei Patientinnen mit Anorexia nervosa häufig Schlafstörungen, Obstipation, abdominale Beschwerden sowie Kälteintoleranz beobachten. Eine verlangsamte Herzfrequenz unter 60 Schlägen pro Minute sowie arterielle Hypotonie unter 70 mm Hg systolisch treten ebenfalls häufig auf. Muskelschwäche, periphere Ödeme und häufig Zunahme einer sehr feinen Körperbehaarung runden das klinische Bild ab. Unter den Routinelaborparametern fällt neben einer Anämie und Leukopenie meist eine milde Hypercholesterinämie im Rahmen einer isolierten Erhöhung des LDL-Cholesterins auf, möglicherweise infolge Estrogendefizienz.

Endokrine Veränderungen bei Anorexia nervosa

Da die Amenorrhoe ein fast stets vorhandenes Symptom der fortgeschrittenen Anorexia nervosa ist, konzentrierte man sich schon früh auf die Bedeutung verschiedener endokriner Systeme für das klinische Bild der Anorexie. Es scheint nunmehr sicher zu sein, dass alle endokrinen Veränderungen sekundär sind. Der Amenorrhoe liegt eine verminderte hypothalamische LHRH-Sekretion zugrunde. Das LH-Profil über 24 Stunden zeigt zumeist ein präpubertäres (alle Werte niedrig) oder seltener ein pubertäres Muster (nur schlafabhängige LH-Sekretion). Diese endokrinen Störungen werden mit erneuter Gewichtszunahme wieder normalisiert. Estrogenmangel und Ovulationsstörung im Rahmen der Anorexie scheinen allein sekundär zur Gonadotropindefizienz aufzutreten, denn sie lassen sich durch LHRH-Gabe korrigieren. Diese Defekte, ebenso wie die daneben zu beobachtenden niedrigen Serumspiegel von Triiodthyronin (T3) und die noch nicht ganz aufgeklärten Veränderungen der Nebennierenfunktion stehen möglicherweise mit einer bei Anorexia nervosa drastisch verminderten Sekretion des Hormons Leptin aus dem Fettgewebe in Zusammenhang. Zumindest lassen sich im Versuchstier die mit Fasten bzw. Kachexie assoziierten endokrinen Veränderungen durch Leptinsubstitution korrigieren. Möglicherweise lässt sich diese Anpassung des weiblichen Organismus bei extrem niedrigen Fettreserven als ein durch Leptin mediierter Schutzmechanismus interpretieren: Bei zu wenig gespeichertem Körperfett, wie z. B. bei Anorexia nervosa oder Leistungssportlerinnen, wird dem Hypothalamus signalisiert, dass die Energiereserven für eine Schwangerschaft nicht ausreichend wären, und die vom Hypothalamus ausgehenden Änderungen im Hormonhaushalt machen die Implantation einer befruchteten Eizelle daraufhin unmöglich.

Bulimia nervosa

Die Bulimia nervosa ist durch die wiederkehrenden Phasen von Heißhunger und Fresssucht sowie ein begleitendes Kompensationsverhalten, am häufigsten Erbrechen, gekennzeichnet. Gründe für dieses Verhalten können neben anderen sowohl das Erzwingen einer Gewichtsabnahme als auch das Vorbeugen einer Gewichtszunahme sein. Insofern finden sich in der Vorgeschichte häufig zahlreiche kurzfristige Diäten zur Gewichtsreduktion. Prädisponierende Faktoren finden sich ebenso wie bei der Anorexia nervosa in Familie, Schule und sonstiger sozialer Umgebung. Das von den Medien vermittelte Bild eines schlanken weiblichen Körperideals mit dem daraus resultierenden kollektiven Diätverhalten leistet einen wesentlichen Beitrag zur Verbreitung dieser Essstörung. Die Prävalenz wird unter Frauen auf ca. 3,5 % geschätzt, mit der höchsten Prävalenz in der Altersgruppe zwischen 18 und 35 Jahren. Im Einzelnen gelten folgende diagnostische Kriterien:

Diagnostische Kriterien für Bulimia nervosa nach DSM-IV

A. Regelmäßige Essanfälle. Ein Essanfall ist durch folgende zwei Merkmale gekennzeichnet:

1. In einem abgegrenzten Zeitraum (z. B. innerhalb von zwei Stunden) wird eine Nahrungsmenge gegessen, die deutlich größer ist als die Menge, die die meisten anderen Leute im selben Zeitraum und unter den gleichen Umständen essen würden.
2. Während des Essanfalls wird der Verlust der Kontrolle über das Essen empfunden (z. B. das Gefühl, nicht mit Essen aufhören zu können oder nicht im Griff zu haben, wie viel gegessen wird).

B. Regelmäßiges, unangemessenes Kompensationsverhalten, um einen Gewichtsanstieg zu vermeiden, wie selbst herbeigeführtes Erbrechen, Missbrauch von Abführmitteln, Diuretika, Einläufen oder von anderen Medikamenten, Fasten oder exzessiver Sport.

C. Die Essanfälle und das unangemessene Kompensationsverhalten treten beide im Durchschnitt mindestens zwei Mal pro Woche über einen Zeitraum von drei Monaten auf.

D. Die Bewertung der eigenen Person wird durch Figur und Gewicht übermäßig beeinflusst.

E. Die Störung tritt nicht ausschließlich während einer Phase der Anorexia nervosa auf.

Subtypen:

1. Abführender Typ: In der gegenwärtigen Phase der Bulimia nervosa praktiziert die Person regelmäßig selbst herbeigeführtes Erbrechen oder den Missbrauch von Abführmitteln, Diuretika oder Einläufen.
2. Nicht abführender Typ: In der gegenwärtigen Phase der Bulimia nervosa benutzt die Person anderes unangemessenes Kompensationsverhalten, wie Fasten oder exzessiven Sport, praktiziert aber nicht regelmäßig selbst herbeigeführtes Erbrechen oder den Missbrauch von Abführmitteln, Diuretika oder Einläufen.

Klinik der Bulimia nervosa

Patientinnen mit Bulimie weisen aufgrund ihres geringeren Gewichtsverlustes nur in Ausnahmefällen eine Amenorrhoe auf. Dennoch lassen sich Zyklusunregelmäßigkeiten und Oligomenorrhoe häufig erfragen. An somatischen Symptomen stehen die durch das häufige Erbrechen hervorgerufenen Beschwerden im Vordergrund. Hierzu zählen Elektrolytverschiebungen mit Alkalose und gelegentlicher Hypokaliämie. In diesem Zusammenhang kann es im Extremfall zu Tetanie, EEG-Veränderungen und zerebralen Krampfanfällen kommen. Weitere laborchemische Auffälligkeiten bestehen in der Regel nicht. Dagegen werden Alterationen des Ösophagus bis hin zu Mallory-Weiss-Läsionen sowie Zahnläsionen beobachtet. Häufig findet man auch eine schmerzlose Schwellung der Glandula parotis.

Therapie der Essstörungen

Essstörungen sind schwere und potenziell lebensbedrohliche Erkrankungen, was vor allem für die Anorexia nervosa gilt. Es gibt kein etabliertes Therapieschema, sondern lediglich generelle Prinzipien für die schwierige Behandlung der betroffenen Patientinnen. Insofern befinden sich auch viele Patientinnen in Behandlung durch Ärzte anderer Fachgebiete, wie Psychiater bzw. Psychotherapeuten. Ein entsprechendes Verhältnis zur Patientin sowie ein Therapiekonzept vorausgesetzt, ist durchaus nach Diagnosestellung ein Behandlungsversuch durch einen Frauenarzt möglich. Gerade in dieser Situation ist ein „Kontrakt" zwischen vertrautem Arzt und Patientin möglich, in welchem der Patientin garantiert wird, man werde sie nicht zu sehr an Gewicht zunehmen lassen. Trotz ihres Untergewichts empfinden sich viele essgestörte Patientinnen als zu dick. Die Furcht vor einer Gewichtszunahme ist ein entscheidendes psychopathologisches Moment, das die Essstörung aufrecht erhält und Therapieversuchen entgegensteht. Die Vereinbarung eines für die Sicherheit der Patientin erforderlichen angestrebten Gewichts und die Zusage, dass bei Erreichen dieses Gewichts zunächst eine Therapiepause eingelegt wird, kann für die Compliance hilfreich sein.

Trotz oft erzielter Therapieerfolge besteht eine Essstörung nicht selten lebenslang. Sofern möglich, sollte die Therapie daher ambulant erfolgen. Primäres Ziel einer stationären Aufnahme ist die eigentliche Gewichtszunahme. Ist das aufgrund eines extremen Untergewichts unvermeidlich, sollte alles versucht werden, die Gewichtszunahme durch eigenes Essen der Patientin zu erreichen. Nur wenn dieses misslingt, sollten Sondenernährung bzw. parenterale Ernährung zum Einsatz kommen. Die erfolgreiche psychotherapeutische Behandlung der eigentlichen Essstörung setzt zunächst voraus, der Patientin Einsicht in ihr Problem zu vermitteln. Zweitens ist eine Verhaltensmodifikation erforderlich. Drittens muss eine Einbeziehung der Familie erfolgen. Im Allgemeinen sind sowohl individuelle Therapiemaßnahmen als auch solche in der Gruppe erforderlich. In zahlreichen Fällen hat sich eine unterstützende Pharmakotherapie als sinnvoll erwiesen. Hierbei kommen trizyklische Antidepressiva, wie z. B. Amitriptylin, aber auch Präparate aus der Klasse der Serotonin-Wiederaufnahmehemmer, wie Fluvoxamin (Fevarin®), in Betracht. Trotz dieser Hilfsmittel sind jedoch Geduld und Vertrauenswürdigkeit auf Seiten des Arztes die entscheidenden Kriterien für eine erfolgreiche Therapie.

Weiterführende Literatur

– American Psychiatric Association 1994 **Diagnostic and statistical manual of mental disorders.** 4th edition. DSM-IV. Washington DC, American Psychiatric Association
– Hebebrand J, Ballauff A, Hinney A. et al. 1999 **Die Gewichtsregulation im Rahmen der Anorexia nervosa unter besonderer Berücksichtigung der Leptinsekretion.** Nervenarzt 70,31–40

– Pirke K M. **Psychosomatische Essstörungen.** In Biesalski H K, Fürst P, Kasper H. et al. (Hrsg.) 1999 **Ernährungsmedizin.** Stuttgart, New York, Thieme, 332–337

– Pudel V. **Psychologische Aspekte der Adipositas – Prävention, Therapie und Gewichtserhaltung.** In Wechsler J. G. (Hrsg.) 1998 **Adipositas – Ursachen und Therapie.** Berlin, Wien, Blackwell, 199–214

– Wilson J D, Foster D W, Kronenberg H M, Larsen P. R. (Hrsg.) 1998 **Williams textbook of endocrinology.** Philadelphia, P A. W. B. Saunders

Obstipation

Vera Loening-Baucke, Winfried Voderholzer

OBSTIPATION

Vera Loening-Baucke, Winfried Voderholzer

Die Obstipation ist eines der häufigsten Symptome, die der Arzt zu behandeln hat. Schon bei Kindern ist die Prävalenzrate hoch. In Großbritannien leiden 34 % der vier- bis siebenjährigen Schulkinder an Obstipation (30). Bei den meisten dieser Kinder war die Obstipation von kurzer Dauer, aber bei 5 % hielt die Obstipation über mehr als sechs Monate an und war somit chronisch. Obstipation bei Kindern kann als eine Stuhlfrequenz von weniger als drei Mal pro Woche oder als das Auftreten einer Stuhlretention mit oder ohne Stuhlinkontinenz definiert werden, selbst wenn die Stuhlfrequenz drei Mal oder häufiger pro Woche ist. Obstipation kann eine funktionelle oder organische Ursache haben. Eine funktionelle Ursache liegt vor, wenn die Obstipation nicht auf einer organischen bzw. anatomischen Störung oder auf Einnahme von Medikamenten beruht. Bei über 90 % der Kinder mit Obstipation liegt eine funktionelle Ursache vor.

Nach Sonnenberg und Koch werden in den USA jährlich 2,5 Millionen Arztbesuche alleine wegen Obstipation unternommen (25). In den Vereinigten Staaten leiden 55 Millionen Menschen zumindest einmal alle drei Monate an Obstipation, und vier Millionen klagen über häufige Obstipation. Die Anzahl der Menschen, die Laxantien einnehmen, ist bedeutend höher. Der Apothekenumsatz an Laxantien in der Bundesrepublik Deutschland betrug zwischen 1993 und 1994 jährlich rund 1,3 Milliarden Tagesdosen (6). Obstipation tritt mit zunehmendem Alter häufiger auf. In einer Bevölkerungsstudie in Olmsted County (Minnesota, USA) litten 24 % der alten Leute unter Obstipation (26). Frauen sind häufiger von Obstipation betroffen als Männer.

Chronisch funktionelle Obstipation bei Erwachsenen (Tabelle 1, siehe S. 229) wird durch die Rom-Kriterien (29) wie folgt definiert:

1. Ein Patient, der keine Laxantien einnimmt, klagt über zwei oder mehr der folgenden Symptome während der vergangenen zwölf Monate: starkes Pressen bei ≥ 25 % der Stuhlgänge; ein Gefühl der unvollstän-

digen Entleerung nach ≥ 25 % der Stuhlgänge; harter Stuhl bei ≥ 25 % der Stuhlgänge; weniger als drei Stuhlgänge pro Woche
2. Ein Patient, der keine Laxantien einnimmt, hat weniger als 2 Stuhlgänge pro Woche.

In diesem Kapitel wird über die physiologischen Grundlagen, die Differentialdiagnose, Diagnostik und Therapie der Obstipation in den drei Lebensphasen der Frau berichtet.

Physiologie

Eine geregelte Darmentleerung wie auch die Fähigkeit, den Stuhlgang kontrollieren zu können, ist ein integraler Bestandteil körperlichen Wohlbefindens. Dazu gehört ein kompliziertes Zusammenspiel von Kolon, analen Schließmuskeln, Beckenbodenmuskeln, Nervenbahnen und Reflexsystemen (5).

Beim gesunden Menschen kommen drei Typen von Kolonkontraktionen vor, die den Darminhalt bewegen: Kontraktionen, die den Darminhalt

---

1. Ein Patient, der **keine Laxantien** einnimmt und über zwei oder mehr der folgenden **Symptome** während der letzten zwölf Monate klagt:

- starkes Pressen bei ≥ 25 % der Stuhlgänge
- Gefühl der unvollständigen Entleerung nach ≥ 25 % der Stuhlgänge
- harter Stuhl bei ≥ 25 % der Stuhlgänge
- weniger als drei Stuhlgänge pro Woche

2. Ein Patient, der **keine Laxantien** einnimmt und **weniger als zwei Stuhlgänge pro Woche** hat

---

Tab. 1: Definition der chronisch funktionellen Obstipation bei Erwachsenen (29)

mischen, Kontraktionen, die den Darminhalt über mehrere Zentimeter bewegen, und Massenkontraktionen, die den Darminhalt über eine größere Distanz vorwärts bewegen. Diese Massenkontraktionen kommen mehrere Male am Tage vor und befördern den Darminhalt in das Sigma. Das Sigma entleert nur langsam in das Rektum, welches seine Wandspannung anpasst und als Reservoir dient. Mit zunehmender Rektumfüllung wird ein erster Stuhldrang verspürt. Durch eine willkürliche Kontraktion des äußeren analen Schließmuskels und des Beckenbodens wird dieser Stuhldrang unterdrückt und der Stuhl in höhere Gebiete zurückverlagert. Soll die Defäkation erfolgen, so wird der intraabdominale Druck und dadurch der Rektumdruck durch Zwerchfell- und Bauchdeckenkontraktion erhöht, der Beckenboden und die Sphinkteren erschlaffen nach anfänglich kurzer Kontraktion, und die Stuhlentleerung findet statt. Am Ende hebt sich der Beckenboden an, und der Analkanal wird wieder verschlossen.

Differentialdiagnose

Eine Vielzahl von Störungen können diesen Ablauf unterbrechen oder unterdrücken und Obstipation sowie Stuhlinkontinenz verursachen. Chronische Obstipation ist ein Symptom, dem ganz unterschiedliche Erkrankungen, Störungen und Ursachen, z. B. Medikamente (Tabelle 2, siehe S. 231) zugrunde liegen können (Tabelle 3, siehe S. 232).
Bei Kindern ist die Defäkation von hartem Stuhl oft schmerzhaft. Deshalb versuchen sie den Schmerz zu verhindern, indem sie den Stuhl zurückhalten. Das Rektum akkomodiert sich, und der Defäkationsreiz verschwindet. Wenn Stuhlverhalten und Akkomodation mehrere Male wiederholt werden, bildet sich eine rektale Impaktion, die dann nicht mehr willkürlich entleert werden kann. Aus einer akuten Obstipation kann so eine chronische Obstipation entstehen. Ungefähr 50 % der obstipierten Kinder haben eine funktionelle Obstruktion durch eine Sphinkterdyssynergie (14). Normalerweise zeigt sich beim Pressen zum Stuhlgang ein Sistieren der Aktivität des äußeren analen Schließmuskels, des M. Puborektalis und des Beckenbodens. Bei Patienten mit funktioneller Obstruktion (Sphinkterdys-

synergie) ist dieses Sistieren der Aktivität nicht vorhanden, beim Drücken werden diese Muskeln sogar kontrahiert und der Analkanal dadurch verschlossen.

Bei obstipierten Frauen liegt oft eine Störung der gastrointestinalen Motilität zugrunde, entweder im anorektalen Bereich oder im Kolon. Diese Störungen können durch Messung mit der anorektalen Manometrie und/oder durch die Messung der Kolontransitzeit erfasst werden. Defäkationsstörungen sind verbreitet und können durch eine funktionelle oder mechanische Obstruktion des Analkanals hervorgerufen sein. Eine funktionelle Obstruktion wird durch Sphinkterdyssynergie verursacht. Eine mechanische Obstruktion kann durch einen inneren Rektumprolaps, eine Rektozele, neoplastische und entzündliche Prozesse im Rektum oder eine Analfissur verursacht sein.

Störungen der Kolonmotilität sind nicht so häufig und kommen als primäre oder sekundäre Erkrankung bei chronischen Krankheiten vor (Tabelle 3, siehe S. 232).

Besonders bei Erwachsenen kann die Obstipation Teil des Reizdarm-Syndroms sein. Das Reizdarm-Syndrom ist charakterisiert durch das gleichzeitige Auftreten von Bauchschmerzen und Stuhlgangunregelmäßigkeiten.

- Antazida (kalzium- und aluminiumhaltig)
- Anticholinergika
- Antidepressiva
- Antihypertensiva (Kalziumantagonisten, Clonidin)
- Antikonvulsiva (Phenytoin)
- Antiparkinson-Mittel
- Diuretika
- Eisenpräparate
- Methylphenidat
- Opiate

Tab. 2: Medikamente, die eine Obstipation verursachen oder dazu beitragen können

Funktionelle Obstipation:
- Sphinkterdyssynergie
- Irritables Kolon

Medikamente (siehe Tabelle 2, S. 231)

Neurogene Ursachen:
- Querschnittsläsion des Rückenmarks
- Myelomeningozele
- Rückenmarktumor
- Morbus Hirschsprung

Anale Läsionen:
- Analfissur
- Analstenose und Analatresie
- Analstriktur

Rektale Läsionen:
- Innerer Rektumprolaps
- Rektozele
- Divertikulitis
- Strikturen des Rektums (z. B. bei Morbus Crohn)
- Rektumkarzinom

Endokrine Ursachen:
- Diabetes mellitus
- Diabetes insipidus
- Hypoparathyreoidismus
- Hypophysenvorderlappeninsuffizienz
- Hypothyreose
- Schwangerschaft

Stoffwechselerkrankungen

Idiopathische Kolontransportstörungen (slow transit constipation)

Chronische intestinale Pseudo-Obstruktion

Tab. 3: Ursachen der Obstipation

Obstipation, Diarrhoe oder beides alternierend, oft auch Blähbeschwerden, sind typische Symptome des Reizdarms. Die Diagnose dieses Syndroms wird anhand von Symptomkonstellationen gestellt, welche mit Schmerzen, Diarrhoe und/oder Obstipation und Blähungen einhergehen (10, 19, 27). Für dieses Krankheitsbild existiert kein physiologischer Marker. Störungen der viszeralen Afferenzen und deren zentrale Verarbeitung spielen möglicherweise eine entscheidende pathologische Rolle (17). Oft wird die Diagnose nach Ausschluss organischer Krankheiten gestellt. Das Reizdarm-Syndrom ist eine funktionelle Störung von Dünn- und Dickdarm.

Eine ballaststoffarme Kost führt bei gesunden Erwachsenen zu kleineren Stuhlvolumina und verzögerter Transitzeit und damit zu Obstipationsbeschwerden. Klauser und Kollegen zeigten aber durch eine Ernährungsanalyse, dass obstipierte Patienten nicht weniger Ballaststoffe oder weniger Flüssigkeit zu sich nehmen als nicht obstipierte (11).

Bei älteren Frauen kommen Bettlägerigkeit und systemische Erkrankungen als Ursachen hinzu. Bewegungsmangel wird häufig für die Obstipation bei Erwachsenen, insbesondere bei Älteren, als Ursache vermutet, ist aber nicht bewiesen. Körperliche Bewegung bewirkte bei gesunden Kontrollpersonen keine erhöhte Stuhlfrequenz, kein vermehrtes Stuhlgewicht und keine Verkürzung der Kolontransitzeit (2). Deshalb kann nicht gefolgert werden, dass die chronische Obstipation in der Regel durch Bewegungsmangel hervorgerufen wird.

Die meisten Patienten, die über Obstipation klagen, suchen den Hausarzt auf. Da Frauen aber meistens von ihrer Frauenärztin bzw. ihrem Frauenarzt die Grundversorgung erhalten, muss sie/er über Ursachen, Abklärung und anfängliche Therapiemöglichkeiten informiert sein. Der Gastroenterologe wird nur von den wenigsten obstipierten Frauen konsultiert, meist von denjenigen, die auf eine konservative Therapie nicht angesprochen haben (25). Die meisten Obstipationsbeschwerden können mit relativ einfachen Mitteln behandelt werden, und nur eine kleine Gruppe von Problempatientinnen bedarf einer aufwändigen Spezialdiagnostik.

Diagnostik

Die diagnostischen Untersuchungsmethoden zur Abklärung der Obstipation (Tabelle 4) bestehen aus der Basisdiagnostik, der erweiterten Diagnostik und der Spezialdiagnostik. Die Basisdiagnostik und auch ein Teil der erweiterten Diagnostik kann beim Frauenarzt erfolgen. Die Koloskopie kann vom Frauenarzt veranlasst werden. Spezielle Untersuchungen wie anorektale Manometrie, Kolontransitzeit-Messung und Defäkographie sind Untersuchungen, die nach Konsultation beim Gastroenterologen bei schwerer refraktärer Obstipation erfolgen sollten.

Basisdiagnostik:
- Ausführliche Anamnese
- Vollständige klinische Untersuchung
  einschließlich analer und rektaler Untersuchung
- Untersuchung des Stuhls auf Blut

Erweiterte Diagnostik:
- Laboruntersuchungen
- Kontrastuntersuchung
- Proktoskopie
- Koloskopie

Spezialdiagnostik:
- Anorektale Manometrie
- Kolontransitzeit-Messung
- Defäkographie
- Kolonmotilität

Tab. 4: Hierarchie der diagnostischen Methoden zur Abklärung der Obstipation

Basisdiagnostik

Die Basisdiagnostik besteht aus ausführlicher Anamnese, vollständiger klinischer Untersuchung einschließlich rektaler Untersuchung und der Untersuchung des Stuhls auf Blut.

Anamnese-Erhebung

Die Anamnese sollte Informationen über den Allgemeinzustand des Patienten liefern und die Symptome der Obstipation erkunden. Wichtig ist, dass nach anfänglicher Schilderung der Beschwerden durch den Patienten die Anamnese aktiv erhoben wird, da der Patient manche Symptome nicht spontan schildert (Tabelle 5, siehe S. 236) (1). Wie ist die Häufigkeit der Stuhlgänge pro Woche oder Monat? Wie sind Durchmesser und Konsistenz der Stuhlgänge? Verstopfen die Stuhlgänge die Toilette? In welchem Alter trat die Obstipation auf? Kommen Bauchschmerzen vor? Gibt es Probleme mit Harninkontinenz oder Enuresis?

In unserer Klinik in Iowa City klagten 50 % der obstipierten und enkopretischen Kinder über Bauchschmerzen, 29 % hatten Harninkontinenz, 34 % Enuresis, 3 % der Jungen bzw. 33 % der Mädchen hatten eine oder mehrere Harnwegsinfektionen durchgemacht (16).

Nur in seltenen Fällen ist die Obstipation bei Kindern durch Medikamente, neurologische Krankheiten (Hirschsprungsche Krankheit, Meningomyelozele, Spinalerkrankung) oder durch eine anatomische Fehlentwicklung bedingt. Obstipation und Stuhlinkontinenz kommen bei Kindern mit geistiger Retardierung und bei Hypotonie vor. Andere Ursachen sind endokrine, metabolische und neuromuskuläre Erkrankungen und chronische intestinale Pseudo-Obstruktion.

Bei Erwachsenen sollte immer daran gedacht werden, dass der Obstipation vorbestehende oder unerkannte Krankheiten zugrunde liegen können (Tabelle 3, siehe S. 232). Bei zahlreichen Krankheiten ist die Obstipation nur eine Randerscheinung, in anderen Fällen ist die Obstipation durch ihre starke Symptomatik eine eigenständige Erkrankung.

Fragen zur Beschreibung des Stuhlgangs und zur Defäkation:
- Müssen Sie zur Defäkation heftig pressen?
- Ist der Stuhl hart?
- Wie häufig haben Sie Stuhlgang?
- Haben Sie ein Fremdkörpergefühl im Rektum?
- Haben Sie Schmerzen beim Stuhlgang?
- Haben Sie ein Gefühl der inkompletten Defäkation?
- Ist zum Stuhlgang Druck aufs Perineum nötig?
- Entleeren Sie Stuhl mit dem Finger aus dem Rektum?

Weitere Fragen zur Obstipation:
- Wie lange haben Sie schon Symptome?
- Haben Sie Bauchschmerzen?
- Geht Schleim ab?
- Geht Blut ab, oder ist dem Stuhl Blut beigemischt?
- Haben Sie abwechselnd Diarrhoe und Obstipation?
- Welche Medikamente nehmen Sie ein?

Fragen zur Diät:
- Haben Sie eine bestehende Grunderkrankung?
- Was haben Sie versucht, um Ihre Obstipation zu verbessern?

Tab. 5: Anamnese

Allgemeine Untersuchung

Die Untersuchung sollte gründlich sein. Besondere Bedeutung kommt der abdominalen, rektalen und neurologischen Untersuchung zu. Bei der klinischen Untersuchung wird nach Hinweiszeichen einer Grunderkrankung gesucht. Bei der abdominalen Untersuchung wird nach Resistenzen, wie bei einem Tumor, einem mit Stuhl gefüllten Megakolon oder Megarektum, getastet.

Zusätzlich zur abdominalen Untersuchung ist die proktologische Untersuchung integraler Bestandteil bei der Beurteilung obstipierter Patienten. Zuerst wird die Analgegend untersucht: Liegt ein Ausschlag vor? Ist das Perineum stuhlverschmiert? Bleibt der Analkanal beim Anheben der Gluteusmuskeln geschlossen, oder klafft er auseinander? Kann eine Analfissur gesehen werden?

Dann wird die rektale Untersuchung vorgenommen und dabei der Sphinktertonus geschätzt, das Rektum soweit möglich ausgetastet und die Konsistenz und Stuhlmenge in der rektalen Ampulle evaluiert. Normalerweise ist das Rektum leer. Werden große Stuhlmengen oder ein Fäkalom getastet, so spricht das für eine Entleerungsstörung und eine Herabsetzung der rektalen Sensibilität. Auch sollte man die Rektumwand abtasten, um einen eventuellen Tumor nicht zu übersehen. Danach sollte der Patient kneifen, damit die Kraft des äußeren Schließmuskels abgeschätzt werden kann. Dann sollte der Patient zum Stuhlgang pressen. Dabei wird evaluiert, ob das Perineum tiefer tritt oder sich zusammen mit dem analen Schließmuskel abnormal kontrahiert, was auf eine Sphinkterdyssynergie hinweist. Fühlt man eine Ausbuchtung der vorderen Rektumwand in die Vagina, so spricht man von einer Rektozele. Stülpt sich die Rektumwand ein und kommt beim Pressen analwärts, so spricht man von einem inneren Rektumprolaps. Die Analsphinkterdyssynergie, die Rektozele sowie der innere Rektumprolaps können Ursache einer Entleerungsstörung sein.

Insbesondere bei kurzzeitigem Bestehen der Obstipation ist ein Kolonkontrasteinlauf oder eine Koloskopie zum Ausschluss eines tumorösen Prozesses zwingend notwendig.

Mit der Basisdiagnostik, der Anamnese, der klinischen Untersuchung mit rektaler Untersuchung und der Untersuchung des Stuhls auf Blut können die meisten Ursachen der Obstipation erfasst werden. Danach wird entschieden, ob weitere diagnostische Untersuchungen nötig sind oder ein konservativer Behandlungsversuch unternommen werden kann.

Erweiterte Diagnostik

Die nötigen Laboruntersuchungen werden durch die Ergebnisse der Basisdiagnostik bestimmt. Bei Kindern sind Laboruntersuchungen selten, radiologische Untersuchungen manchmal nötig. Selten muss auf Hypothyreose oder Zöliakie untersucht werden. Eine radiologische Untersuchung ist bei Kindern manchmal nötig. Eine Abdomenübersichtsaufnahme hilft die Stuhlretention bei übergewichtigen Kindern und bei Kindern, die sich gegen eine rektale Untersuchung wehren, zu beurteilen, erlaubt aber auch die Beurteilung der unteren Wirbelsäule. Ein Barium-Kontrasteinlauf hilft bei der Untersuchung von Patienten mit Morbus Hirschsprung und bei Kindern nach operativen Eingriffen wegen Anal-Atresie oder Morbus Hirschsprung.

Bei Frauen mit schwerer Symptomatik oder Tumorverdacht, wenn der Haemoccult®-Test positiv ist, wenn die Patientin über 50 Jahre alt ist, bei kurzfristiger Änderung der Stuhlgewohnheiten oder wenn die Familienanamnese ein Kolon- oder Rektumkarzinom ergibt, sollte der gesamte Dickdarm mit Barium-Kontrasteinlauf und/oder per Koloskopie untersucht werden.

Spezialdiagnostik

Zur weiteren diagnostischen Abklärung von Patientinnen, bei denen ein konservativer Therapieversuch erfolglos war, stehen einige Spezialuntersuchungen zur Verfügung.

Bei Verdacht auf eine anorektale Funktionsstörung

Symptome bei anorektalen Funktionsstörungen sind ein Gefühl der unvollständigen Entleerung des Rektums, Blockierungsgefühl beim Pressen, heftiges Pressen trotz Stuhldrangs und weichen Stuhls, manuelle Unterstützung zur Entleerung oder digitale Ausräumung (23). Zur Diagnostik der anorektalen Funktionsstörung stehen anorektale Manometrie mit Ballondefäkation und Defäkographie zur Verfügung.

Anorektale Manometrie

Die anorektale Manometrie ist bei Kindern indiziert, die eine schwere Obstipation und keine Enkopresis haben, bei denen im Neugeborenen- oder Kleinkindalter schon schwere Obstipation oder bleistiftartige Stühle vorkamen, die zusätzlich Gedeihstörungen und eine leere Rektumampulle mit Stuhlansammlung im Abdomen haben, und natürlich auch solche Kinder, die auf eine konservative Therapie nicht angesprochen haben. Die größte klinische Bedeutung hat die anorektale Manometrie zum Ausschluss der Diagnose des Morbus Hirschsprung. Allerdings ist der Morbus Hirschsprung mit einer Häufigkeit von 1:5.000 sehr selten. Der rektale Dehnungsreflex wird über die Ganglionzellen des intrinsischen Nervensystems zum inneren Analsphinkter fortgeleitet. Der innere Analsphinkter relaxiert während der rektalen Dehnung bei Gesunden und chronisch obstipierten Patienten mit vorhandenen Ganglionzellen, nicht aber bei Patienten mit Morbus Hirschsprung (kongenitale Aganglionose) (13).

Zusätzlich liefert die anorektale Manometrie Informationen über die Funktion und Kraft des äußeren und inneren analen Schließmuskels. Die Analsphinkterdyssynergie, die abnormale Kontraktion anstatt Relaxation des äußeren analen Schließmuskels beim Pressen, kann mit der anorektalen Manometrie, noch besser mit der zusätzlichen Elektromyographie des äußeren analen Schließmuskels, nachgewiesen werden.

Mit einem Ballon können die Kapazität und Sensibilität des Rektums gemessen werden. Dafür wird der Ballon zunehmend mit Luft gefüllt, um zu messen, wann der Ballon wahrgenommen wird, wann ein anfänglicher Stuhldrang und wann ein starker Stuhldrang auftritt und welches Volumen maximal toleriert werden kann. Bei chronischer Obstipation mit anorektalen Funktionsstörungen kann oft eine abgeschwächte Rektumsensibilität festgestellt werden. Zusätzlich wird der Patient gebeten, einen mit 50 ml Wasser gefüllten Ballon innerhalb von fünf Minuten zu defäzieren. Gelingt dies nicht, so deutet das auf eine funktionelle (Sphinkterdyssynergie) oder mechanische anorektale Obstruktion hin.

Defäkographie

Die Defäkographie ist eine dynamische radiologische Untersuchung. Sie zeigt die morphologischen Veränderungen während der Defäkation von 300 ml Bariumbrei auf. Sie liefert ein Bild des komplexen Zusammenspiels von analen Sphinktern und Rektum während des Defäkationsvorganges und kann eine Analsphinkterdyssynergie, eine Rektozele und einen inneren Rektumprolaps aufdecken.

Bei Verdacht auf eine Motilitätsstörung des Kolons
Von den Patienten werden häufig Symptome wie lange Intervalle zwischen den Stuhlgängen, kein spontanes Stuhldranggefühl, aufgetriebener Bauch, Völlegefühl und lange Anamnese geschildert. Diese Symptome lassen aber keine klare Unterscheidung zwischen anorektaler Funktionsstörung und Störung der Kolonmotilität zu. Zur Diagnostik von Motilitätsstörungen des Kolons stehen die Messungen der Kolontransitzeit und der Kolonmotilität zur Verfügung.

Messung der Kolontransitzeit
Ein wichtiges Ziel bei der Obstipation ist es, eine Motilitätsstörung des Kolons von einer funktionellen anorektalen Obstruktion zu unterscheiden. Dies gelingt mit der leicht durchführbaren Messung der Kolontransitzeit mit röntgendichten Markern.

Da der Kolontransit viel länger dauert als die Passage durch die Speiseröhre, den Magen und den Dünndarm, ist es gerechtfertigt, die gesamte Darmpassagezeit mit der Kolontransitzeit gleichzusetzen. Von den verschiedenen Methoden wird am häufigsten die Methode nach Metcalf et al. (18) angewandt. Dabei wird je eine mit 20 Markern gefüllte Gelatinekapsel an drei aufeinander folgenden Tagen zur gleichen Zeit geschluckt und am vierten und siebten Tag ein Röntgenbild des ganzen Abdomens angefertigt. Die Marker, die in den einzelnen Darmabschnitten auf beiden Röntgenbildern verbleiben, werden zusammengezählt und mit 1,2 multipliziert. Die errechnete Zahl ergibt die Transitzeit in Stunden. Mit dieser Methode kann zwischen Verlangsamung des Transits im ganzen Kolon (slow transit constipation, colonic inertia) und einer segmentalen Transitstörung im rechten Kolon, linken Kolon und im Rektosigmoid unterschieden werden. Verlangsamung im Rektosigmoid entspricht einer funktionellen oder mechanischen Obstruktion (outlet obstruction). Als obere

Normgrenze der Kolontransitzeit gelten 67 Stunden (18). Erfahrungsgemäß liegen die Transitzeiten bei Gesunden wesentlich niedriger als 67 Stunden, bei slow transit constipation weit über 67 Stunden. In manchen Fällen ist eine Abnormalität der Ganglionzellen die Ursache. In anderen ist es ein myopathischer Prozess, der die längs gestreifte und/oder die quer gestreifte Muskelschicht des Darms befällt und eine chronische intestinale Pseudo-Obstruktion verursacht.

Kolonmotilität

Die Messung der Kolonmotilität über 24 Stunden oder in einem kürzeren Intervall von vier bis fünf Stunden, während dem der Patient zunächst zwei Stunden nüchtern ist und dann eine Stimulierung des Kolons mit einer Testmahlzeit und Bisacodyl erfolgt, ist zeitaufwändig und wird nur in wenigen Zentren durchgeführt. Die Kolonmotilität lässt die Beurteilung einer myopathischen oder neuropathischen Störung zu (7).

Obstipation und Stuhlinkontinenz

Bei vielen Patienten, besonders bei Kindern und älteren Menschen, kommt eine Stuhlinkontinenz als Komplikation der chronischen Obstipation vor. Enkopresis ist die Stuhlinkontinenz, die bei Kindern mit funktioneller Obstipation auftritt. Man spricht von Enkopresis, wenn das Kind ein geistiges Entwicklungsalter von mindestens vier Jahren erreicht hat. Enkopresis ist der unfreiwillige Verlust von geformtem, halb weichem oder flüssigem Stuhl. Enkopresis kommt bei 2,8 % der vierjährigen, 1,9 % der sechsjährigen und 1,6 % der zehn- bis elfjährigen Kinder vor. Jungen haben häufiger Enkopresis als Mädchen.

Besonders bei den älteren obstipierten Patienten kommt es als Komplikation der rektalen Stuhlimpaktion und beim Rektumprolaps häufig zur Stuhlinkontinenz. Die Rektumdehnung durch die Stuhlansammlung verursacht eine Dauerrelaxation des inneren analen Sphinkters, die dann die Inkontinenz zulässt. Typisch sind Stuhlschmieren und häufiges Einkoten von kleinen Stuhlmengen. Bei der rektalen Untersuchung fühlt man die Stuhlimpaktion. Beim Rektumprolaps in oder durch den Analkanal kommt es zu einer Überdehnung der Sphinkteren und damit zu einer Inkontinenz. Anale Sekretion ist durch die prolabierte Schleimhaut bedingt. Das invaginierte Rektum bedingt ein Defäkationshindernis. Die Therapie ist chirurgisch.

Therapie

Konservative Therapie

Praktisches Vorgehen

Das Behandlungsprogramm für die funktionelle Obstipation besteht aus verschiedenen Formen von Verhaltenstherapien, Stuhlentleerung und Verhütung von erneuter Stuhlansammlung im Rektum. Zunächst sollte die Patientin darüber aufgeklärt werden, dass durch den seltenen Stuhlgang keine Nachteile für die Gesundheit zu erwarten sind. Bei Stuhlimpaktion erfolgt eine Stuhlentleerung mit Klistieren. Anschließend muss die erneute Stuhlansammlung im Rektum verhindert werden. Am wichtigsten ist dabei, dass die Patientin zu normalen Darmgewohnheiten durch regelmäßige Toilettenbenutzung erzogen wird. Für die Ernährung empfehlen sich viele Ballaststoffe, wie sie in Obst, Gemüse, Vollkornbrot und Müsli vorhanden sind, und eine Flüssigkeitszufuhr von mindestens 1–2 Litern täglich. Wenn die Ballaststoffe in der Nahrung nicht ausreichen, sind Faserpräparate wie Plantago-ovata-Samenschalen, Psyllium, Leinsamen oder Weizenkleie zu empfehlen. Wie viele Patienten mit diesem praktischen Vorgehen ausreichend behandelt sind, ist unbekannt. Voderholzer et al. (28) zeigten, dass nur 20 % der Patienten mit verzögerter Kolontransitzeit und 37 % der Patienten mit anorektaler Obstruktion auf Ballaststoffe angesprochen haben.

Die Therapie des Reizdarmes beruht auf diätetischer, medikamentöser (z. B. mit Mebeverin) und psychologischer Behandlung. Eine ballaststoffreiche Ernährung oder pflanzliche Quellmittel sind oft erfolgreich.

Medikamentöse Stuhlregulierung (Tabelle 6)

Erst wenn Maßnahmen wie vermehrte Ballaststoffe in der Nahrung, zusätzliche Quellstoffe und erhöhte Flüssigkeitseinnahme nicht geholfen haben, werden Laxantien wie Paraffinöl, Laktulose, Lactilol und Sorbitol eingesetzt. Eine noch wenig bekannte Therapie der Obstipation ist die Therapie mit Laktulose, die sich auch für die Obstipation während der Schwangerschaft bewährt hat (21). Laktulose ist ein Disaccharid, das im Dünndarm nicht gespalten wird und unverändert in das Kolon gelangt. Dort wird es von Bakterien zu Zucker und Säuren abgebaut, die dann osmotisch Wasser retinieren, das die Konsistenz des Stuhls vermindert, das Volumen erhöht und die Peristaltik anregt. Anfangs kann es zu Blähungen kommen.

Die Auswahl des Medikaments ist nicht so wichtig wie eine angemessene Dosierung und die regelmäßige Einnahme. Manchmal sind stärkere Mittel, wie Senna, ein CO_2-Zäpfchen täglich oder ein Bisacodylzäpfchen

Quell- und Ballaststoffe:	**Rektale Entleerungshilfen:**
• Plantago-ovata-Samen-schalen	• Glyzerinzäpfchen
• Psyllium	• Bisacodyl-Zäpfchen
• Leinsamen	• CO_2-Zäpfchen
• Weizenkleie	• Klistiere
• Methylzellulose	
	Sekretorische Laxantien:
Gleitmittel:	• Sennoside
• Paraffinöl	• Bisacodyl
	• Phenolphtalein
Osmotische Laxantien:	**Escherichia-coli-Bakterien:**
• Magnesiumsulfat	• Stamm Nissle 1917
• Lactulose	bzw. Probiotika
• Lactilol	
• Sorbit	**Prokinetika:**
• Polyethylenglykol	• Metoclopramid

Tab. 6: Medikamente zur Behandlung der chronischen Obstipation

10 mg/Tag, vor einer Hauptmahlzeit rektal eingeführt, für die anfängliche Behandlung nötig. Abführmittel müssen regelmäßig mehrere Monate lang und manchmal über Jahre hinweg gegeben werden.

Es ist wichtig, die Patientinnen ein Tagebuch über Beschwerden, eingenommene Medikamente und Stuhlgänge führen zu lassen, das dann während des ambulanten Besuches besprochen wird. Auch werden jedes Mal Bauch und Anorektum untersucht, um sicher zu gehen, dass die Obstipation angemessen behandelt wird. Nötigenfalls wird die Dosierung des Abführmittels angepasst oder ein anderes Abführmittel ausgewählt. Nachdem ein regelmäßiger Stuhlgang zur Gewohnheit geworden ist, kann die Abführmitteldosis allmählich verringert werden, wobei ein regelmäßiger Stuhlgang aufrechterhalten werden sollte. Sollte die Obstipation nach Absetzen des Abführmittels wieder auftreten, muss die Behandlung wieder aufgenommen werden.

Bei Kindern bestehen wir auf einem täglichen Stuhlgang, während Abführmittel eingenommen werden, bewerten aber die Obstipation als beseitigt bei mindestens drei Stuhlgängen pro Woche, nicht auftretenden Bauchschmerzen, nicht auftretender Stuhlinkontinenz und keiner Einnahme von Abführmitteln. Ergebnisse zeigen, dass bei allen mit konservativer Therapie behandelten Kindern eine starke Verbesserung eintritt; die Zwölf-Monats-Heilungsrate beträgt allerdings nur 50 %. Bei Erwachsenen, die häufig über Jahre oder Jahrzehnte an Obstipation leiden, wird oft auch eine Verbesserung bewirkt, aber die Heilungsraten sind wesentlicher geringer.

Rektale Entleerungshilfen wie Glyzerinzäpfchen, Bisacodylzäpfchen, CO_2-Zäpfchen oder Klistiere bringen bei einigen Patienten einen Behandlungserfolg.

Erst wenn die obigen Maßnahmen nicht zum gewünschten Erfolg führen, werden stärkere Medikamente wie Sennoside, Bisacodyl und gelegentlich auch Phenolphtalein empfohlen. Die zusätzliche Gabe dieser Substanzen ist bei ungenügender Wirksamkeit der obigen Therapie gerechtfertigt. Nebenwirkungen dieser Laxantien sind bei chronischer Überdosierung zu erwarten. Bei vernünftiger Dosierung wurden sie nie beschrieben (22).

Die Behandlung der Obstipation im höheren Lebensalter unterscheidet sich nicht grundsätzlich von der bei Kindern und Erwachsenen, außer dass häufiger rektale Entleerungshilfen wegen zusätzlicher Stuhlinkontinenz verwendet werden.

Biofeedback-Therapie

Bei Patienten, die nicht in der Lage sind, ein stuhlgefülltes Rektum zu entleeren, und bei denen die Spezialdiagnostik den Verdacht auf eine Sphinkterdyssynergie bestätigt hat, wird die Biofeedback-Therapie des externen analen Sphinkters und der Beckenbodenmuskeln in vielen Zentren durchgeführt. Da keine morphologischen oder anatomischen Veränderungen der Muskulatur und ihrer Innervation vorliegen, kann das Fehlverhalten dieser Muskeln mit Biofeedback korrigiert werden. Die Biofeedback-Studien berichten von vorwiegend weiblichen Patienten, die mit Druckmessern im Analkanal oder Oberflächen-EMG vom äußeren Schließmuskel oder mit beiden Methoden behandelt wurden (8, 5, 24). Die Anzahl der Trainingsstunden war in den einzelnen Studien unterschiedlich, aber es wurde entweder eine von vornherein begrenzte Anzahl von Trainingsstunden gegeben oder so viele, bis die Relaxation des äußeren Schließmuskels und des Beckenbodens erlernt war. Zusätzlich wurde manchmal Diskriminationstraining und Entspannungstraining durchgeführt.

Das Biofeedback-Training mit konservativer Behandlung ergab in vier von fünf kontrollierten, randomisierten Studien bei obstipierten Kindern keine besseren Ergebnisse als konservative Behandlung allein (15).

Die mittleren individuellen Besserungsraten bei Erwachsenen lagen zwischen 18 und 100 %, im Durchschnitt bei 69 % (8). Leider wurden bei keiner der Studien bei Erwachsenen Kontrollen durchgeführt, indem die Patienten mit einer parallel randomisierten konservativ behandelten Kontrollgruppe verglichen wurden oder wenigstens zuvor alle Patienten mit einer standardisierten konservativen medizinischen Behandlung therapiert wurden. Daher kann der Effekt von Biofeedback bei der Behandlung der chronischen Obstipation nicht vom Placebo- Effekt abgegrenzt werden (8, 15).

Physiologische Escherichia-coli-Bakterien

Bislang wenig beachtet ist die Beteiligung der Darmflora an den physiologischen Prozessen der Kolonverdauung und ihre Auswirkung auf einen geregelten Defäkationsprozess. In einer randomisierten Studie wurde gezeigt, dass die Therapie mit einem Escherichia-coli-Präparat und Lactulose gleichwertig waren (4). In einer neunwöchigen, placebokontrollierten Doppelblindstudie mit Cross-over-Design wurde bei Patienten mit chronischer Obstipation gezeigt, dass sich die Stuhlfrequenz unter Therapie mit einem Escherichia-coli-Präparat signifikant erhöhte (20). Ein Wirksamkeitsnachweis für die Langzeittherapie fehlt noch.

Entzug von Kuhmilchprodukten

Neuere Untersuchungen haben gezeigt, dass bei einigen Kindern und bei vielen atopischen Kindern eine Intoleranz für Kuhmilch vorliegt. Strikter Ausschluss von Milch und Milchprodukten hat bei diesen Kindern zu einer sofortigen Heilung geführt (9).

Therapie bei Motilitätsstörungen des Kolons

Besonders schwierig zu behandeln sind Patientinnen mit verzögerter Kolontransitzeit, da sie oft nicht auf eine konservative Therapie ansprechen. Trotzdem sollte alles versucht werden, um die Kolonmotilität anzuregen. Nur bei völligem Therapieversagen und großem Leidensdruck sollte bei Patientinnen mit slow transit constipation eine chirurgische Therapie durchgeführt werden.

Laxantien

Sekretorische Laxantien wie Sennoside, Bisacodyl und Phenolphtalein sollten versucht werden. Polyethylenglykole werden seit 20 Jahren zur präoperativen Vorbereitung des Darmes verwendet. Sie binden eine große Menge Wasser, sind chemisch inert und werden nicht nennenswert resorbiert. Klauser et al. (12) gaben bei Patientinnen mit verzögerter Transitzeit 60 g Polyethylenglykol/Tag und erzielten eine signifikante

Besserung des Allgemeinbefindens, Erhöhung der Stuhlfrequenz, Verkürzung der Kolontransitzeit und Reduktion anderer Laxantien.

Chirurgische Therapie

Die Behandlung der schweren idiopathischen Darmträgheit stellt ein großes Problem dar und ist nicht immer zufrieden stellend. Für die chirurgische Therapie kommen nur Patientinnen in Betracht, die therapierefraktär zu allen therapeutischen Maßnahmen blieben und deren Leiden unerträglich ist. Die Dickdarmresektion wird nur durchgeführt, nachdem die Spezialdiagnostik die idiopathische Natur der slow transit constipation ergeben hat. Bei Patientinnen mit verzögertem Transit durch chronisch intestinale Pseudo-Obstruktion sollte möglichst keine Darmresektion durchgeführt werden, da die Krankheit den ganzen Darm und nicht nur das Kolon befällt.

Segmentale Resektion

Obwohl es schön wäre, wenn eine segmentale Transitverzögerung durch eine Resektion dieses Darmabschnittes erfolgreich behandelt werden könnte, sind die Ergebnisse der segmentalen Resektion enttäuschend. Es ist wohl so, dass die idiopathische Transitstörung den gesamten Dickdarm betrifft.

Kolektomie

Bei nachgewiesener Transitverzögerung im ganzen Kolon ist die Kolektomie das Verfahren der Wahl. Kolektomie mit ileorektaler Anastomose ist die meistbenutzte und erfolgreichste Operationsmethode (3). Allerdings haben bis zu 44 % der Patienten postoperativ einen adhäsionsbedingten Ileus, der meist konservativ behandelt werden kann, gelegentlich aber operativ angegangen werden muss. Der häufig beobachtete Ileus ist höchstwahrscheinlich durch eine Motilitätsstörung im Restdarm bedingt. Bei korrekter Indikation zur Kolektomie mit ileorektaler Anastomose ist bei über 80 % der Patienten ein zufrieden stellendes Ergebnis erzielt worden.

Zusammenfassung

Chronische Obstipation ist ein Symptom, dem ganz unterschiedliche Erkrankungen, Störungen und Ursachen zugrunde liegen können. Defäkationsstörungen sind häufig und können durch eine funktionelle oder mechanische Obstruktion des Analkanals hervorgerufen sein. Störungen der Kolonmotilität sind nicht so häufig und kommen sowohl als primäre Erkrankung als auch als sekundäre Erkrankung bei chronischer Krankheit vor.

Mit der klinischen Untersuchung und der Untersuchung des Stuhls auf Blut können die meisten Ursachen der Obstipation erfasst werden. Danach wird entschieden, ob eine weitergehende Diagnostik nötig ist oder ob ein konservativer Behandlungsversuch unternommen werden kann.

Am wichtigsten bei der konservativen Behandlung ist, dass die Patientin zu normalen Darmgewohnheiten durch regelmäßige Toilettenbenutzung erzogen wird. Wir empfehlen Ballaststoffe in der Nahrung oder ein Faserpräparat sowie eine erhöhte Flüssigkeitszufuhr. Erst wenn diese Maßnahmen nicht geholfen haben, werden Laxantien wie Paraffinöl, Lactulose, Lactilol und Sorbitol eingesetzt. Rektale Entleerungshilfen wie Glyzerinzäpfchen, Bisacodylzäpfchen, CO_2-Zäpfchen oder Klistiere sind bei einigen Patienten erfolgreich. Wenn nur stärkere Mittel wie Sennoside, Bisacodyl oder Phenolphtalein wirken, und bei völligem Therapieversagen sollte die Patientin an den Gastroenterologen überwiesen werden.

Weiterführende Literatur

– Arendt R. 1992 **Differentialdiagnose der chronischen Obstipation.** Z ärztl Fortbild 86, 99–106

– Buchmann P, Rechsteiner M, Jacobs P. 1997 **Defäkationsprobleme: Inkontinenz, Obstipation und behinderte Entleerung, weshalb und was tun?** Ther Umschau 54, 171–184

– Karaus M. **Irritables Kolon.** In Fuchs K-H, Stein H J, Thiede A. (Hrsg.) 1997 Gastrointestinale Funktionsstörungen – Diagnose, Operationsindikation, Therapie. Berlin, Springer, 807–825

– Loening-Baucke V. 1997 **Urinary incontinence and urinary tract infection and their resolution with treatment of chronic constipation of childhood.** Pediatrics 100, 228–232

– Müller-Lissner S. 1998 **Diagnostik und Therapie der Obstipation.** Praxis 87, 1645–1648

Psychosomatische Störungen

Friederike Siedentopf, Heribert Kentenich

PSYCHOSOMATISCHE STÖRUNGEN

Friederike Siedentopf, Heribert Kentenich

Einleitung

Unter dem Einfluss anderer wissenschaftlicher Richtungen (z. B. der Systemtheorie) fand in der Medizin in der zweiten Hälfte dieses Jahrhunderts ein Paradigmenwechsel hin zu einem multifaktoriell konzipierten Krankheitsbegriff statt (60). Heute geht die psychosomatische Sichtweise von einem Krankheitskonzept aus, das die Patientin und das gesamte soziale Umfeld in die pathogenetischen und therapeutischen Überlegungen miteinbezieht. Deshalb sprechen wir von einem bio-psycho-sozialen Ansatz; ein ganzheitliches Denken wird angestrebt.

In der psychosomatischen Gynäkologie geht man davon aus, dass weder eine spezifische Persönlichkeitstruktur noch eindeutige Konfliktkonstellationen auslösend für bestimmte gynäkologisch-psychosomatische Symptome sind. Vielmehr sind die individuelle Biographie und die aktuelle Lebenssituation der Frau zu betrachten. Auf diesem Hintergrund lassen sich die psychosomatischen Symptome am ehesten verstehen.

Psychosomatische Symptome stellen häufig auch einen Schutz für das gefährdete Körperselbst dar. Sie besitzen in der Persönlichkeitsstruktur der Betroffenen eine definierte Funktion. Gelingt es, gemeinsam mit der Patientin die Bedeutung der Symptomatik herauszufinden, kann entweder eine Nachreifung der Persönlichkeit oder eine aktive Veränderung der krank machenden Bedingungen die Symptomatik überflüssig machen. Hier ist es wichtig, nicht vorschnell Ergebnisse zu erwarten, sondern sich mit der Patientin auf einen Entwicklungsprozess mit offenem Ergebnis einzulassen.

Besonderheiten der Arzt/Ärztin-Patientin-Beziehung in der Gynäkologie

Jede Patientin bringt in die Behandlungssituation nicht nur ihre Krankheit als bedrängendes akutes Ereignis mit ein, sondern gleichermaßen eine Summe an Vorerfahrungen mit ihrem Körper und mit medizinischen Institutionen.

Die gynäkologische Behandlungssituation unterscheidet sich von vielen anderen medizinischen Interventionen, denn es wird hier ein besonders ich-naher, emotionaler Bereich berührt.

An den gynäkologischen Organen zu erkranken bedeutet für die Patientin in der Regel eine große psychische Belastung. Es sind die Organe der Liebe und der Scham, über die die Patientin ihre Sexualität lebt, durch die sie schwanger wird, die sie aber auch durch Scham vor anderen schützt. Vom Gynäkologen/von der Gynäkologin erfordert dies ein besonderes Gespür für Intimität und Distanz.

Die gynäkologische Untersuchungssituation kann von unterschiedlichen Gefühlen begleitet sein. Es können Scham-, Schuld- und Kränkungsgefühle entstehen. Erotische Gefühle können sich entwickeln. Besonders der männliche Gynäkologe, aber durchaus nicht nur er, befindet sich in einem Spannungsfeld.

Je bewusster die Arzt/Ärztin-Patientin-Beziehung gestaltet ist, umso geringer ist das Risiko, dass Grenzverletzungen zu zwischenmenschlichen Problemen führen.

Schon die normale körperliche Entwicklung der Frau wird vom Gynäkologen/der Gynäkologin medizinisch begleitet. Er/sie ist hier oft Partner und Ratgeber bei Lebensentscheidungen, z. B. Schwangerschaft versus Abbruch, operative versus konservative Therapie, bei Fragen, die Partnerschaft und Sexualität betreffen. Ihm/ihr kommt damit eine besondere Verantwortung zu. Sollten psychosomatische Störungen deutlich werden, ist es Aufgabe des Gynäkologen/der Gynäkologin, diese zu erkennen und gegebenenfalls die Patientin in eine psychotherapeutische Institution oder an einen psychotherapeutisch arbeitenden Kollegen zu überweisen. Durch psychosomatische Kompetenz können diese schwierigen Situationen gelöst werden. In der Musterweiterbildungsordnung für Ärzte (seit 1994 in Kraft) wird die Ausbildung in psychosomatischer Grundversorgung gefordert. Berufsbegleitende Balintgruppenteilnahme ermöglicht außerdem die Reflektion über die Arbeit mit den Patientinnen.

Psychosomatik der Lebensübergänge

Pubertät und Klimakterium markieren als einschneidende Ereignisse Anfang und Ende der weiblichen Fortpflanzungsfähigkeit. Sie stellen Lebensübergänge dar. Diese Übergangsphasen stellen besondere Anforderungen und bedingen oftmals die Neuorganisation der Persönlichkeit. Sie können begleitet sein von Gefühlen der Trauer und der Verunsicherung, geht es doch darum, von vertrauten Lebenskonzepten Abschied zu nehmen. Weitere Ereignisse im weiblichen Lebenszyklus erfordern ebenso psychosoziale Adaptationsvorgänge (Schwangerschaft, Geburt, Mutterschaft). Sie bieten Frauen die Chance, besondere weibliche Kompetenzen zu entfalten, können jedoch auch mit beängstigenden Veränderungen und Krisen verbunden sein. Die persönliche Erfahrung der Frau steht hierbei im Wechselspiel mit gesellschaftlichen Werten und Normen. Aktuelle Sichtweisen werden dabei maßgeblich auch durch die ärztliche Sichtweise geprägt. Die Aufgabe des Gynäkologen/der Gynäkologin in der Praxis liegt in der Begleitung von Frauen in ihren Lebensübergängen. Vom Arzt/ von der Ärztin wird erwartet, für die Patientin da zu sein, ohne sie damit in Phasen der Veränderung zu pathologisieren. Er/sie soll sie vielmehr in der Entwicklung der eigenen Kompetenz für ihren Körper bestärken und unterstützen. Dies erfordert Wissen um psychosexuelle Entwicklung, Empathie und beratende Erfahrung sowie Fähigkeit zur Selbstreflexion. Der Entwicklung und Reifung der Frau sollte individuell begegnet werden.

Pubertät und Adoleszenz

Für die Ausbildung einer vertrauensvollen und tragfähigen Beziehung zum Körper und zur eigenen Sexualität sind Erfahrungen der Kindheit und Adoleszenz von entscheidender Bedeutung.

Bedingt durch die sexuelle Liberalisierung hat sich die psychosexuelle Entwicklung von Mädchen und Jungen in den vergangenen 30 Jahren gewandelt. Unterschiede sind teilweise nivelliert worden. Beobachtet werden kann das zum einen an der Aufnahme von heterosexuellen Kontakten. Hier war früher das Verhalten der Mädchen deutlich zurückhaltender als das der Jungen im gleichen Alter. Zum anderen zeigt sich ein Wandel im Masturbationsverhalten. Jungen masturbieren früher als Mädchen, mit dem frühen Erwachsenenalter ist jedoch für beide Geschlechter die Masturbation ein wichtiger Bestandteil des Sexuallebens (10). Sexuelle Identitätskonflikte können in der Pubertät auftreten und für die Adoleszentin eine starke seelische Belastung bedeuten.

Wichtige Themen in der gynäkologischen Sprechstunde betreffen die körperliche Entwicklung („Ist auch alles ‚normal' bei mir?") und die Frage nach Möglichkeiten der Kontrazeption.
Mit dem Eintritt der Geschlechtsreife muss mit dem jungen Mädchen auch die Verhütung thematisiert werden. Hier sollte der Sicherheitsaspekt zur Vermeidung unerwünschter Schwangerschaften im Vordergrund stehen.

Junge Mädchen wenden oft kontrazeptive Methoden nicht an, da sie unbewusst die Möglichkeit einer Schwangerschaft verleugnen. Bei Jugendlichen können Verlegenheit und Scham zur Nichtanwendung beitragen. Die rationale Kontrolle der eigenen Fruchtbarkeit kann leicht eine Überforderung für das junge Mädchen darstellen. Unaufgeklärtheit und Unwissenheit müssen ärztlicherseits erkannt werden.

Klimakterium

In unserem Kulturkreis wird dem Klimakterium mit einer negativen Einstellung begegnet. Es herrscht im Wesentlichen das Ideal der Jugend und Gesundheit vor. Einschränkungen werden schuldhaft verarbeitet, und viele Frauen erleben sich im Klimakterium deshalb als defizitär. Dabei vermischen sich reale Befürchtungen mit Vorurteilen und Mythen. Dagegen stellt Frick-Bruder (16) in einer Untersuchung fest, dass 75 % aller Frauen mit dem Klimakterium gut leben können. Im Vordergrund der Beschwerdesymptomatik stehen Hitzewallungen und Schweißausbrüche. Psychische Auswirkungen werden deutlich seltener genannt. Während des Klimateriums nimmt die Frau Abschied von der reproduktiven Phase ihres Lebens. Dies erfordert von ihr eine hohe psychische Adaptationsleistung. Häufig finden im gleichen Zeitraum weitreichende Veränderungen im Lebenskontext statt:

• Die Kinder verlassen das Haus,
• die eigenen Eltern sterben,
• altersbedingte Körperveränderungen (Altersweitsichtigkeit, Ergrauen etc.) treten ein,
• die Leistungsfähigkeit nimmt ab.

Subjektiv wird der Verlust der Reproduktionsfähigkeit (auch wenn gar kein Kinderwunsch mehr besteht) mit dem Verlust an sexueller Attraktivität verbunden. Häufig geht in symbiotischen Paarbeziehungen die Menopause auch mit einer Beziehungskrise einher. Eine depressive Reaktion tritt dann ein, wenn es der Patientin nicht möglich ist, die Verluste und Veränderungen, die das Klimakterium mit sich bringt, konstruktiv zu betrauern. Frauen, die ein selbstständiges Leben führen, werden eher in der Lage sein, diese Bewältigungsarbeit zu leisten.

In transkulturellen Studien wurde festgestellt, dass besonders Frauen in Übergangskulturen unter klimakterischen Beschwerden leiden (12; 3). Bei diesen Frauen ist das traditionelle Frauenbild nicht mehr existent. Ein neues Frauenbild, das mit partieller Emanzipation verbunden ist, ist jedoch noch nicht etabliert. Diese konfliktreiche Lebenssituation bedingt eine Zunahme der Beschwerden, wie sie in Deutschland z. B. bei Migrantinnen zu beobachten ist.

Durch hormonelle Veränderungen (Estrogendefizit durch ovarielle Insuffizienz) verändern sich der Körper und das Körpergefühl. Als Estrogenentzugssymptome sind Hitzewallungen und die atrophische Vaginitis anzusehen. Diese Symptome sind einer hormonellen Substitutionstherapie gut zugänglich. Die psychischen Symptome des Klimakteriums sind Schlaflosigkeit, Depression, Reizbarkeit, Passivität, Schwindel, Palpitationen und Erschöpfungszustände. Als Therapiemöglichkeiten stehen das ärztliche Gespräch, eventuell die hormonelle Substitution und in seltenen Fällen die Psychotherapie zur Verfügung.
Klimakterische Beschwerden haben eine soziokulturelle Komponente. In Kulturen, in denen mit dem Alter der Frau auch ihr gesellschaftlicher Status steigt, sind klimakterische Beschwerden seltener als in der westlichen Industriegesellschaft. Auch hier lassen sich Unterschiede in der psychischen Verarbeitung des Klimakteriums beobachten: Frauen mit höherem sozialen Status geben weniger Wechseljahrsbeschwerden an.

Gerade die psychosomatisch orientierte Gynäkologie kann der Frau dabei helfen, die klimakterischen Veränderungen als psychosoziale Chance zu begreifen.

Senium

Das Wissen über die alternde Frau ist sehr begrenzt. Hohes Lebensalter wird in unserer Gesellschaft weitgehend mit sexueller Abstinenz assoziiert. Dies gilt insbesondere für die Frau. Etwa 50 % aller Frauen zwischen 60 und 69 Jahren sind sexuell aktiv, bei den über 70-jährigen Frauen sind es nur noch ca. 20 %. Der Mythos, dass sexuelles Begehren und sexuelle Bedürfnisse im Alter schwinden, hält sich hartnäckig. Hier findet zur Zeit eine gesellschaftliche Neuorientierung statt. Durchgeführte Untersuchungen zeigen zwar eine Abnahme der sexuellen Aktivität mit dem

Anstieg des Lebensalters, aber das sexuelle Interesse nimmt dabei in geringerem Maße ab als die sexuelle Aktivität (interest-activity-gap). Tatsächlich verändert sich die sexuelle Reaktionsfähigkeit (Erregbarkeit und Orgasmusfähigkeit) von Frauen nur wenig. Eine physiologische Veränderung, die den Geschlechtsverkehr erschweren kann, ist die Atrophie des Vaginalepithels. Diese beruht auf lokalem Estrogenmangel.

Die Auseinandersetzung mit Tod und Sterben wird realer Bestandteil des Lebens. Frauen leben durchschnittlich etwa sieben Jahre länger als Männer. Ihre mittlere Lebenserwartung beträgt zur Zeit 77 Jahre. Häufig verlieren Frauen im Senium ihre Partner durch Tod. Dadurch bedingt ist das Geschlechterverhältnis im Senium unausgeglichen, und viele Frauen sind allein stehend.

In der gynäkologischen Sprechstunde sollte die Sexualität im Alter nicht aus dem ärztlichen Gespräch ausgeklammert werden. Durch einfache Fragen kann ein Gesprächsangebot signalisiert und die gegenseitige Scham überwunden werden.

Anamnestische Fragen zur Sexualität im Alter in der gynäkologischen Sprechstunde nach Leysen (29):

• Sind Sie mit Ihrem Sexualleben zufrieden?
• Sind Sie sexuell aktiv?
• Haben Sie Schmerzen beim Verkehr?

Den Umgang mit **Sexualität** im Alter bestimmen mehrere Komponenten. Sie wird durch die aktuelle Lebenssituation beeinflusst, körperliche Alterungsprozesse und Allgemeinerkrankungen können die sexuelle Aktivität einschränken. Nicht zu unterschätzen ist jedoch auch der Einfluss der Erziehung. Die heute alten Frauen sind in einer Zeit herangewachsen, in der sexuelle Aktivität in der Regel männlich dominiert war.

Kommt es in einer Beziehung zur Beendigung der genitalen Sexualität, spielen hier oft Versagensängste der Partner eine entscheidende Rolle. Sexuelle Phantasien im Alter sind häufig tabuisiert. In einer Untersuchung von v. Sydow (58) zeigte sich jedoch, dass etwa die Hälfte aller Frauen sexuelle Phantasien hegt. Zwei Drittel der befragten Frauen haben erotische Träume. An Zärtlichkeit sind ebenfalls 50 % stark interessiert. Entscheidende Einflussfaktoren auf die Sexualität im Alter sind soziale und biographische Parameter. Frauen, die in früherem Lebensalter eine erfüllte Sexualität hatten, bewahren sich diese oftmals bis ins hohe Alter.

Die physiologischen Veränderungen im Alter sind den Patientinnen oft nicht bekannt. Es besteht häufig ein Wissensdefizit. Alternativen zum Koitus in Bezug auf sexuelle Aktivität sollten gegebenenfalls aufgezeigt werden.

Der Menstruationszyklus

Die Entstehung von Tabus und Mythen um die Menstruation reicht weit in die Antike zurück. Sie wurde (und wird zum Teil noch immer) als Fruchtbarkeitssymbol oder als Symbol der Zerstörung verstanden. Die Interpretation des physiologischen Ereignisses Menstruation unterliegt kulturellen und sozialen Einflüssen und damit auch einem steten Wandel. Durch das bestehende Frauenbild wird sie beeinflusst. Ohne Zweifel ist die monatliche Regelblutung ein wichtiger Bestandteil weiblicher Identität.

Die Menarche symbolisiert in vielen Kulturen den Übergang vom Mädchen zur Frau. Sie ist für das junge Mädchen ein einschneidendes Erlebnis. Wie die erste Blutung empfunden wird, hängt sehr von der Prägung des Mädchens ab. Welche Gefühle damit verbunden sein werden, ob die erste Blutung mit Stolz und Freude erwartet wird oder mit Schamgefühl und Verunsicherung, wird zu einem großen Anteil durch die Umgebung mitbeeinflusst. Hier hat die sexuelle Liberalisierung vieles verändert. Schließlich fällt dieses Ereignis in die Phase der Pubertät, die von einem schwankenden Selbstwertgefühl geprägt ist.

Der Anblick des Blutes ist in vielen Kulturen tabuisiert, und selbst in der heutigen Zeit wird durch die ausgeprägte Menstruationshygiene deutlich, dass die Menstruation als etwas Unreines erlebt wird. Es herrscht der Glaube, dass die menstruierende Frau eine besondere Kraft und zerstörerische Potenz besitzt. Durch die Mentruationstabus will man dem negativen Einfluss entgehen. Heutzutage wahren weiterhin viele Paare sexuelle Abstinenz (Sexualtabu) während der Menstruationsblutung.

Prämenstruelles Syndrom

Das prämenstruelle Syndrom ist ein häufig geäußertes Beschwerdebild. Bis zu 50 % aller Frauen leiden prämenstruell unter Veränderungen, die zumindest Elemente des prämenstruellen Syndroms beinhalten.

Die Ursache des prämenstruellen Syndroms ist weitgehend ungeklärt, vermutlich sind psychovegetative und endokrine Faktoren beteiligt.

Aus psychoanalytischer Sicht kann das PMS als Ausdruck unbewusster Konflikte gesehen werden (53). Inhalt dieser Konflikte sind vor allem das Körperbild, die Sexualität und die weibliche Geschlechtsrolle. Häufig besteht bei betroffenen Frauen eine negative Einstellung zur Mutter. Psychosoziale Theorien vermuten eine Ablehnung der weiblichen Rolle. Bei einer anderen Gruppe von Frauen führt die Überforderung in der heutigen gesellschaftlichen Situation als Frau zu dem prämenstruellen Beschwerdebild. Es müssen viele Anforderungen von außen miteinander vereinbart werden. Die Frau internalisiert die unterschiedlichen Anforderungen, und deren Unvereinbarkeit induziert einen intrapsychischen Konflikt (z. B. Konfliktfeld Karriere versus Familie). Bei Selbstwertzweifeln können Schmerzen auf den Genitalbereich projiziert werden. Häufig kann auch eine negative Einstellung zur Menstruation wie zum Körper allgemein beobachtet werden.

Definition des prämenstruellen Syndroms ([engl.] premenstrual syndrome; Abk. PMS):
Charakteristische körperliche und psychische Veränderungen von individuell unterschiedlicher Intensität, die meist einige Tage nach Zyklusmitte (Eisprung) auftreten und mit Beginn der Menstruation nachlassen; Symptomatik: Nervosität, Affektlabilität, seelische Verstimmung, schmerzhafte Spannungen und Schwellungen der Brust, Völlegefühl, Verdauungsbeschwerden, Kopf- und Rückenschmerzen, Hautveränderungen, Hitzewallungen, Gewichtszunahme durch Flüssigkeitseinlagerung, Gelenkschwellungen.

Typische Persönlichkeitsmerkmale bei PMS-Patientinnen ließen sich in Studien jedoch nicht nachweisen. Des Weiteren scheint es auch keine kulturellen Einflüsse auf die Prävalenz des PMS zu geben. Allerdings werden unterschiedliche Symptome besonders häufig genannt. Bei arabischen und afrikanischen Frauen standen somatische Beschwerden im Vordergrund, europäische und australische Frauen äußern vermehrt psychische Symptome. Nicht ausgeschlossen ist, dass hierbei auch hormonelle Einflüsse eine Rolle spielen.

Als Therapie kommen die Abschirmung vor äußeren Belastungen, Entspannungsverfahren, eventuell diätetische und physiotherapeutische Maßnahmen, ergänzend hormonale oder symptomatische Medikation sowie selektive Serotoninaufnahmehemmer (SSRI) in Betracht, bei ausgeprägtem Beschwerdebild Weiterleitung in psychotherapeutische Mitbehandlung.

Dysmenorrhoe
Dysmenorrhoe ist ein häufiges Beschwerdebild während der Adoleszenz. Bei Stabilisierung des Zyklus lässt sie oft wieder nach. Die betroffenen Frauen und Mädchen beschreiben krampfartige Schmerzen, die in Intervallen auftreten und von vegetativen Symptomen wie Hypotonie und Übelkeit begleitet sind.

Als Therapie werden körperliche Schonung, physikalische Maßnahmen, nicht steroidale Analgetika, eventuell Ovulationshemmer und das ärztliche Gespräch empfohlen.

Zyklusstörungen aus psychosomatischer Sicht

Zyklusstörungen können durch viele Ursachen organischer und funktioneller Genese ausgelöst werden. Sie sind als Störung der hypothalamisch-hypophysär-ovariellen Achse sowie der Veränderung zentraler Neurotransmitter bzw. biogener Amine und Neuropeptide anzusehen. Die Beschreibung der Störungen wird und wurde anhand der Lebensumstände, in denen die Störung auftrat, deskriptiv vorgenommen. Insbesondere aus der älteren Literatur sind die Begriffe der Lager-, Haft- und Hungeramenorrhoe bekannt. Die hypothalamische Amenorrhoe ist häufig psychogen-psychoreaktiv bedingt infolge psychosomatischer Funktionsstörungen bzw. Erkrankungen mit Hemmung der Gonadotropinfreisetzung. Es ist zu beobachten, dass psychiatrische Patientinnen gehäuft unter Zyklusstörungen leiden.

Ein für die gynäkologische Praxis wichtiges psychiatrisches Krankheitsbild im Zusammenhang mit Amenorrhoe ist die **Anorexia nervosa.** Im Folgenden soll auf die Amenorrhoe als Symptom einer Anorexia nervosa eingegangen werden, da die Patientin in vielen Fällen zunächst den Gynäkologen/die Gynäkologin aufsucht, wenn im Zusammenhang mit der Anorexie eine sekundäre Amenorrhoe auftritt. Diese ist hypothalamisch bedingt und ein Diagnosekriterium der Erkrankung. Die pulsatile Ausschüttung des LH-RH (Luteinisierendes Hormone-Releasing Hormon) aus dem Hypothalamus ist aufgehoben. Als Ursache wird eine veränderte Dopamin- und Endorphin-Aktivität angenommen. Serotonin ist vermindert.

Ätiologisch kommen soziokulturelle Faktoren (Schönheitsideal Schlankheit), familiäre Konfliktsituationen, Leistungsdruck und mangelnde Konfliktlösungsstrategien in der Adoleszenz in Betracht. Krankheitsauslösend können Traumata auf jeder Stufe der Entwicklung sein. Je später in der Entwicklung jedoch eine Störung auftritt, umso undramatischer ist in der Regel auch der Krankheitsverlauf.

Eine Aufgabe des Gynäkologen in der Therapie der Anorexia nervosa ist die Hormonsubstitution, um der durch Estrogenmangel bedingten Osteoporose vorzubeugen.

Wie kaum eine Erkrankung in der psychosomatischen Gynäkologie scheinen Zyklusstörungen die Mutter-Tochter-Beziehung widerzuspiegeln. Psychodynamisch betrachtet wird mit der Menarche die Auseinandersetzung mit dem Mutterbild erforderlich. Im ärztlichen Gespräch sowie in der psychotherapeutischen Arbeit wird die Beziehung zur Mutter ein Schwerpunkt sein. Es stellt sich die Frage, wie die Patientin deren Menstruation erlebte. Als Therapieform eignet sich die kognitive Verhaltenstherapie in der Gruppe.

Es lässt sich jedoch sagen, dass Zyklusstörungen nur in geringer Anzahl mit primärer Psychotherapie behandelt werden können (24).

Kinderwunsch

Kinder erfüllen für die Eltern vielfältige Funktionen. Psychodynamisch betrachtet wird durch die Kinder die eigene Unsterblichkeit gesichert. Für viele Frauen bieten Kinder eine Möglichkeit, ihre weibliche Identität auszuleben. Mit der Geburt eigener Kinder reduziert sich die Abhängigkeit von den eigenen Eltern. Die Gründung der Familie führt zur Abgrenzung von der eigenen Herkunftsfamilie. Durch jede Schwangerschaft wird jedoch auch die Beziehung zur eigenen Mutter reaktiviert. Der gemeinsame Kinderwunsch eines Paares ist das Ergebnis eines Reifungsprozesses. Dieser Prozess findet sowohl als individuelle Reife jedes einzelnen Partners statt als auch als gemeinsame Reife des Paares. Es handelt sich also um einen dynamischen Prozess. Selbst bei ausgeprägtem Kinderwunsch besteht immer auch Ambivalenz. Diese gehört zum Kinderwunsch dazu. Das gewünschte Kind birgt für das Paar viele unbekannte Entwicklungen. Die Paardynamik wird sich ändern. Es wird zu einem Autonomieverlust kommen, und das Paar ist eventuell auf die Hilfe anderer angewiesen. Aus psychoanalytischer Sicht wird aus der bestehenden Dyade der Zweierbeziehung nun die Triade der Dreierbeziehung. In der psychosomatisch orientierten Sprechstunde sollte es möglich sein, die anstehenden Veränderungen für das Paar zu thematisieren und damit zur Entlastung der Partner beizutragen.

Sehr grob kann zwischen „gesundem" Kinderwunsch und dem so genannten „überwertigen" Kinderwunsch unterschieden werden. Bei „überwertigem" Kinderwunsch besteht eine Fixierung auf das Kind. Das Paar oder einer der Partner kann sich ein Leben ohne Kind nicht vorstellen. Diese Paare würden alles tun, um zu einem Kind zu gelangen. Es besteht ein ausgeprägter Leidensdruck. In der Sprechstunde fällt bei diesen Paaren auf, dass sie keine Zurückhaltung gegenüber invasiven Methoden zeigen. Im Gespräch zeigen sich diese Paare eher als unkritisch und weniger offen, für sie gibt es keine Grenzen der Therapie. Eine Paarberatung kann hier hilfreich sein. Auf eine begleitende Psychotherapie lassen sich die Paare jedoch häufig nicht ein.

Sterilität

Etwa 5–10 % aller Paare in Mitteleuropa sind ungewollt kinderlos. Etwa 3 % der Paare bleiben ungewollt kinderlos. Eine psychogene Sterilität besteht bei ca. 5 % der sterilen Paare.

Diagnostik:
1. Erstgespräch gemäß psychosomatischer Grundversorgung mit Schwerpunkt auf Sterilitätsproblematik, Partnerschaft und Sexualität
2. Gynäkologische Untersuchung sowie Hormone der frühfollikulären Phase und Infektionsserologie

3. Untersuchung des Mannes (1–2 Spermiogramme, HIV-Test, eventuell weiterführende Diagnostik, z. B. Hormonanalyse, Zytogenetik)
4. Angebot einer psychologischen Betreuung des Paares.

Im Einzelfall kann eine weiterführende Diagnostik bei beiden Partnern sinnvoll sein, wenn sich männliche oder weibliche Sterilitätsfaktoren ergeben. Ebenso sinnvoll kann die Einbeziehung eines Psychologen oder Psychotherapeuten in die Betreuung des Paares sein.

Die Sterilität sollte gleichermaßen als biosoziales wie als psychosoziales Problem aufgefasst werden. Mindestens 30 % aller Frauen haben in ihrer Biographie Phasen ungewollter Kinderlosigkeit, wobei der größte Teil später trotzdem schwanger wird.
Die ungewollte Kinderlosigkeit stellt in fast allen Gesellschaften eine erhebliche Stigmatisierung dar und wird vor Verwandten oder Freunden eher verheimlicht als offen angesprochen. Fruchtbarkeit wird mythologisiert. Ungewollt Kinderlose werden in ihrem sozialen Umfeld dafür „verantwortlich" gemacht, dass sie keine Kinder bekommen.
Von der psychosozial mitbedingten Sterilität muss die psychogene Sterilität abgegrenzt werden. Hier liegen als Ursache Paarkonflikte oder sexuelle Funktionsstörungen vor.
Auch wenn eine organische Ursache angenommen werden kann, so sind bei jedem sterilen Paar psychische Auswirkungen der Sterilität anzunehmen. Für scheinbar selbstverständliche biologische Abläufe muss dann ärztliche Hilfe in Anspruch genommen werden. Wir sprechen hier von der „Sterilitätskrise". Als weiterer Stressfaktor kommt die anschließende Behandlung hinzu. Das Paar muss nun seinen Alltag den Erfordernissen der Sterilitätssprechstunde unterordnen. Ungefähr ein Drittel der betroffenen Patientinnen konzipiert spontan während der diagnostischen Phase der Kinderwunschbehandlung, in einer Therapiepause oder nach Beendigung der Therapie.
Die Diagnose Sterilität ist für das Paar mit einer beträchtlichen narzisstischen Kränkung verbunden. Häufig wird diese Kränkung jedoch von

beiden Partnern sehr unterschiedlich erlebt. Die betroffene Frau erlebt sie in der Regel viel ich-näher als der Mann. Dieser reagiert meist erst narzisstisch gekränkt, wenn sich im Laufe der Diagnostik herausstellt, dass eine männlich bedingte Sterilität besteht.

In der psychosomatisch orientierten Sterilitätssprechstunde wird angestrebt, sich zunächst ein Bild über den Charakter des Kinderwunsches zu verschaffen. Folgende Schlüsselfragen können dabei hilfreich sein:

- „Wie lange besteht der Kinderwunsch?"
- „Wie lange sind Sie schon in Behandlung?"
- „Was ist der Grund für Ihre Sterilität?" (Frage nach subjektiver Krankheitstheorie)
- „Bei wie vielen Ärzten waren Sie in Behandlung?"
- „Wer leidet mehr unter der Kinderlosigkeit (Mann oder Frau)?"
- „Was hat sich durch die Sterilität in Ihrem Leben verändert?"
- „Wie zufrieden sind Sie mit ihrer Sexualität?" (Frequenz des Geschlechtsverkehrs, Anorgasmie, Dyspareunie, Erleben der Sexualität)
- „Leiden Sie unter körperlichen Symptomen wie Kopfschmerz, Magenbeschwerden, Unterbauchschmerzen oder Ähnlichem, vor allem bei ‚Stress'?" (Frage nach psychosomatischer Begleitsymptomatik)
- „Sind Sie schon einmal in psychotherapeutischer Behandlung gewesen?"
- „Wenn Sie Ihre Kindheit betrachten, was möchten Sie Ihrem Kind weitergeben, und was möchten Sie ihm ersparen?"
- „Welche Alternativen zum leiblichen Kind kommen für Sie in Betracht (z. B. Adoption, Pflegekind)?"
- „Wo sind für Sie die Grenzen der Therapie?"
- „Was denken Sie, wie lange Sie die Therapie durchführen werden?"
- „Wie schätzen Sie die Erfolgschancen der Therapie ein?"
- „Wie geht es weiter ohne Kind?"

Die Therapie orientiert sich an der medizinischen Diagnose, wobei stets die Spontanschwangerschaftsrate miteinzubeziehen ist. Es sollten ärztliche Gespräche gemäß der Psychosomatischen Grundversorgung stattfinden. Durch Paarbetreuung und/oder Psychotherapie kann der Leidensdruck gemindert werden und eine größere Ergebnisoffenheit erzielt werden. Die psychosomatisch orientierte Therapie sollte sowohl die konservativen als auch die invasiven Therapieabschnitte umfassen. Bei jeder Therapie sollte die zeitliche Begrenzung sowie das Alter von Patientin und Patient diskutiert werden.

Die Sterilitätstherapie sollte (wenn möglich) ambulant erfolgen. Bei einer notwendigen stationären Aufnahme ist ein integriertes psychosomatisches Konzept mit enger Kooperation zur Praxis notwendig. Nach Beendigung der Therapie mit oder ohne Kind ist in der nachfolgenden ärztlichen Betreuung auf die Sterilitätskrise weiterhin einzugehen, insbesondere wenn sich die Thematik weiterhin als „wunder Punkt" darstellt.

Psychosomatik des Schwangerschaftsabbruches

Auch der offen geäußerte Wunsch nach einem Abbruch schließt nicht das Wirken eines unbewussten Wunsches nach dem Kind aus (34). Es handelt sich also immer um einen Ambivalenzkonflikt, vergleichbar der mehr oder weniger bewussten Angst vor dem Kind bei einer erwünschten Schwangerschaft. Ein Schwangerschaftsabbruch hat die Eigenschaften einer Krise im psychodynamischen Sinne.
Der Schwangerschaftsabbruch kann dazu dienen, Trennungskonflikte zu lösen (23).
Viele Frauen berichten von einer Beeinträchtigung des sexuellen Erlebens nach dem Abbruch.
Die Trauer nach dem Abbruch kann sich auf verschiedenartige Weise äußern. Sie kann auch zur konstruktiven Begegnung mit dem Kind führen. Hier können auch Bedürfnisse nach Trauerritualen und nach einem Ort entstehen, an dem das tote Kind seine Stätte hat.
Die Verarbeitung des Abbruches ist ein sehr langfristiger Prozess, der durch die subtile gesellschaftliche Ächtung sicherlich erschwert wird.

Durch psychotherapeutische Arbeit können oftmals die erlebten Verletzungen aufgelöst werden.

Die seelische Reaktion auf einen Schwangerschaftsabbruch ist stark von der individuellen Situation der Frau abhängig.

Nach Ludwig (31) reagieren zwischen 63 und 91 % aller betroffenen Frauen auf den Schwangerschaftsabbruch mit einem Gefühl der Entlastung. Ihre psychische Befindlichkeit bleibt stabil. 20 bis 27 % klagen über leichte bis mäßig starke seelische Reaktionen, die jedoch wieder verschwinden. Allerdings haben 4 bis 10 % aller Frauen nach einem Schwangerschaftsabbruch langfristig schwere seelische Störungen.

Nach Petersen (39) können vier Phasen der Verarbeitung eines Schwangerschaftsabbruches unterschieden werden:

1. destruktive Abwehr des Todesbewusstseins,
2. emotionale Erschütterung,
3. Leere,
4. Annäherung an die Todeserfahrung.

Welche weiteren Folgen des Abbruchs für das Leben der Frau lassen sich beobachten?

- Die meisten Frauen führen die Beziehung, in der die Schwangerschaft entstand, weiter.
- 80 % der Frauen führen nach dem Abbruch eine sichere Antikonzeption durch (18). Immerhin 20 % verhüten allerdings weiterhin unzureichend.
- Der Schwangerschaftsabbruch führte zur Auseinandersetzung mit einem möglichen Kinderwunsch. Zwischen 15 und 20 % der Frauen wünschen sich relativ bald (ca. eineinhalb Jahre) nach der Abruptio ein Kind.

Gibt es primäre Hinweise, wie der Abbruch verarbeitet werden wird ?

Je weniger die Entscheidung zum Abbruch unter Druck anderer Personen getroffen werden kann, umso günstiger ist die Prognose.

Je größer der Über-Ich-Konflikt (z. B. durch religiöse Bindung) ist, umso problematischer wird die Verarbeitung sein.

Es gibt Hinweise darauf, dass die Verarbeitung des Abbruches umso schwieriger ist, je später der Abbruch durchgeführt wird (1.Trimenon versus 2. Trimenon). Die rationalen Gründe dafür können vielfältig sein. Es ist jedoch einleuchtend, dass bei weiter fortgeschrittener Schwangerschaft in den meisten Fällen das innere Bild vom Kind schon viel entwickelter ist als in den ganz frühen Wochen. Hier sollte immer mit der Frau darüber gesprochen werden, ob sie den toten Feten sehen möchte – und das nicht nur bei Abbrüchen aus kindlicher Indikation. Nicht alle Frauen werden das Bedürfnis dazu verspüren, aber vielfach kann das Anschauen und Abschiednehmen helfen, das Entstehen von quälenden Phantasien, z. B. über das Aussehen des Feten, zu verhindern. Damit wird ein Baustein dazu geliefert, den Abbruch ins eigene Selbst, als Teil der Lebensgeschichte, zu integrieren.

Blaschke und Petersen (8) haben die Auswirkungen des Abbruchs auf den **Partner** untersucht. Auch die betroffenen Partner befinden sich in einer Krisensituation, die sie potenziell überfordert, und falls die Gefühle der Partner keinen Platz haben in der Auseinandersetzung mit dem Abbruch, kann das zu Resignation, Kommunikationsstörungen und einer schweren Belastung der Beziehung führen. Deshalb überlassen die Männer die Entscheidung primär ihren Partnerinnen. Die ablehnende Haltung wird jedoch nicht der Partnerin mitgeteilt, sondern damit rationalisiert, dass die Frau ja den Abbruch über sich ergehen lassen müsse und in ihrer Entscheidung nicht beeinflusst werden solle. Es handelt sich aber hier wohl um eine Pseudoneutralität. Die Männer bringen ihre Einstellung nicht offen in den Entscheidungsprozess ein, aber sehr wohl indirekt. Eine konstruktive Auseinandersetzung mit dem Schwangerschaftskonflikt, der vor allem ein Ambivalenzkonflikt ist, wird somit verhindert. Es ist zu betonen, dass hinter diesem Verhalten nicht notwendigerweise taktisches Kalkül steckt, sondern dass es ein Ausdruck der Überforderung in der Situation ist. Beide Partner bemühen sich, ambivalente Gefühle zu vermeiden, denn schließlich befinden sie sich in einer Situation, die nicht durch einen Kompromiss gelöst werden kann. Ambivalenz kann zu Handlungsunfähigkeit führen. Dies wird von beiden vermieden.

Die Auseinandersetzung mit dem Schwangerschaftskonflikt kann jedoch auch einen Reifungsprozess in Gang setzen. Es werden Fragen nach Lebens- und Beziehungsperspektiven aufgeworfen. Die Beziehung des Vaters zum Kind bleibt jedoch oftmals abstrakt.

Merz (33) befasste sich mit der Verarbeitung eines Schwangerschaftsabbruches bei **Jugendlichen**. Auffallend war hier, dass die ungewollte Schwangerschaft oftmals im Zusammenhang mit einer gestörten und schwierigen Entwicklung (Broken-home-Situation) gesehen werden konnte. Die Schwangerschaft dient unbewusst dazu, narzisstische Kränkungen zu beseitigen, das „Loch im Selbstgefühl" aufzufüllen. Mit dem Abbruch der Schwangerschaft wird ein Symbol der Geborgenheit zerstört. Im Erleben der Mädchen findet keine Trennung zwischen der Beendigung der Schwangerschaft und eigener Zerstörung statt. Das eigene Selbst wird nicht als vom Kind getrennt erlebt, und umso existenzieller ist die Bedrohtheit durch den Abbruch. In der Betreuung sollte nicht nur auf die Beseitigung dieser Schuldgefühle Wert gelegt werden, sondern auch eine Begleitung beim Tragen der Verantwortung für den Abbruch erfolgen. Besonders wichtig ist die Beratung über richtige und effektive Verhütung einer weiteren unerwünschten Schwangerschaft. Die günstige Entwicklung nach der Erfahrung des Abbruches ist sicherlich bei Mädchen erschwert, die schon frühe Traumatisierungen erlitten haben. Hier sollte in der psychotherapeutischen Arbeit die Abwehr nicht unterlaufen werden, sondern es sollte Ziel sein, durch Verlässlichkeit und Annehmen vielleicht ein wenig Wiedergutmachung zu leisten.

Auch die beteiligten **Ärztinnen/Ärzte** sind dem Ambivalenzkonflikt ausgesetzt. Sie können diesen Konflikt nicht lösen, sondern nur aushalten. Hier ist eine die Beratungstätigkeit wie auch die ausführende Tätigkeit begleitende Supervision sinnvoll (z. B. in Form einer Balintgruppe).

Hinsichtlich der psychischen Folgen ist davon auszugehen, dass die meisten Frauen diese Krise ohne langfristige seelische Folgen überstehen. Durch die gesunden Bewältigungsmechanismen des Menschen kann die Krise verarbeitet werden. In der Beratungssituation sollte aus diesem Grund auch keine aufdeckende Konfrontation erfolgen. Wie im Gesetz zum Schwangerschaftsabbruch (§ 218 StGB) festgelegt, sollte ergebnisoffen beraten werden, aber man sollte nicht unterschätzen, dass bis zu 10 % der Frauen nach dem Schwangerschaftsabbruch unter lang anhaltenden seelischen Störungen leiden.

Funktionelle Sexualstörungen

Formen der Sexualstörung:

1. Störung der Erregungsphase (vgl. Alibidinie): Erektionsstörung bzw. Impotenz beim Mann; fehlende Lubrikation der Vagina bei der Frau
2. Störung der Kontrolle über den Zeitpunkt des Orgasmus: subjektiv zu frühe oder zu späte Ejakulation beim Mann (Ejaculatio praecox bzw. Ejaculatio retardata); subjektiv zu später Orgasmus bei der Frau (früher unter dem Begriff der Frigidität subsummiert)
3. Fehlen des Orgasmus: beim Mann auch als fehlende Ejakulation (Ejaculatio deficiens) bezeichnet; bei der Frau als Anorgasmie.

Zumindest zeitweilig leidet jedes zweite Paar unter sexuellen Funktionsstörungen. Sexuelle Appetenzstörungen sind zur Zeit die häufigste sexuelle Funktionsstörung. 75 % der Patienten, die über Lustlosigkeit klagen, sind Frauen.

In der gynäkologischen Sprechstunde sind die Themenbereiche Intimität und Sexualität stets gegenwärtig. Sexualität ist ein komplexes psychosoziales Phänomen und erfüllt beim Menschen wichtige kommunikative Funktionen. Psychische Stabilität und Wohlbefinden hängen wesentlich von der sexuellen Zufriedenheit ab. Von Patientinnenseite wird der behandelnde Gynäkologe/die behandelnde Gynäkologin als primärer Ansprechpartner betrachtet. In der gynäkologischen Ausbildung wird dieser Tatsache jedoch nicht Rechnung getragen.

Funktionelle Sexualstörungen sind von organisch bedingten Dysfunktionen abzugrenzen. Bei der Anamneseerhebung ist auf das genaue Erfragen der Symptomatik der sexuellen Funktionsstörung zu achten. Nicht alles muss jedoch im ersten Gespräch thematisiert werden (Cave: Beachtung der Scham der Patientin!). Somatische Ursachen sollten anamnestisch ausgeschlossen sein. In 5–10 % der Fälle liegt eine organische Ursache der Funktionsstörung vor (50).

Im weiteren Gespräch sollte die Bedeutung der Funktionsstörung für den Lebenskontext erfragt werden. Im Folgenden sind die Bereiche aufgelistet, die im Gespräch thematisiert werden sollten.

Themenschwerpunkte im Arzt-/Ärztin-Patientin-Gespräch nach Ringler (44):

- Bewertung des Problems
- Subjektive Krankheitstheorie
- Leidensdruck
- Gegenwärtige Phänomenologie
- Erstmaliges Auftreten
- Beschwerdefreie Zeiten
- Partnerabhängigkeit
- Situationsabhängigkeit (Ort, Zeit)

- Assoziierte Ängste und Phantasien
- Allgemeine Sexualanamnese
- Veränderungswünsche
- Veränderungsbereitschaft
- Vorstellungen über therapeutische Maßnahmen

Im Gespräch muss auch immer die Partnerbeziehung, in der die sexuelle Funktionsstörung manifest wird, bedacht werden. Man kann die Störung als eine Kommunikationsstörung in der Paarbeziehung auffassen. Bei der Gesprächsführung ist es essenziell, die Schamgrenzen der Patientin zu respektieren.

Sexuelle Funktionsstörungen sind immer auch ein Spiegel der Gesellschaft und ihrer Einstellung zur Sexualität. Lustlosigkeit ist das von Patientinnenseite am häufigsten genannte Symptom. Häufig ist dies jedoch nur der primäre Eindruck: Findet im Zuge der Therapie die Frau wieder zurück zur Lust, relativiert sich das sexuelle Verlangen des Mannes häufig. Dies ist ein Indiz dafür, dass in einer Partnerschaft zwar nur ein Symptomträger existieren mag, die Störung jedoch oftmals beide Partner betrifft. Die Ablehnung des Geschlechtsverkehrs stellt für den abgelehnten Partner eine narzisstische Kränkung dar. Die Verweigerung ist Ausdruck eines Konfliktes zwischen dem Beziehungsideal und der Beziehungsrealität. Nach Buddeberg (10) begegnet man in der Praxis vor allem vier Ursachen von Lustlosigkeit:

1. Reaktion auf sexuellen Leistungsdruck innerhalb der Paarbeziehung
2. Reaktion auf gesellschaftliche Sexualmythen
3. Ausdruck eines Machtkampfes innerhalb der Beziehung
4. Audruck sexueller Ängste.

In der Therapie von Appetenzstörungen ist anzustreben, die symbolische Bedeutung der Verweigerung zu entschlüsseln.

Grundsätzlich stehen in der Behandlung von Sexualstörungen die Sexualberatung und die Sexualtherapie zur Verfügung. Voraussetzung zur Behandlung ist die Bereitschaft beider Partner, sich mit der Sexualstörung auseinander zu setzen. Bei organischen Ursachen ist zusätzlich die entsprechende medizinische Therapie einzusetzen.

Bewährt hat sich der praxisorientierte Ansatz nach Masters und Johnson (32). Nach Erhebung der Anamnese wird das Paar aufgefordert, zunächst auf genitale Sexualkontakte zu verzichten. Mit Hilfe von Sensibilitätsübungen soll es dann in kleinen Schritten lernen, die eigenen Reaktionen auf den Körperkontakt zum Partner kennen zu lernen. Über die ausgelösten Gefühle, positive wie negative, wird dann in der Therapiesitzung gesprochen.

Spielen in der Ätiologie der Funktionsstörung in erster Linie soziokulturelle Faktoren (z. B. mangelnde Aufklärung) eine Rolle, eignet sich zur Therapie ein nondirektives und unterstützendes Vorgehen.
Die Beratung kann in der gynäkologischen Praxis erfolgen. Hier sind Störungen zu behandeln, die im Zusammenhang mit einschneidenden Lebensereignissen auftreten und in denen sich sexuelle Ängste ausdrücken. Auch Sexualstörungen bei Jugendlichen sind oft durch eingehende Beratung und Aufklärung zu therapieren. Dabei ist es wichtig, eine gemeinsame Sprache mit der Patientin zu finden, um überhaupt zur Benennung der sexuellen Schwierigkeiten zu gelangen. Trotz sexueller Liberalisierung existieren ausgeprägte Hemmungen in diesem Bereich.
Sexualtherapie sollte nur von sexualtherapeutisch geschulten Ärzten oder Psychologen nach entsprechender Diagnostik durchgeführt werden.
Eine sexuelle Funktionsstörung kann mit einer neurotischen Störung oder einer anderen psychischen Erkrankung einhergehen. Dies muss jedoch nicht der Fall sein. Die sexuelle Funktionsstörung kann in psychosexuellen Entwicklungsdefiziten wurzeln.
Dyspareunie erfordert subtile gynäkologische Abklärung. Brennende und stechende Schmerzen können ein Hinweis auf genitale Infektionen

sein. Die häufigste Schmerzursache ist jedoch eine mangelnde vaginale Lubrikation, die dann zu Schmerzen beim Koitus führt. Manche Funktionsstörungen werden aus psychoanalytischer Sicht ätiologisch bestimmten Entwicklungsphasen zugeordnet. Zum Beispiel kommen beim Vaginismus sowohl anale als auch orale Störungen ursächlich in Betracht.

Sexueller Missbrauch

In Deutschland werden jährlich etwa 14.000–16.000 Fälle von sexuellem Missbrauch von Kindern zur Anzeige gebracht. Etwa 60 % der angezeigten Fälle werden aufgeklärt. Zu einer Gerichtsverhandlung kommt es in etwa 40 % der Fälle, und in etwa 70–80 % der verhandelten Fälle wird eine Verurteilung ausgesprochen. Dies bedeutet, dass eine Anzeige nur in 12–13 % aller Fälle mit einer Verurteilung endet.
Die Dunkelziffer des sexuellen Missbrauchs von Kindern wird dagegen als wesentlich höher eingeschätzt (61). In Befragungen Erwachsener zu Erfahrungen von sexueller Gewalt in Kindheit und Jugend wurde eine Prävalenzrate von 25 % bei Frauen ermittelt (2).

Als Risikofaktor gilt das Aufwachsen in einer problematischen Familienatmosphäre. Hier ist bemerkenswert, dass dies sowohl für intra- wie extrafamiliären Missbrauch gilt. In einer schwierigen Familiensituation erfahren die Kinder weniger Zuwendung und Aufmerksamkeit und sind deshalb besonders vulnerabel. Mädchen in der Präpubertät sind stärker gefährdet als jüngere oder ältere Kinder.
Als Folgen des Missbrauchs sind eine Vielzahl von Verhaltensauffälligkeiten, psychosomatischen Beschwerden und Entwicklungsstörungen beschrieben worden. Daneben kann es auch zu physischen Schäden kommen.

Traumatogene Dimensionen des sexuellen Missbrauchs nach Finkelhor und Browne (15):

1. Sexuelle Traumatisierung
2. Stigmatisierung
3. Vertrauensbruch
4. Hilflosigkeit.

Durch die Traumatisierung können sexuelle Erfahrungen sehr angstbesetzt bleiben. Häufige Folge des sexuellen Missbrauchs ist die Entwicklung funktioneller Sexualstörungen. Nach Buddeberg (10) berichten 40% der Patientinnen, die an Sexualstörungen leiden, über Missbrauchserfahrungen in Kindheit und Adoleszenz.

Missbrauchte Kinder fühlen sich stigmatisiert und übernehmen diese negativen Bewertungen in ihr Selbstkonzept. Wird der Missbrauch durch eine dem Kind bekannte Person verübt, stellt dies einen Vertrauensbruch dar. Dies kann Folgen für die weitere Beziehungsgestaltung des Kindes haben. Auch bei anderen traumatogenen Erfahrungen werden einzelne Komponenten der oben genannten vier Aspekte beobachtet. Die angegebene Kombination gilt jedoch als spezifisch für sexuellen Missbrauch.

Bei den Folgeschäden ist generell zu unterscheiden zwischen kurz-, mittel- und langfristigen Schädigungen. Welche Konsequenzen der Missbrauch nach sich zieht, hängt vom Alter des Kindes, der Art und Häufigkeit des Missbrauchs, der Täter-Opfer-Beziehung sowie der Reaktion des Umfeldes ab. Es existiert keine Symptomkonstellation, die für sexuellen Missbrauch spezifisch wäre.

Die Wahrscheinlichkeit von psychischen Folgeschäden ist jedoch erhöht, wenn

- sexuelle Handlungen wiederholt und über einen längeren Zeitraum vorgenommen wurden,
- Gewalt angewendet wurde,

- Penetrationen vorgenommen wurden,
- der Missbrauch durch eine nahe stehende Person erfolgte,
- keine Unterstützung des Kindes durch die Eltern erfolgte,
- das Kind über unzureichende Copingstrategien verfügt.

Der Missbrauch wird entweder durch das Kind selbst angesprochen oder äußert sich in Verhaltensauffälligkeiten. Das Kind sollte in nicht direktiver und nicht suggestiver Weise aufgefordert werden, von dem Ereignis zu berichten. Es ist zu beachten, dass Verhaltensauffälligkeiten auch eine Vielzahl von anderen Ursachen haben können.

Sollte sich der Missbrauch bestätigen, ist zu entscheiden, ob das Kind weiter in der Familie verbleiben kann. Auf jeden Fall muss es vom Täter getrennt werden und von den Eltern genügend Stabilität erfahren. Gegebenenfalls sind die zuständigen Behörden (Jugendamt) einzuschalten.

Fluor vaginalis/Pruritus vulvae

Fluor vaginalis

Fluor vaginalis ist ein häufiges Beschwerdebild in der gynäkologischen Praxis (20–25 % aller Patientinnen). Bei wiederum einem Viertel dieser Frauen kann keine organische Ursache für das Auftreten des Fluors gefunden werden (48; 49).

Fluor vaginalis entsteht durch eine Hypersekretion der Vestibularis- und Zervixdrüsen. Die subjektive Empfindung der Patientin, ob eine Hypersekretion vorliegt oder nicht, deckt sich dabei oft nicht mit dem objektiven Befund. Nach Lohs (30) haben vor allem solche Patientinnen Fluor-genitalis-Beschwerden, bei denen eine neurotische Problematik vorliegt. Psychodynamisch besteht bei ihnen entweder der Wunsch nach sexueller Befriedigung (Bereitstellungsfluor) oder die unbewusste Vermeidung von sexuellen Kontakten (Abwehrfluor). Unspezifische Stresssituationen können ebenfalls zu vermehrter Sekretion führen.

Diagnostik:

- Anamnese
- Gynäkologische Untersuchung mit mikrobiologischer Abstrichentnahme zum Ausschluss infektiöser Ursachen.

Häufig erfolgt zunächst unter der Annahme einer organischen Ursache eine antibiotische Therapie. Bessern sich die Beschwerden darunter nicht, sollte an eine psychosomatische Genese gedacht werden. Der Fluor vaginalis als psychosomatische Erkrankung kann isoliert auftreten oder in Verbindung mit anderen psychosomatischen Symptomen, hier insbesondere sexuellen Funktionsstörungen.

Pruritus vulvae

Unter Pruritus vulvae leiden 10 % aller gynäkologischen Patientinnen. Das Symptom betrifft eher klimakterische Patientinnen, kann jedoch grundsätzlich in jedem Lebensalter auftreten (55).

Bei der Anamnese sollten insbesondere Lokalisation, Intensität und Dauer des Pruritus sowie das erstmalige Auftreten erfragt werden (auslösende Situation). Des Weiteren sollte eine eingehende gynäkologische Untersuchung erfolgen.

Auf psychodynamischer Ebene wird der Pruritus als masturbatorisches Äquivalent interpretiert, als „Zerrform einer allgemeinen sexuellen Erregung" (26). Häufig liegt ein Ambivalenzkonflikt zugrunde, der autoaggressive Impulse hervorruft. Der Pruritus kann auch das Korrelat einer larvierten Depression oder einer Somatisierungsstörung darstellen.

Um einer Chronifizierung vorzubeugen, sollten nach Ausschluss einer organischen Ursache ärztliche Gespräche gemäß der Psychosomatischen Grundversorgung stattfinden. In Einzelfällen wird eine psychotherapeutische Behandlung erforderlich sein.

Die Behandlung psychosomatischer Fluor- bzw. Pruritus-Patientinnen gestaltet sich oft sehr schwierig und langwierig, da die Patientinnen einen langen Leidensweg hinter sich haben und sich eine rasche Besserung durch medizinische Maßnahmen erhoffen.

Chronischer Unterbauchschmerz

Der chronische Unterbauchschmerz gehört nosologisch in die Gruppe der Schmerzsyndrome. Er bezeichnet Schmerzen im Unterbauch, die länger als ein halbes Jahr bestehen und für die keine eindeutige organische Ursache gefunden werden kann.

Unter chronischen Unterbauchschmerzen leiden etwa 10 % aller Patientinnen, die ambulant einen Gynäkologen/eine Gynäkologin aufsuchen. Überwiegend jüngere (20.–30. Lebensjahr) Patientinnen sind betroffen (13).

In der Biographie dieser Patientinnen finden sich gehäuft bedeutsame Verlusterlebnisse (Scheidung, Tod von wichtigen Bezugspersonen). Manche Autoren postulieren eine erhöhte Prävalenz von sexuellen Missbrauchserfahrungen bei Patientinnen mit chronischem Unterbauchschmerz (40, 63; 62). Molinski (35) prägte den Begriff der „larvierten Depression". Schüffel und von Uexküll (46) beschreiben eine ausgeprägte Hemmung von aggressiven Affekten.

Die erforderliche Diagnostik umfasst gynäkologische Untersuchung, vaginale Sonographie sowie Laborkontrolle zum Ausschluss einer Infektion. Es sollten ein ärztliches Gespräch gemäß Psychosomatischer Grundversorgung (Schwerpunkt: Belastung, Partnerschaft, Verluste, frühe Traumata) sowie eine diagnostische Laparoskopie stattfinden, um organische Schmerzursachen mitzuerfassen. Bei der Anamneseerhebung stellt die Schmerzanamnese einen besonderen Schwerpunkt des ärztlichen Gesprächs dar (5).

Zunächst sind akute Schmerzursachen (z. B. Infektionen) auszuschließen. Im Anschluss daran steht in der weiteren Behandlung das ärztliche Gespräch im Vordergrund, wobei auf Affekte der Patientin (z. B. Wut,

Ärger, Ungeduld) sowie auf Gegenübertragungsgefühle des Arztes (z. B. Hilflosigkeit, Ärger) zu achten ist. Erhobene Nebenbefunde bei der gynäkologischen Untersuchung (z .B. Zysten, Myome, Endometriose) können als mitverursachend angesehen werden, müssen den chronischen Schmerz aber nicht vollständig erklären. Sie verleiten jedoch zu einer rein somatischen Interpretation der Symptome.

Im Einzelfall kann es sinnvoll sein, die Diagnostik interdisziplinär zu erweitern. Hier kommen konsiliarische Untersuchungen durch einen Orthopäden, Chirurgen, Urologen und Psychiater in Betracht. Meist kann auf Computertomographie, Kernspintomographie und PET verzichtet werden .

Angestrebt werden sollte ein interdisziplinärer therapeutischer Ansatz. Im Vordergrund steht das ärztliche Gespräch mit dem Aufbau einer tragfähigen Arzt-/Ärztin-Patientin-Beziehung. Schon zu Beginn der Behandlung sollte der Patientin verdeutlicht werden, dass regelmäßige Termine wahrgenommen werden sollten. Es ist zu berücksichtigen, dass die organbezogene Krankheitsvorstellung, zu der viele Patientinnen neigen, zusammen mit dem körperlich empfundenen Schmerz eine psychoprotektive Funktion haben kann. Das Ansprechen psychischer Zusammenhänge soll deshalb nur individuell angepasst und schrittweise erfolgen. Die Führung eines Schmerzkalenders ist sinnvoll.

Bei Patientinnen mit chronischem Unterbauchschmerz sind mit tri- oder tetrazyklischen Antidepressiva Erfolge erzielt worden (Nebenwirkungen: anticholinerge Symptome wie Mundtrockenheit, Mydriasis, Appetitsteigerung, Übelkeit, Miktionsstörungen, Obstipation, sowie Sedierung, orthostatische Regulationsstörungen, selten Galaktorrhoe).

Balneotherapie, Physiotherapie und Entspannungsverfahren wie Autogenes Training und Progressive Muskelrelaxation nach Jacobson sind als körperorientierte Verfahren empfohlen.

Zur Anwendung kommen Verfahren, welche die Regression im Dienste des Ich fördern und gleichzeitig der Patientin helfen, einen anderen Umgang mit dem Schmerz zu erlernen.

Bei eindeutiger Feststellung einer somatoformen Schmerzstörung soll eine operative Therapie nur erfolgen, wenn eine somatische Mitverursachung als wahrscheinlich angesehen werden kann. Eine operative Diagnostik (Laparoskopie) ist sinnvoll und sollte bei entsprechenden Befunden (Adhäsionen, Endometriose) auch therapeutisch eingesetzt werden. Es ist jedoch zu betonen, dass die hauptsächliche Gefahr in wiederholten Operationen mit zu invasivem Vorgehen besteht. Postoperativ berichten die Patientinnen zwar über kurzzeitige Besserung der Symptomatik, aber häufig wird ein Wiederauftreten oder eine Verschiebung der Beschwerden beobachtet.

Wenn möglich, sollte die Therapie ambulant erfolgen. Besteht jedoch die Schmerzsysmptomatik schon sehr lange, kann auch der stationäre Aufenthalt in einer psychosomatischen Fachklinik sinnvoll sein.

Miktionsstörungen

Miktionsstörungen sind ein häufiges Problem in der gynäkologischen Sprechstunde. Etwa ein Drittel der Patientinnen klagt über häufigen Harndrang, 3 % geben eine Harninkontinenz an.

In der Diagnostik und Therapie der Miktionsstörungen überschneidet sich das Tätigkeitsgebiet der Urologie mit dem der Gynäkologie. Typische psychosomatische Krankheitsbilder sind die Reizblase sowie die chronisch rezidivierende Zystitis. Auch bei Harnverhalt und Urge-Inkontinenz kann eine psychosomatische Mitbeteiligung bestehen.

Das Ausmaß der Miktionsstörung kann von einfachen Anpassungsstörungen in Stresssituationen bis hin zu ausgeprägten Somatisierungsstörungen reichen. Je nach Symptomatik der Störung nimmt man unterschiedliche Ätiologien an (siehe Tab. 1, S. 282).

In der psychoanalytischen Theorie wird die urethrale Lust als infantile Sexualäußerung (Urethralerotik) interpretiert. Die Harnröhre ist eine erogene Zone und eine der ersten Quellen der Lust des Kleinkindes. In der weiteren kindlichen Entwicklung erfolgt mit der Sauberkeitserziehung

---

Tab. 1: Mögliche Ätiologien der Miktionsstörungen

- Stressreaktion, konditioniertes Fehlverhalten
- Sexualstörung
- Konversionssymptom
- Triebkonflikte, Nähe-Distanz-Konflikte, Aggressionskonflikte, Geltungskonflikte
- Beziehungsstörung
- Borderline-Persönlichkeitsstörung
- Chronifizierte vegetative Dysfunktion

---

die erste Triebeinschränkung des Kindes durch die Eltern. Kommt es bei wiederholtem Einnässen zur Bestrafung des Kindes, kann dies in Folge zu negativer Besetzung des Urogenitaltraktes und zur psychosomatischen Fixierung führen.

Folgende Fragen eignen sich zur näheren Exploration der Miktionsstörung und psychosomatischen Differentialdiagnose nach Bitzer (7):

1. Ist die vorliegende Miktionsstörung ein erlerntes Fehlverhalten auf eine unspezifische Stressreaktion?
2. Ist die Miktionsstörung Teil einer Sexualstörung?
3. Ist die Miktionsstörung Teil einer Beziehungsstörung?
4. Ist die Miktionsstörung Teil einer umfassenderen seelischen Erkrankung?

Als pathophysiologischer Mechanismus bei der **Reizblase** wird eine Dyssynergie der Beckenbodenmuskulatur vermutet. Besonders betroffen sind der Musculus sphincter urethrae sowie der Musculus detrusor vesicae.

Diederichs hat drei Patientinnengruppen unterschieden (11):

1. Patientinnen mit Reizblase leiden unter einer Hingabestörung. Hingabe wird unbewusst mit dem Verlust von Autonomie verbunden.
2. Es handelt sich bei der Miktionsstörung um ein Angstäquivalent.
3. Die Reizblase dient der Abwehr einer narzisstischen Kränkung.

Eine akute Zystitis sollte ausgeschlossen werden. Bei Inkontinenzproblematik ist eine urodynamische Untersuchung sinnvoll.

Der Patientin fällt es in der Regel schwer, über die Miktionsstörung zu sprechen, da der Bereich der Miktion schambesetzt ist. Auch kann die Miktionsstörung Ausdruck einer Somatisierungstörung sein.
Oftmals steht eine Miktionsstörung am Anfang einer psychiatrischen Erkrankung, z. B. bei Borderline-Persönlichkeitsstörung.

Chronisch-rezidivierende Zystitiden aus psychosomatischer Sicht
Anders als die akute Harnwegsinfektion nehmen aus psychosomatischer Sicht chronisch-rezidivierende Zystitiden und interstitielle Zystitiden eine Zwischenposition zwischen somatischer und psychischer Genese ein (7). Sie treten häufig im Zusammenhang mit Beziehungsstörungen auf. Meistens beginnen die Beschwerden nach Geschlechtsverkehr. Im Sinne des bio-psycho-sozialen Modells der Krankheitsentstehung konnten vier Faktoren zur Ätiologie der rezidivierenden Zystitis eruiert werden.

Ätiologie der chronisch-rezidivierenden Zystitis nach Günthert und Diederichs (19):

1. Organische Disposition (erhöhte Bakterienadhärenz)
2. Frühkindliche Fixierung (retentives Miktionsverhalten)
3. Intrapsychischer Konflikt (Nähe-Distanz-Konflikt, Hingabestörung)
4. Geänderte gesellschaftliche Bedingungen (z. B. veränderte Rollenattributionen).

Die Beschwerden führen zur Einschränkung des Sexuallebens. Im Sinne eines sekundären Krankheitsgewinns kann die Symptomatik zur Vermeidung eines nicht gewünschten sexuellen Kontaktes dienen und damit Hinweise auf eine sexuelle Funktionsstörung geben.

Zur Diagnostik sollten auf jeden Fall eine ausführliche Sexualanamnese sowie eine biographische Anamnese im Hinblick auf mögliche psychosomatische Zusammenhänge erfolgen. Des Weiteren werden häufig als Begleitsymptomatik funktionelle Beschwerden (Rückenschmerzen, Unterbauchschmerzen, PMS usw.) angegeben.

Urge-Inkontinenz aus psychosomatischer Sicht

Während die Stress-Inkontinenz weitgehend organische Ursachen hat, liegen bei der Urge-Inkontinenz in mehr als 80 % der Fälle zentralnervöse Regulationsstörungen vor. Am Beispiel der Urge-Inkontinenz soll im Folgenden ein möglicher psychosomatischer Therapieansatz erläutert werden.

Durch die psychosomatische Therapie der Miktionsstörungen soll eine Stärkung der bewussten Kontrolle der Miktion erzielt werden. Das fehlgesteuerte Verhalten wird durch verhaltenstherapeutische Interventionen modifiziert. Hier scheint ein Miktionsprotokoll (24-Stunden-Aufzeichnung) hilfreich. Anhand von anatomischen Schaubildern werden der Patientin die physiologischen Mechanismen der Miktion und ihre spezifische Störung verdeutlicht. Mittels der graphischen Darstellung der 24-Stunden-Aufzeichnung wird nun mit der Patientin daran gearbeitet, die Miktionsintervalle zu verlängern. Der Verlauf dieser verhaltenstherapeutischen Maßnahmen wird mit der Patientin besprochen. Der Arzt wirkt auf die Patientin positiv verstärkend ein. Nach diesem Verfahren wird kontinuierlich die Miktionskontrolle erweitert. Anhand des Miktionsprotokolls kann die Patientin behutsam an Zusammenhänge der Blasenstörung mit abgewehrten Konflikten und Emotionen herangeführt werden. Dies soll nondirektiv geschehen und von der Patientin selbst entdeckt und thematisiert werden. Im Rahmen des ärztlichen Gespräches gemäß der Psychosomatischen Grundversorgung bietet der

Arzt/die Ärztin die Sicherheit der kontinuierlichen Beziehung und eine Atmosphäre, in der Vertrauen wachsen kann. Begleitend sind Entspannungsverfahren hilfreich. Eine aufdeckende Psychotherapie stellt für die betroffenen Frauen häufig eine Überforderung dar. Besteht ein lokales Estrogendefizit, welches die Beschwerden verursacht, kann eine lokale Applikation von estriolhaltigen Salben erfolgen.

Organverlust – Psychosomatik der operativen Gynäkologie

Nicht nur in der gynäkologischen Onkologie sind wir mit den psychischen Auswirkungen des Organverlustes konfrontiert. Auch operative Interventionen, die nicht aufgrund einer malignen Erkrankung stattfinden, sind von Veränderungen des Körperbildes und des Selbstverständnisses der Frau begleitet.

Folgende Lebensbereiche sind bei gynäkologischen Operationen betroffen und können potenziell beeinträchtigt werden:

- Organfunktion
- Sexualität und Partnerschaft
- Körperbild
- Selbstwertgefühl.

Welche Frauen sind prädisponiert, Genitaloperationen ungünstig zu verarbeiten? (nach Zintl-Wiegand (64) und Fennesz (14))

1. Ablehnung der weiblichen Körperfunktionen
2 Aktuelle Beziehungskonflikte
3. Verlusterlebnisse in der Biographie
4. Die „perfekte" Frau
5. Verlust des Selbstwertes durch Verlust der Fruchtbarkeit
6. Niedriger Sozialstatus

7. Wenig präoperative Vorbereitungszeit (z. B. bei Notfall-Hysterektomie)
8. Negative präoperative Erwartungshaltung.

Wie der Verlust der Fruchtbarkeit als Operationsfolge verarbeitet wird, hängt auch von der individuellen Lebenssituation der Frau ab. Folgende Fragen können Auskunft darüber geben:

• Was für eine Bedeutung hat Fruchtbarkeit im sozialen Umfeld der Patientin ?
• Ist die Familienplanung abgeschlossen ?
• Finden sich in ihrer Biographie wiederholt Verlusterlebnisse ?
• Ist das Erleben der Sexualität sehr an die Fruchtbarkeit gekoppelt ?

Schon seit langem sind Faktoren bekannt, die Hinweise auf den individuellen Verarbeitungsmodus von operativen Eingriffen geben (22). Ein wichtiger Parameter ist die präoperative Angst. Komplizierte Verläufe können gehäuft beobachtet werden, wenn die Angst sehr hoch bzw. sehr niedrig ist.

In der antiken Mythologie findet sich die Vorstellung vom **Uterus** als einem „wandernden" Organ, das den weiblichen Körper in „Unordnung" bringen kann. Unter anderem wurde er als Ursache der Hysterie angenommen.

Mit den Veränderungen, die die Gebärmutter im Verlauf eines Frauenlebens durchmacht (z. B. Menarche, Menstruationszyklus, Schwangerschaft, Menopause), wird verständlich, dass es sich um ein stark emotional besetztes Organ handelt. Die Gebärmutter ist Teil des inneren Körperbildes der Frau. Dieses innere Körperbild wird geprägt durch Werte und Normen, traditionelle Vorstellungen und in großem Ausmaß auch durch das Vorbild der Mutter.

Die Hysterektomiefrequenz beträgt in Mitteleuropa ca. 11,5 %. Insgesamt ist sie jedoch in den letzten Jahren deutlich zurückgegangen. Die Operationsindikation erfolgt meist aufgrund von dysfunktionellen Blutungen und/oder Myombildung. Die perioperative Morbidität beträgt 7 – 9%, hier stehen Nachblutungen und Wundheilungsstörungen im Vordergrund. Des Weiteren ist auch unter Belassung der Ovarien in einigen Fällen mit deren vorzeitigem Funktionsverlust zu rechnen. Die auftretende Symptomatik ist mit hormoneller Substitutionstherapie behandelbar. Es existiert kein ausreichendes Studienmaterial, das sich mit der systematischen Erfassung langfristiger organischer Folgen beschäftigt. Die Mehrzahl der operierten Frauen verarbeitet die Hysterektomie unproblematisch. Es liegen jedoch empirische Beobachtungen vor, die Hinweise auf eine problematische Verarbeitung der Hysterektomie geben.

Von Richards (41) wurde der Begriff des Posthysterektomie-Syndroms geprägt. Darunter werden postoperativ jahrelang persistierende seelische Störungen verstanden. In der Vorgeschichte der betroffenen Frauen gab es hingegen keine Hinweise auf etwaige psychische Störungen. Diese Beobachtungen wurden in späteren Studien jedoch widerlegt. Auch unter Belassung der Ovarien kann es nach Hysterektomie zu ovariellen Ausfallserscheinungen kommen. Die pathophysiologischen Mechanismen sind nicht vollständig geklärt. Auffällig ist auch, dass hysterektomierte Patientinnen früher ins Klimakterium kommen als nicht hysterektomierte Frauen. Die Operationsindikation kann nicht sorgfältig genug überprüft werden.
Die Verarbeitung wird durch das innere Körperbild der Frau beeinflusst (38).
Die Hysterektomie wird bei der psychisch reifen Frau in der Regel keine psychopathologischen Veränderungen bewirken. Der Trauerprozess um den Organverlust und eine Neuorientierung der weiblichen Identität finden allerdings in jedem Fall statt.

Die beidseitige Ovarektomie bedeutet den endgültigen Fortfall der Fortpflanzungsfähigkeit und der ovariellen Funktion. Bei jungen Frauen sollte eine zyklusadaptierte hormonelle Substitution mit Estrogen-Progesteron-Kombinationspräparaten erfolgen, um den negativen Auswirkungen des Estrogenmangels auf Knochendichte und Gefäßsystem vorzubeugen.

Die **Brustdrüse** ist ein auch von außen sichtbares Organ weiblicher Identifikation. Sie symbolisiert Attraktivität und Mütterlichkeit, aber auch Potenz und sexuelle Lust. Diese Bedeutung der weiblichen Brust impliziert die Entwertung von Frauen, die an der Brust operiert wurden. Nicht überraschend sind demzufolge die psychosomatischen Langzeitfolgen einer Mammaoperation. Dabei geht es insbesondere um somatische Ausdrucksformen einer depressiven Reaktion (Schlafstörungen, Erschöpfung, Schwindel, Herz-Kreislauf-Beschwerden). Des Weiteren leiden die Patientinnen unter sozialer Isolation und Minderwertigkeitsgefühlen. In ca. 50 % der Fälle tritt eine postoperative Beziehungsstörung auf.

Die **onkologischen Patientinnen** stellen eine Sondergruppe dar. Die existenzielle Bedrohung durch die Krebserkrankung führt zur Aggravierung der psychischen Operationsauswirkungen.

Zur Prophylaxe psychosomatischer postoperativer Komplikationen ist die gute präoperative Vorbereitung der Patientin erforderlich. Je klarer und dringlicher die Operationsindikation für die Patientin ist, umso weniger Probleme sind zu erwarten. Je aufgeklärter die Patientin über Operationsindikation und -folgen ist, umso weniger konflikthaft wird die Operation verarbeitet. Bei Frauen mit psychosomatischen oder neurotischen Vorerkrankungen ist die Indikation sehr sorgfältig zu prüfen (25). Es ist hilfreich, präoperativ mit der Patientin zu thematisieren, was nach der Operation besser sein soll und was ihre Erwartungen sind.

Kommt es zu Störungen im Bewältigungsprozess, äußern diese sich zumeist als reaktive Depression und/oder Sexualstörungen. Dauern die depressiven Reaktionen mehr als zwei bis drei Wochen postoperativ an, sollte psychotherapeutische Betreuung erwogen werden. In der Behandlung negativer psychischer Operationsfolgen sind das ärztliche Gespräch gemäß der Psychosomatischen Grundversorgung und psychotherapeutische Ansätze sinnvoll.

Hilfreich bei der Prophylaxe postoperativer psychosexueller Störungen scheint eine frühzeitige Aufnahme des Geschlechtsverkehrs zu sein.

Am belastendsten wird der Zeitpunkt der Diagnosestellung erlebt. Oftmals sind die Frauen in der Ausnahmesituation, in der sie sich befinden, nicht in der Lage, das gesamte Ausmaß an Information aufzunehmen, mit dem sie konfrontiert werden. Dies ist bei der Mitteilung von Ergebnissen (z. B. der Histologie) zu berücksichtigen.

Bei Organverlusten ist es erforderlich, Hilfestellung bei der Bewältigungsarbeit zu leisten. Eine kontinuierliche Betreuung und Begleitung der Patientinnen sollte angestrebt werden.

Psychoonkologie

Innerhalb eines multifaktoriellen Krankheitsverständnisses befasst sich die Psychoonkologie mit der Einflussgröße „Psyche".
Sie beschäftigt sich mit der möglichen Psychogenese von Krebserkrankungen, den Auswirkungen der Erkrankung auf die Psyche, deren Rückwirkungen auf den Krankheitsverlauf sowie mit den Einflüssen sozialer Beziehungen auf Patientin und Krebserkrankung.
Psychische Faktoren scheinen den Verlauf von Krebserkrankungen zu beeinflussen (51). Viel Beachtung fand die Untersuchung von Spiegel et al. (52). Er fand verlängerte Überlebenszeiten bei Patientinnen mit metastasiertem Mammakarzinom, die regelmäßig an einer wöchentlichen Gruppentherapiesitzung teilnahmen.
Bestehen nun Möglichkeiten der Kompensation (Coping), ist eine positive Beeinflussung des Krankheitsverlauf denkbar. Aktive Copingmechanismen können zu längeren rezidivfreien Intervallen und längerer Überlebenszeit beitragen.

In der gynäkologischen Onkologie ist bei der Patientin mit einer tiefen narzisstischen Verletzung durch die Krebserkrankung zu rechnen. Diese ist
durch die hohe Bedeutung der gynäkologischen Organe für das weibliche
Selbstbild zu erklären. Zur Bedrohung durch eine potenziell tödliche
Erkrankung kommt noch die Störung des Körperbildes hinzu. Reaktive
Depressionen und Ängste werden postoperativ beobachtet. Störungen im
Bereich von Partnerschaft und Sexualität können auftreten. Häufiger folgt
der emotionale Rückzug aus sozialen Kontakten und Beziehungen mit
konsekutiver Einsamkeit der Patientin. Ebenso ist auch heutzutage eine
Stigmatisierung Krebskranker nicht von der Hand zu weisen (47). Die durch
die Erkrankung ausgelöste Krise erfordert die Neuentwicklung von Be-
wältigungsstrategien. Hier erwartet die Patientin Hilfe durch die Ange-
hörigen sowie durch den betreuenden Arzt. Die Persönlichkeit der betroffenen Patientin hat Auswirkung auf das Copingverhalten. Erfolgreiches
Coping wird geleistet von Patientinnen mit ausreichenden inneren psychischen und äußeren sozialen und ökonomischen Ressourcen. Trotz hilfrei-
cher Copingmechanismen kann jedoch der Erfolg nicht vorhergesagt
werden.

Als günstige Strategien gelten (37):

• Positiver Lebenssinn
• Konstruktiver Krankheitssinn
• Aggressionsabbau ohne Verlust der Selbstkontrolle
• Wertung der Krankheit als Herausforderung
• Aktive Problemorientiertheit
• Kämpferische Haltung
• Interne Kontrollüberzeugung
• Soziale Unterstützung.

Als ungünstige Strategien gelten:

• Destruktiver Lebenssinn

- Destruktiver Krankheitssinn
- Autoaggression
- Stoische Akzeptanz der Erkrankung
- Hilf- und Orientierungslosigkeit
- Depressivität
- Unzureichende soziale Unterstützung.

Was versteht die Patientin unter sozialer Unterstützung?

- Wertschätzung der Person
- Erfahren von Trost
- Vermittlung eines klaren und zuverlässigen Behandlungsschemas
- Hinweise zum Umgang mit Therapie- und Erkrankungsfolgen, z. B. für die Sexualität
- Teilnahme an einer Selbsthilfegruppe
- Unterstützung bei praktischen Verrichtungen, z. B. bei der Hausarbeit.

In der Umgebung der Patientin sind bestimmte Formen der Unterstützung an bestimmte Personen gebunden. Hier ist ein Netzwerk von Helfern sinnvoll, die – wenn möglich – ihre Aktivitäten koordinieren sollten. Die Anforderungen an die ärztlichen Aufgaben sind sehr komplex. Die Patientin begegnet dem Arzt/der Ärztin häufig mit der Erwartung auf Heilung. Im Prozess der Bewältigung sind ärztlicherseits bedingungslose Wertschätzung der Patientin, einfühlendes Verhalten und Echtheit gefordert. Dies erfordert einen Rahmen, in dem Raum für bedingungslose Fragemöglichkeit geschaffen wird, es erfordert, bei wiederholten Fragen nicht die Geduld zu verlieren und die Äußerung auch negativer Gefühle zuzulassen. In organisatorischen Fragen wird von Seiten der Patientin Zuverlässigkeit gefordert.

In einer Gesellschaft, die Gesundheit und Leistungsfähigkeit idealisiert, haben Einschränkungen durch Krankheit wenig Daseinsberechtigung. In besonderem Maße gilt das für die Krebserkrankung, da Tod und Sterben gesellschaftlich tabuisierte Bereiche sind. Auch bei Überlebenden einer Krebserkrankung sind psychische Folgen zu beobachten. Es besteht große Verunsicherung hinsichtlich der Zukunftsplanung (so genanntes Damokles-Syndrom). Die Folgen der Therapie erfordern häufig langfristige Anpassung an ein verändertes Körperbild, z. B. nach Mastektomie. Die psychologische Vorbereitung auf physiologische Veränderungen, z. B. die zu erwartende Amenorrhoe nach Hysterektomie oder der Eintritt klimakterischer Symptome nach Ovarektomie, sind wichtige Aufgaben des Arztes/der Ärztin.

Den **Prozess des Sterbens** zu begleiten ist eine der schwierigsten Aufgaben ärztlicher Tätigkeit. Psychische Reaktionen auf die Bedrohtheit des Lebens sind neben Ängsten, Depressionen und Stimmungsschwankungen auch Gefühle der Wut und Schuld. Hier können das ärztliche Gespräch gemäß der Psychosomatischen Grundversorgung und gegebenenfalls Psychotherapie begleitend eingesetzt werden. In der Familie werden oftmals schwere Kommunikationsstörungen auftreten. Schwelende Familienkonflikte können manifest werden. Diese Schwierigkeiten sind Ausdruck der Überforderung der beteiligten Personen mit der Situation.

Eine wichtige Funktion in der Unterstützung Krebskranker hat die Teilnahme an **Selbsthilfegruppen**. In der Gruppe können notwendige Neuorientierungen in der weiblichen Identität stattfinden. Selbsthilfegruppen sind eine wichtige Ergänzung zu Angeboten der institutionalisierten Medizin. Vor allem der subjektiv erlebte Autonomieverlust kann durch die Selbsthilfegruppe gemindert werden.

An begleitenden psychotherapeutischen Verfahren hat sich die Anwendung von Entspannungstechniken (siehe Tabelle 2) bewährt.

Tab. 2: Angewandte Entspannungstechniken in der Onkologie

1. Progressive Muskelrelaxation nach Jacobson
2. Biofeedback
3. Visualisierung nach Simonton
4. Autogenes Training
5. Heileurythmie
6. Hypnose
7. Künstlerische Therapien (Maltherapie, Musiktherapie)

In der Psychotherapie werden bei onkologischen Patientinnen eher stützende Verfahren angewendet. Seltener ist die tiefenpsychologische und aufdeckende Psychotherapie indiziert.

Bei an Krebs erkrankten Frauen nimmt häufig die sexuelle Appetenz ab, während das Bedürfnis nach Zärtlichkeit und Geborgenheit durch körperliche Nähe zunimmt. Hier kann die Sexualberatung des Paares präventiv zur Vermeidung von Partnerkonflikten hilfreich sein.

Weiterführende Literatur

- Frick-Bruder V, Kentenich H, Scheele M. (Hrsg.) 1995 **Psychosomatische Gynäkologie und Geburtshilfe.** Gießen
- Hoffmann S O, Hochapfel G. 1999 **Einführung in die Neurosenlehre und Psychosomatische Medizin.** Stuttgart
- Kentenich H, Rauchfuß M, Diederichs P. (Hrsg.) 1994 **Psychosomatische Gynäkologie und Geburtshilfe.** Berlin
- Neises M, Ditz S. (Hrsg.) **Psychosomatische Grundversorgung in der Frauenheikunde.** Stuttgart
- Stauber M, Kentenich H, Richter D. (Hrsg.) 1999 **Psychosomatische Frauenheilkunde und Geburtshilfe.** Berlin
- Von Uexküll Th. 1996 **Psychosomatische Medizin.** München

Affektive Störungen – Depression

Walter Dmoch

AFFEKTIVE STÖRUNGEN – DEPRESSION

Walter Dmoch

Primäre Störungen des Affektlebens

In den psychiatrischen Darstellungen funktioneller und affektiver Psychosen werden gemeinhin biochemische Aspekte, die eigentlich die Pathogenese darstellen, als ursächlich diskutiert; dabei werden ätiologische und pathogenetische Elemente des Erkrankungsprozesses als „kausal" vermischt. Eine zugleich somatisch, psychisch und sozial orientierte Auffassung der Vorgänge bei Erkrankung und Genesung wird hier – wohl gleichzeitig, aber gewichtet – zur Differenzierung beitragen und eine genauere Therapieplanung gestatten.

Frauenärzte erwarten solche Störungen am ehesten im Zusammenhang mit prämenstruellen Störungen sowie Anpassungsstörungen in der Schwangerschaft und im Wochenbett; hierbei können die Symptome von häufiger gelinder Ausprägung bis zu sehr selten auftretender schwerer Gestörtheit psychotischen Ausmaßes reichen.

Häufigkeit psychischer Schwierigkeiten in nicht psychiatrischen ärztlichen Praxen

Eine 1973 bei Allgemeinpraktikern und nicht psychiatrischen Fachärzten in verschiedenen europäischen Ländern durchgeführte Umfrage zum Thema Behandlung der Depression in der täglichen Praxis (Pöldinger 1974) führte zu dem Ergebnis, dass immerhin 71 % der antwortenden Ärzte den Anteil ihrer Patienten, die ausschließlich wegen seelischer Störungen zu ihnen kommen, mit bis zu 10 % einschätzen. Diese Schätzung dürfte eher zu niedrig sein.

Die Tatsache, dass als genuin gynäkologisch angesehene Symptome wie Blutungsstörungen, Miktionsstörungen, sexuelle Erlebensstörungen und ein Teil der Unterleibsschmerzen ohne Organbefund direkte Folgen oder körperliche Korrelate der Depression sein können, war noch kaum bekannt. Erstmals wurden Symptome aus dem Bereich der Gynäkologie als Korrelate depressiven Erlebens in größerem Umfang von Molinski (Roemer 1953, Molinski 1971, 1978) dargestellt: Unterleibschmerzen ohne Organbefund, dysfunktionelle Blutungen, Miktionsstörungen und andere funktionelle Störungen im Bereich des frauenärztlichen Fachgebiets, wie schmerzhafte Schwangerschaften, Beeinträchtigungen der Sexualität, dranghaftes Operationsbegehren und Kreuzschmerzen erwiesen sich in vielen Fällen als mit einer Depression verbunden.

Insofern sind die Schätzungen der Depressionshäufigkeit, wie sie bei Kielholz (1975) von Frauenärzten angegeben werden, als eher zu niedrig anzusehen. In der frauenärztlichen Praxis ist damit zu rechnen, dass ein beachtenswerter Anteil der Patientinnen an psychischen Symptomen mit affektiver Genese leidet; dabei ist nicht allein an die melancholischen Störungen, sondern auch an die Störungen neurotischer Prägung mit Affekten des Ärgers, der verhaltenen Wut und unterschiedlichen Erscheinungsformen der Angst zu denken.

Nach jüngeren Untersuchungen leiden mindestens 20 % der ambulanten Patienten von Allgemeinärzten primär oder sekundär an psychischen Störungen (Kessler et al. 1987; Barret et al. 1988), die in der Regel nicht vom Psychiater, sondern von Allgemeinärzten und Fachärzten verschiedener Spezialität behandelt werden (Regier et al. 1978; Schumann et al. 1985). Dabei handelt es sich in der Allgemeinpraxis meist um depressive Störungen, Angststörungen, somatoforme Störungen und Alkoholprobleme (Schumann et al. 1985; Kamerow et al. 1986). Aus verschiedenen Studien hat sich leider ergeben, dass bis zur Hälfte dieser Patienten bei Allgemeinärzten diagnostisch falsch zugeordnet werden, was erhebliches individuelles Leiden bedeutet und in Zeiten verknappter Ressourcen volkswirtschaftlich nicht belanglos ist (Andersen et al. 1989; Wells et al. 1989; Broadhead et al. 1990). Im Sinne einer evidenzbegründeten Medizin und der Qualitätssicherung sind hier Handlungsbedarf und Verbesserungspotenzial vorhanden.

Melancholie/major depression

Bei den melancholischen Störungen stellen die Veränderungen von Gestimmtheit und Antrieb als Konstituenten der Affekte die Grundlage der Symptombildung dar. Die Symptomatik ist überwiegend im Psychischen ausgeprägt, und begleitende somatische Beschwerden sind als vegetative Korrelate psychischen Geschehens leicht zu erkennen; andere Symptome sind im Zusammenhang mit ihnen als Folge von Abwehr und Anpassung (Bewältigungsversuche) zu verstehen.

Kriterien der Diagnose

Beim Versuch einer Beschreibung der unter nosologischen und ätiologischen Gesichtspunkten uneinheitlichen Depressionsformen ist zunächst auf das allen Depressionsformen Gemeinsame abzuheben. Es handelt sich um das Zusammentreffen von Veränderungen der körperlichen und psychischen Befindlichkeit:

1. Niedergedrückte Grundstimmung (so genanntes trauriges Herabgestimmtsein)
2. Veränderungen der Denkvorgänge in formaler und inhaltlicher Hinsicht (z. B. Beschleunigung, Sprunghaftigkeit, Verlangsamung, Hemmung, inhaltliche Veränderungen: Hypochondrie und/oder Wahn)
3. Veränderungen der Willensfunktionen und des psychomotorischen Ausdrucks.

Dabei werden die Minderung des Lebensgefühls und das psychische Herabgestimmtsein in einer leibhaft empfundenen Traurigkeit als Kardinalsymptome des depressiven Syndroms aufgefasst; zu den fakultativ hinzutretenden Symptomen zählt man somatische Beschwerden, besonders im Bereich der Vitalität und der Körpergefühle. Je nach dem Hervortreten der unterschiedlichen Phänomene charakterisiert man den depressiven Zustand näher, indem man zusätzlich die Qualität der Antriebslage einbezieht (gehemmt oder agitiert). Es ergibt sich daraus folgende Einteilung der Depressionen nach ihrer phänomenologischen Betonung:

Überwiegendes Phänomen	Syndromorientierte Diagnose
1. Traurigkeit, Bedrücktheit	traurig-bedrückte Depression
2. Angst, Unruhe, Getriebenheit	agitierte Depression
3. Hemmung, Verlangsamung	gehemmte Depression
4. Somatische Symptome	larvierte (maskierte, vegetative) Depression, „depressio sine depressione"

Für die Diagnose ist neben dem Hauptkriterium des depressiven Affekts im Ausdrucksverhalten und der Absenkung der Stimmungslage als Folge einer nachhaltigen Minderung des Selbstwertgefühls das zusätzliche Vorhandensein von mindestens vier der folgenden acht Kriterien (ICD 10, 1991, 128) gefordert, zusammen also fünf Kriterien:

1. Apathie: Abgeschlagenheit, Energiemangel, rasche Erschöpfbarkeit, verminderte Initiative
2. Denkstörungen: Gedankenablauf erschwert/verlangsamt, und Konzentrationsstörungen
3. Schuldthematik: Selbstanklagen, Schuldgefühle, Gefühle der Wertlosigkeit und Insuffizienz
4. Freudlosigkeit: Verlust der Lebensfreude, gewohnter Interessen, Unfähigkeit zu genießen.
5. Lebensüberdruss: Suizidgedanken, Gedanken an Tod und Sterben
6. Antriebsveränderungen: Steigerung (Getriebenheit, Angst) und/oder Hemmungserscheinungen
7. Schwankungen der Befindlichkeit: im Tagesverlauf (Morgentief), auch im Jahresverlauf (Frühjahrs- und Herbsttief)
8. Veränderungen der Vitalsphäre: Schlafstörungen, Gewichtsstörungen, Appetitstörungen, Geschmacks- und Geruchsstörung, abnorme körperliche Empfindungen (Leibgefühlsstörungen), Schwindelgefühle.

Die klassische Bezeichnung der funktionellen Depression ist die der krankhaften Schwermut als Melancholie; ihr polares Gegenstück ist die Manie als grundlose himmelhoch jauchzende Gestimmtheit, meist von einer erheblichen Steigerung des Antriebs begleitet. Als charakteristisch wird das phasenhafte Auftreten krankhafter Auslenkungen von Antrieb und Gestimmtheit angesehen. Die heutige psychiatrische Klassifikation unterscheidet bei den manisch-depressiven Krankheiten nach dem WHO-ICD (10) sieben Gruppen affektiver Störungen mit bis zu zehn Untergruppen, die nach Schweregrad, Verlaufstyp und Begleitsymptomatik zu differenzieren sind:

F30 manische Episode

F31 bipolare affektive Störung

F32 depressive Episode

F33 rezidivierende depressive Störung

F34 anhaltende affektive Störung

F38 andere affektive Störungen

F39 nicht näher bezeichnete affektive Störung

In unserem Arbeitsbereich für Psychosomatische Frauenheilkunde wird klinisch deskriptiv zwischen Depressionen psychotischen Ausmaßes und Depressionen neurotischer Prägung unterschieden; ergänzt wird die Diagnostik durch die Deskription und Beurteilung der Beimischung von Affekten der Angst oder der Aggression.

Das Hauptbeurteilungskriterium bleibt dabei die aus der Mittellage herausgelenkte bedrückte oder gehobene Gestimmtheit (der depressive bzw. manische Affekt) mit einer Veränderung von Antrieb (Schwung, Initiative) und einer Herabsetzung bzw. Steigerung des Selbst(wert)-gefühls, wie es von Freud als Unterscheidung zwischen Trauer und Melancholie (1916) meisterlich beschrieben wurde.

Trauernden ist die Welt durch den Verlust eines äußeren Objekts arm und leer geworden, Melancholischen ist die innere Welt (das Ich) leer und verarmt. Ihre Sorgen kreisen um zentrale Themen wie die Bedrohung des wirtschaftlichen (Verarmungsangst), geistigen (Angst vor dem

Verrücktwerden) und leiblichen (Angst vor unerkannter Krankheit) persönlichen Wohls.

Gerade die letztgenannte Ausprägung begegnet dem Frauenarzt häufig in Gestalt der Furcht, an einer trotz zahlreicher Untersuchungen unerkannten Erkrankung zu leiden. Hinzu kommen auch zentrale Themen weiblicher Biographien (Dmoch 1989) wie Schwangerschaften, Geburten (auch Fehlgeburten, intrauteriner Fruchttod und Abtreibungen) sowie Lebensthemen (Havighurst 1963) in den Beziehungen zu den „Signifikanten Anderen" (Sullivan 1953). Für die frauenärztliche Praxis bedeutsam sind die Kategorien „andere anhaltende affektive Störungen" (F34.8) und „andere einzelne affektive Störungen" (F38, insbesondere F38.1 „andere rezidivierende affektive Störungen"), wenn sie im Zusammenhang mit dem Menstruationszyklus auftreten; hier wird die Codierung zusätzlich mit N94.8 für „andere näher bezeichnete Zustände im Zusammenhang mit den weiblichen Genitalorganen und dem Menstruationszyklus" empfohlen; für die „nicht näher bezeichneten Zustände" dieser Art gilt die Ziffer N94.9.

Unabhängig von den somatischen Begleiterscheinungen, deren symptomatische Wertigkeit immer differentialdiagnostisch geklärt werden muss, ist bei Erfülltsein der Kriterien für eine Depression vom endomorphen (endogenen, psychotischen) Prägnanztyp eine konsequente Pharmakotherapie mittels Thymoleptika unumgänglich; eine psychiatrische Diagnostik und etwa auch Mitbehandlung ist zu erwägen. [1]

Psychopathologie im Erfahrungsbereich des Frauenarztes

Bei der Erwähnung psychischer Auffälligkeit vom depressiven Typ sprechen Frauenärzte bevorzugt von „Schwangerschaftsdepression" und „Wochenbettdepression", weil ihnen in diesem Zusammenhang Depression am besten vertraut ist. Bei näherem Eingehen erweist sich, dass sie an Depressionen und andere Störungen von psychotischem

---

[1] Besondere Sorgfaltspflichten in der Schwangerschaft und Laktationsphase s. den Abschnitt „Praktische Psychopharmakotherapie", S. 328ff.

Ausmaß zu denken gewohnt sind, obgleich sie einräumen, dass derartige Störungen von Schwangerschaft und Wochenbett selten, die nicht psychotischen Phänomene dieser Anpassungsstörungen jedoch vielfältig und von neurotischem Gepräge sind.

Wenn solche pathologischen Erscheinungen im Wochenbett die diagnostische Bezeichnung „post partum" erhalten, so wird damit ein zeitlicher und weniger ein nosologischer oder gar kausaler Zusammenhang ausgedrückt. Hier wird zur Codierung nach dem ICD-10 die Ziffer F53 vorgeschlagen für „psychische oder Verhaltensstörungen im Wochenbett, andernorts nicht klassifizierbar". Spezifischere Diagnosen sind unter der jeweiligen Kategorie zwischen F20 bis F45 zu klassifizieren.

G. Condrau betont (1965), dass Schwangerschaft und Niederkunft nicht schon an sich die Bedeutung eines kausalen Prozesses besitzen, „... *sondern lediglich den Stellenwert eines Ereignisses, das den Menschen, wie früher die Pubertät oder später das Klimakterium, mit den wesentlichen Wendepunkten seiner Existenz konfrontiert"* (Condrau, 347)

Kraus (1977) sieht hier mehr die „*Bedeutungsgehalte der Ereignisse als Identitätskrisen im Rahmen der hier geforderten Rollenübernahme".* Das Wochenbett ist oft durch besonders heftige emotionale Auseinandersetzungen bei gleichzeitiger Beeinträchtigung (Hertz und Molinski 1983) der synthetischen Ich-Funktionen, der Selbstkontrolle und der Wahrnehmungsfunktionen gekennzeichnet, was das Auftreten von Anpassungsstörungen erleichtert.

Paradigmatische Symptombildungen in der „Werdekrise" des Wochenbettes

Prill (1964) vertrat die Auffassung, dass in der Krisensituation des Wochenbettes „fremd- und situationsneurotische Konstellationen" organisch anmutende Funktionsstörungen nach sich ziehen. Auch wenn diese Fälle nicht den spezifischen Zusammenhang zwischen der phasentypischen Aufgabe dieser Übergangszeit, ihrer Psychodynamik und der Erscheinungsform der Krankheit darstellen, wird doch die Vielfalt der Erkrankungsmöglichkeiten erkennbar.

„Die Anpassungsstörungen im Wochenbett bestehen eben nicht nur aus entweder Heultag oder Psychose", wie ein Geburtshelfer in einer Balintgruppe formulierte.

Entsprechend den oben beschriebenen vielfältigen Bedeutungen ist auch die von pathologischer Anpassung nicht allein durch die individuelle Problematik der Frau und die Struktur ihrer Persönlichkeit bestimmt. Das Wochenbett ist ebenso durch die somatisch bedingte Minderung der Ichleistungen wie Impulskontrolle, Realitätsprüfung, Ich-Kohärenz usw. sowie durch besonders heftige emotionale Auseinandersetzungen bei gleichzeitiger seelischer Labilisierung gekennzeichnet, so dass Symptombildungen durch das Zusammenwirken von Soma und Psyche begünstigt werden.

Diese treten auf als unspezifische Unruhe, Angstzustände, Unzulänglichkeitsgefühle und Selbstzweifel, Abneigung gegen das Stillen, Störungen des Milcheinschusses, Verminderung oder Übersteigerung des Milchflusses, unerklärliche Inappetenz oder aber absonderliche Appetitregungen wie zu Beginn der Schwangerschaft, plötzlich auftretende Panikzustände, Depressionszustände im Wochenbett, diverse körperliche Missempfindungen und unerklärliche Schmerzen, Versagensängste, zwanghafte Grübeleien über vermeintliche und tatsächliche Gefährdungen des Kindes, Angst vor Impulshandlungen aggressiver Art, Todesgedanken und sogar Todeswünsche gegenüber dem Kind, im Extremfall auch Vernachlässigung bis zu aktiver Misshandlung und gar Kindstötung, also vielfältige neurotische Reaktionen, Neurosen (Friedrichs 1951; Haritz 1958) und Psychosen im Wochenbett.

Wochen-Wehmut, postpartuale emotionale Insuffizienz, Einführungskrise, post-partum-blues, milk-blues oder bei uns der „Heultag" sind klinische Bezeichnungen unterschiedlichen Reflektionsgrades, die Phänomene einer in vielfältigerer Ausprägung traurigen Verstimmtheit und affektiven Labilität meinen, wie sie bei bis zu drei Viertel aller Wöchnerinnen auftreten (Droba und Whybrow 1985) und meist nach wenigen Tagen wieder abklingen.

Die Psychosomatik und die Psychopathologie des Wochenbettes stellen nach unseren Beobachtungen im Unterschied zu den eher seltenen psychotischen Erkrankungsformen (Drenk 1972, Dmoch 1989, 1999) zum überwiegenden Teil keine eigentlichen Krankheiten dar, sondern sind emotional akzentuierte Auslenkungen der psychischen Verfassung unter den biologischen und psychologischen Bedingungen dieser Entwicklungs- und Reifungsphase.

Störungsmuster vom psychoreaktiven und psychosomatischen Prägnanztyp
Im Wochenbett kommen psychische Versagenszustände infolge von Erschöpfung sowie angstgetönte Zustände von dekompensierter neurotischer Anpassung sehr viel häufiger vor als funktionelle Psychosen. Die phänomenologische Vielfalt postpartual beginnender vegetativer Neurosen führt Friedrichs (1951) ursächlich auf *„eine Bedrohung der Individuation ... infolge unzureichender Verwirklichung der eigenen Geschlechtsbestimmung"* zurück.

Interessant ist sein Befund, dass bei seinen Patientinnen in der Anamnese die ganze Vielfalt psychosomatischer Beschwerden festzustellen ist, wie sie in der übrigen Frauenheilkunde vorkommen. Ähnlich sieht es Mester (1979). Das Wochenbett mit seinen Störungsmustern ist also paradigmatisch für die psychosomatischen Symptombildungen der Frauenheilkunde:

„Kreuz- und Unterleibschmerzen ... fast stets im Verein mit zahlreichen weiteren Symptomen ... nervöse Reizbarkeit, Abgespanntheit, Neigung zu depressiven Verstimmungen, ... Miktionsstörungen, Kopfschmerzen, Schlafstörungen" (Friedrichs, 610 f.)

Es wird deutlich, dass nach der Untersuchung von Haritz (l. c.) die depressiven Verstimmungszustände nur einen geringeren Teil der Symptomatik des Wochenbettes ausmachen; man könnte allerdings vermuten, dass eben diese Verstimmungszustände als derart normal für diese Zeit angesehen wurden und nur bei stärkerer Ausprägung beson-

derer Erwähnung bedurften, weil sie nach verbreiteter gynäkologischer
Meinung eine Tendenz zu spontaner Ausheilung aufweisen.

Auch Derbolowski (1980) verwies auf diverse Literaturstellen, die wie
auch seine eigene Untersuchung gerade die Abwesenheit depressiver
Affekte beschreiben und Beschwerden wie Ängstlichkeit und Furcht,
Störungen mnestischer Leistungen und emotionale Labilität feststellen.
Nicht allein Angst oder Depression können symptomgenerierend wirken,
sondern ebenso aggressive Affekte wie Zorn, Wut, Groll oder ihre abge-
schwächten Erscheinungsformen wie Ärger und Gereiztheit; am häufigsten sind wohl ihre Mischformen im Wechselspiel von Affekt und Abwehr.
Hier ist also eine sorgfältige Differenzierung notwendig, um eine erfolgreiche Behandlungsstrategie zu entwickeln.

Neurotische Depression (minor depression F32, Dysthymia F34.1)

Besonders bei den leichteren Formen der depressiven Verstimmtheit wird
man im ICD-10 die vertraute Kategorie der reaktiven und neurotischen
Depression oder der depressiven Neurose vermissen. Im Bemühen um vor-
urteilsfreie Deskription werden alle Formen der Depression (und der
Manie) nach ihren Schweregraden unterschieden; zusätzliche Differen-
zierungen sind nach dem Vorkommen wahnhafter Symptome und nach
Kriterien des Verlaufs (monopolar, bipolar, rezidivierend/phasisch) möglich. Was früher als reaktive Depression (psychogene Depression, depressive Reaktion) bezeichnet wurde, wird nun mit dem Begriff „depressive
Episode" (F32) gefasst und nach Schweregraden sowie den Beimisch-
ungen somatischer und etwa auch psychotischer Symptome in neun
Untergruppen differenziert. Kennzeichnend sind hier die etwas weniger
stark ausgeprägten Depressionszeichen, die auch bei der Melancholie gelten, wobei die erhöhte Ermüdbarkeit nach kleinen Anstrengungen und die
Einschränkung der Aktivität hinzukommen. Die frühere Bezeichnung
„depressive Neurose" ist durch den Begriff „Dysthymie" (F34.1) ersetzt.

Ferner sind depressive Erkrankungen als Reaktion auf belastende Lebensereignisse im Sinne der Anpassungsstörungen einzuordnen. Hierfür sind die Ziffern im Kapitel F43 vorgesehen, unter anderem auch die posttraumatische Belastungsstörung (F43.1), die meist mit einer mehrwöchigen Latenz einsetzt. Die Symptome umfassen depressive Verstimmtheit und das Gefühl, mit alltäglichen Dingen nicht zurechtzukommen, zu planen oder mit der alltäglichen Routine zurechtzukommen.

Depressive Anpassungsstörungen sind Leidenszustände mit starker emotionaler Beeinträchtigung, welche die sozialen Funktionen und Leistungen behindern; sie treten während der Anpassung an ein belastendes Lebensereignis und nach schwerer körperlicher Erkrankung auf. Hierher gehören auch depressive Reaktionen (F 43.20 bis F43.24) wie etwa die so genannte pathologische Trauerreaktion, die jeweils nach ihrer Dauer unterschieden werden.

Dysthymie ist wesentlich gekennzeichnet durch lang andauernde depressive Verstimmungszustände, die nie ausgeprägt genug sind, um die Kriterien für eine „rezidivierende leichte" oder „mittelschwere depressive Störung" zu erfüllen. Gewöhnlich beginnt sie im frühen Erwachsenenalter und dauert bis zu mehreren Jahren; im höheren Lebensalter ist ihr Beginn oft mit einer depressiven Episode oder einer pathologischen Trauerreaktion verbunden.
Es ist vorgesehen, bei den Depressionen die fünfte Stelle der Codierungsziffer für das Vorkommen somatischer Beschwerden zu reservieren, so dass es für die depressive Episode etwa heißen kann: „rezidivierende depressive Störung F33.10, gegenwärtig mittelgradige Episode ohne somatische Symptome" oder „rezidivierende depressive Störung F33.11, gegenwärtig mittelgradige Episode mit somatischen Symptomen". Unter Umständen kann eine zusätzliche Codierung nach anderen Ziffern erforderlich werden. (Vergl. F46.3x)

International war bisher in der Psychiatrie die Bezeichnung „affektive Störungen" beschränkt auf die psychotischen Veränderungen der Gestimmtheit wie bei den Depressionsformen (Melancholie bzw. major depression und Manie). In jüngster Zeit wird auch die neurotische Depression (bzw. minor depression) dazu gezählt. Die mit anderen pathogenetisch relevanten Affekten verbundenen Symptombildungen sind aber ebenfalls affektbedingte Störungen und sollen hier dargestellt werden, weil das aus diesen pathogenetischen Konzepten ableitbare therapeutische Vorgehen in der frauenärztlichen Praxis einen guten Zugang zur Behandlung bei zahlreichen psychosomatisch anmutenden Beschwerden ermöglicht.

Andere affektbedingte Störungen

Angststörungen (F40 „Phobische Störung" und F41 „andere Angststörungen")

Bei diesen Störungen steht der Affekt der Angst ganz im Zentrum der psychischen Befindlichkeit und der Symptombildung; die Angst ist nicht auf bestimmte Umstände bezogen; phobische Symptome wie auch Zwangssymptome als inkomplette Abwehrversuche und depressive Symptome als Reaktion auf die Einschränkung der persönlichen Entfaltung und Freiheit durch die Angstbeschwerden können begleitend auftreten.

Phobie (F40)

Zu dieser Gruppe von angstbedingten Störungen gehören all diejenigen, die vorwiegend durch umschriebene und objektiv ungefährliche Situationen oder Objekte außerhalb der betreffenden Patientin ausgelöst werden; typisch ist das reaktive Vermeiden und, wo dies nicht möglich ist, das angstvolle Ertragen entsprechender Situationen; dies gelingt meist in Gegenwart eines „phobischen Begleiters" leichter.
Die Beschwerden können auch mit besonderer Betonung körperlicher Korrelate von Angst geschildert werden wie Herzklopfen, Schwächegefühle und unspezifischem Schwindel. Die meisten Arten von Phobie wer-

den häufiger von Frauen als von Männern geklagt.
Unterschieden werden Agoraphobie (F40.0), die eine klassische Er-
krankungsform darstellt, und die in jüngster Zeit vermehrt beachtete
soziale Phobie (F40.1), die oft im Jugendalter beginnt („Menschenscheu"),
spezifische (isolierte) Phobien (F40.2), wie zum Beispiel Tierphobien,
Klaustrophobie und Examens- oder Höhenangst.

Angstattacken (F41.0)

Angstattacken werden heute mit dem Begriff Panikattacken bezeichnet,
der wissenschaftliche Begriff ist „Panikstörung" oder „episodisch pa-
roxysmale Angst". Hier sind die wie aus heiterem Himmel wiederkehrenden, doch oft nur wenige Minuten andauernden schweren Angst-
anfälle kennzeichnend, die sich nicht auf bestimmte Situationen oder
Umstände beziehen und sich daher auch nicht vorhersehen lassen.
Nicht selten klagen die Betroffenen bevorzugt über körperliche Folgen
der Angst wie Engegefühl in der Brust, Atembeschwerden, Erstickungs-
gefühle oder Herzklopfen, zum Teil mit Sterbensängsten. Dem erstmali-
gen Erleben einer solchen Panikattacke folgt in der Regel eine persistierende Ängstlichkeit, die sich als „Angst vor der Angst" auf die Wieder-
holung des Ereignisses bezieht.

Generalisierte Angststörung (F41.1)

Bei der generalisierten Angst tritt die fortwährend bestehende Angst frei
flottierend auf, die Patientinnen leiden an ihrem angstvollen In-der-Welt-
Sein.
Wie bei allen Angsterkrankungen können von Seiten der Betroffenen
körperliche Begleitumstände der Angst hervorgehoben werden wie
Nervosität, Muskelanspannung, Zittern, Schweißausbrüche und Benom-
menheit oder Schwindelempfindungen. Auch ständige Befürchtungen,
dass Unglücke und schwere Schicksalsschläge bevorstünden, gehören
zu diesem Beschwerdebild, das durch eine Vielzahl weiterer ängstlicher
Besorgnisse geprägt sein kann. Frauen sind bevorzugt von diesem durch
Phasenhaftigkeit und Chronifizierung geprägten Krankheitsbild betroffen.

Andere Angstsyndrome (Angst und depressive Störung, gemischt F41.2)
Im Praxisalltag stellen sich häufig Patientinnen vor, die sowohl depressiv als auch ängstlich verstimmt wirken und über zahlreiche somatische Beschwerden klagen. Dennoch sollen ihre Störungen diagnostisch nur zurückhaltend als gemischte Störung klassifiziert werden und auch nur dann, wenn nebeneinander Symptome der Angst und der Depression ohne eindeutiges Vorherrschen des einen oder anderen Affektes bestehen. Lassen sich die Beschwerden eindeutig auf belastende Lebensereignisse beziehen, muss das Beschwerdebild als Anpassungsstörung (F43.2) diagnostiziert werden.

Symptome als Korrelate zu verschiedenen Affekten und ihrer Abwehr

Störungsformen vom neurotischen Prägnanztyp, funktionelle Störungen sowie Belastungsreaktionen und somatoforme Störungen sind im Kapitel F40 bis F49 (ICD-10) zusammengefasst, weil sie im historischen Kontext wegen ihrer psychogenen Ätiologie immer gemeinsam klassifiziert wurden. In der Primärversorgung, zu deren Bereich auch die Praxis des niedergelassenen Frauenarztes als „Hausarzt der Frau" gehört, wird man häufig Mischformen antreffen, wobei das gemeinsame Vorkommen von Beschwerden ängstlicher und depressiver Färbung neben den funktionellen Körpersymptomen an erster Stelle steht.
Eine große Zahl von Patientinnen der frauenärztlichen Praxis klagt über funktionell anmutende Beschwerden ohne pathologische Organbefunde (somatoforme Störungen), die sowohl mit ängstlichen als auch depressiven Verstimmungszuständen verbunden sind, ohne dass sie die Kriterien von depressiven Störungen oder Angststörungen erfüllen. Sie sollen hier erwähnt werden, weil sie in der frauenärztlichen Praxis nicht durch einen unmittelbar konfliktorientierten Zugang behandelbar sind, sondern durch Beachtung des vorherrschenden Affekts (siehe „Vom konfliktzentrierten Interview zum affektorientierten ärztlichen Gespräch", S. 317ff.).

Somatoforme Störungen (F45)

Von somatoformer Störung spricht man bei der wiederholten Darbietung körperlicher Symptome in Verbindung mit hartnäckig vorgetragenen Forderungen nach medizinischen Untersuchungen, obwohl unauffällige Untersuchungsergebnisse vorliegen. Alle Versicherungen der Ärzte, dass die Symptome nicht körperlich begründbar sind, fruchten wenig; wenn aber irgendwelche körperlichen Befunde vorhanden sind, dann erklären sie nicht die Art und den Schweregrad der Symptome oder das Leiden und die innerliche Beteiligung der Patientin.

Auch wenn Beginn und Fortdauer der Beschwerden eine enge Beziehung zu unangenehmen Lebensereignissen, Schwierigkeiten oder Konflikten aufweisen, widerstrebt die Patientin gewöhnlich allen Versuchen, die Möglichkeit einer psychischen Genese zu diskutieren, auch bei Vorliegen von offensichtlichen Symptomen des Spektrums depressiver und ängstlicher Affekte. Das erreichbare Verständnis für die körperliche oder psychische Verursachung der Symptome ist häufig für Patientin und Arzt gleichermaßen enttäuschend, was als Übertragungsgeschehen auf die zugrunde liegende pathogene Affektdynamik verweist.

Bei diesen Störungen besteht häufig ein gewisses Aufmerksamkeit heischendes (histrionisches) Verhalten. Dies ist besonders bei Patientinnen der Fall, die gekränkt oder ärgerlich darauf reagieren, dass es ihnen nicht gelingt, ihre Ärzte von der körperlichen Begründung ihrer Erkrankung und von der Notwendigkeit weiterer Untersuchungen zu überzeugen.

Die Differentialdiagnose betrifft die Abgrenzung vom hypochondrischen Wahn und hängt davon ab, wie gut man die Patientin und die individuelle Beschreibung ihrer Beschwerden kennt; auch wenn die Überzeugungen hinsichtlich ihres Ätiologieverständnisses schon lange bestehen und sie diese gegen jedes vernünftige Argument verteidigt, so ist sie trotz ihrer Überzeugtheit zumindest kurzfristig für eine Argumentation zugänglich, und wiederholte Versicherung körperlicher Gesundheit mindert die Ängstlichkeit. Zusätzlich können unangenehme und beängstigende Körperempfindungen als eine gesellschaftlich annehmbare

Erklärung dafür angesehen werden, dass die Überzeugung von körperlicher Krankheit entwickelt und aufrechterhalten wird. Auszuschließen sind funktionelle Sexualstörungen (F52.x), weil viele somatoforme Störungen auch mit Beeinträchtigungen des sexuellen Erlebens und Verhaltens einhergehen.

Charakteristisch sind die vielfältigen und häufig wechselnden, wiederholt auftretenden körperlichen Symptome bei Patientinnen mit einer Anamnese, die viele negative Untersuchungen und ergebnislose Operationen in einer langen und komplizierten Patientenkarriere aufweist. Da deutliche Depression und Angst häufig vorkommen, können eine wiederholte differentialdiagnostische Klärung und spezifische Behandlung erforderlich werden. Die Symptome können sich auf jeden Körperteil oder jedes Körpersystem beziehen, zu den häufigsten gehören jedoch funktionelle Oberbauchbeschwerden und abnorme Hautempfindungen (wie Jucken, Brennen, Kribbeln, Taubheitsgefühl usw.). Auch sexuelle und menstruelle Störungen sind häufig.
Im Einzelnen sind hier zu nennen:

F45.0 Somatisierungsstörung

F45.3 Somatoforme autonome Funktionsstörung

F45.4 Anhaltende somatoforme Schmerzstörung

F45.8 Andere somatoforme Störungen.

Dazugehörige Begriffe sind z. B. Psychalgie, psychogener Rückenschmerz und für die Frauenheilkunde idiopathischer Genitalschmerz und schmerzhafte Miktion; auch die so genannte „sterile Trigonumzystitis" gehört hierher.

Für die Frauenheilkunde typische und häufige funktionelle Störungen können unter den Kategorien des Kapitels F45 klassifiziert werden: somatoforme autonome Störungen des urogenitalen Systems (Funktionelle Blasenstörungen F 45.34). Hier sind besonders zu nennen: psychogener Anstieg der Miktionshäufigkeit (Pollakisurie, Dranginkontinenz), Dysurie (schmerzhafte Miktion). Ferner können hier verschlüsselt werden: dysfunktionelle Blutungen (F45. 35), Unterleibschmerzen mit schmerzhaftem Tastbefund (Spastik der sakrouterinen Ligamente, Portioschiebeschmerz [F45.36]), Fluor ohne pathologischen mikrobiologischen Organbefund („pseudoinfektiöses Syndrom der Scheide" [F45.37]) sowie andere somatoforme autonome Funktionsstörungen (F45.38).

Eine besondere Stellung hat für die Frauenheilkunde die anhaltende somatoforme Schmerzstörung (F45.4). Die vorherrschende Beschwerde ist hier ein andauernder, schwerer und quälender Schmerz, der nicht durch einen physiologischen Prozess oder eine körperliche Störung (kein Korrelat zu einem Affekt) bedingt ist und als rein mentale Symptombildung in Verbindung mit emotionalen Konflikten oder vorherrschenden psychosozialen Problemen auftritt. Diese sollten schwerwiegend genug sein, um als entscheidende ursächliche Einflüsse zu gelten. Die Folge ist eine beträchtliche persönliche oder medizinische Betreuung oder Zuwendung (sekundärer Krankheitsgewinn).

Hier nicht zu berücksichtigen ist ein vermutlich psychogener Schmerz im Verlauf einer depressiven Störung oder einer Schizophrenie.

Andere somatoforme Störungen (F45.8)

Unter dieser Ziffer sind alle anderen Störungen des Empfindens zu klassifizieren, die nicht auf körperliche Störungen zurückzuführen sind, wenn sie mit belastenden Erlebnissen oder Problemen in enger Verbindung stehen oder zu beträchtlicher persönlicher oder medizinischer Aufmerksamkeit für die Patientin führen. Gefühle von Schwellung, Bewegungswahrnehmungen auf der Haut und Parästhesien wie Kribbeln und Taubheit, wie auch psychogener Juckreiz, sind typische Beispiele. Ein hier einzuordnendes Beschwerdebild ist die Vulvodynie (Pruritus vulvae oder Dysaesthesia vulvae), aber ebenso die psychogene Dysmenorrhoe mit Ausschluss von Dyspareunie (F52.6).

Bei diesen Störungen sind die vorliegenden Beschwerden nicht durch das vegetative Nervensystem vermittelt, und sie sind nicht Korrelate zu einem Affekt. Sie beschränken sich auf bestimmte Organsysteme oder

Körperteile; dies steht im Gegensatz zu der vielfältigen und häufig wechselnden Zuordnung der Symptome und Beschwerden bei der Somatisierungsstörung (F45.0) und der undifferenzierten Somatisierungsstörung (F45.1). Als ursächlich einzuschätzende Gewebeschäden finden sich hier nicht, wohl aber sekundäre und artifizielle. Hierzu gehören u. a. manche Formen der Unterleibschmerzen ohne Organbefund.

Von den Beschwerden zur Diagnose

Da sich die neueren Diagnosehandbücher bemühen, möglichst theoriefrei und rein deskriptiv vorzugehen, sind leider auch nahezu alle Spuren einer an Ätiologie und Pathogenese orientierten Nosologie aus den diagnostischen Beschreibungen verschwunden, so dass die Frauenärztin/der Frauenarzt mit der Zuordnung nach diesen Diagnoseschemata noch keine therapeutische Hilfe gewonnen hat.

Die gynäkologische Literatur enthält eine über Jahrzehnte intensive Beschäftigung mit dem psychosomatischen Syndrom, das z. B. in Gestalt von Unterleibschmerzen ohne pathologischen Organbefund zahlreiche Bezeichnungen wie Pelvipathiesyndrom, Pelvipathia spastica, Pelvipathia vegetativa, Beckenneurose u. a. gefunden hat und deshalb zuweilen „Krankheit mit den tausend Namen" genannt wurde. Ein ähnliches Interesse haben andere funktionelle Störungen in der Frauenheilkunde gefunden, wie idiopathischer Fluor oder funktionelle Miktionsstörungen.

Typische interaktionelle Schwierigkeiten in der Praxis

Charakteristisch ist der Widerstand der Patientinnen gegen eine irgendwie psychologisch orientierte Behandlung und – beim Versuch der Einleitung einer solchen – der recht prompte Therapieabbruch mit vorwurfsvollem oder gekränktem Verhalten.

In den wenigen Fällen, in denen eine solche Überweisung zum Psycho-
therapeuten akzeptiert wird, kommt es nach wenigen Sitzungen zum
Abbruch des Kontakts, wofür sich nach unseren Untersuchungen zwei
Hauptgründe ergaben:

1. Der Psychotherapeut fühlt sich angesichts der erheblichen Abwehr
   gegen ein Gespräch über „Psychisches" bei persistierenden körperlichen Beschwerden unsicher und stellt das Fehlen einer Indikation zur
   Psychotherapie fest.
2. In anderen Fällen, in denen der Psychotherapeut die Therapieindikation bestätigen kann, sieht er die individuelle Eignung der Patientin
   für ein psychotherapeutisches Vorgehen wegen ihrer „Uneinsich-
   tigkeit" als nicht gegeben.

Aber auch die Patientinnen fühlen sich oft nicht recht verstanden, denn
sie haben über intensive körperliche Beeinträchtigungen zu klagen, die
allzu direkten Fragen des Arztes nach interpersonalen oder intrapsychischen Konflikten empfinden sie jedoch als an ihrem Problem vorbeige-
hend: *„Herr Doktor, ich habe Schmerzen im Bauch und kein Problem mit
dem Kopf!"*
In diesem Sinne wurde häufig das Abstandnehmen von einer Psychotherapie bei funktionellen Beschwerden begründet.

Gynäkologische Psychosomatik

Die Wege der Symptombildung

In seinem Beitrag zur „geburtshilflich-gynäkologischen Psychosomatik"
hat Molinski erstmals 1976 diese Zusammenhänge für Frauen mit Unterleibschmerzen ohne Organbefund formuliert. Dabei lehnte er sich an die
pathogenetischen Vorstellungen der Entstehung funktioneller Körper-
symptome von Otto Fenichel (1945) an und ließ auch schon Hinweise aus
eigenen therapeutischen Erfahrungen einfließen.

Unterleibschmerzen ohne Organbefund

1. Unterleibschmerzen ohne Organbefund stellen sich zum geringeren Teil als hysterisches Symptom entsprechend der Pathogenese der Konversionsneurose mit einer rein mentalen Genese dar, indem Phantasien und Vorstellungen wie in einer Pantomime ausgedrückt werden; dieses schauspielerhafte[2] Verhalten hat zur modernen Bezeichnung „histrionische Störung" geführt, welche den Begriff „hysterische Neurose" abgelöst hat. Ohne Zweifel besteht trotz des Wechsels der Begrifflichkeit diese Krankheitsform weiter. In diesen eher seltenen Fällen kann eine psychoanalytisch orientierte Behandlung erfolgreich sein.

2. Unterleibschmerzen als Korrelat zu depressivem Erleben. Bei dieser an Umfang wohl größten Untergruppe liegt ein psychischer Befund vor, der von narzisstischer Verletztheit, untergründigem Ärger und verleugneten depressiven Gefühlen geprägt ist, so dass man hier auch viele Frauen mit dem klassischen Bild der larvierten Depression findet.

3. Unterleibschmerzen ohne Organbefund sind bei einer größeren Zahl von Patientinnen auf dem pathogenetischen Weg einer Hypochondrie zustande gekommen.

In dieser Gruppe findet man Frauen, die in ihrem weiblichen Schicksal enttäuscht und interpersonal gekränkt sind, jedoch die Wahrnehmung der Verletztheit ihres lebensnotwendigen Narzissmus vermeiden. So versuchen sie in einer Verschiebung der Aufmerksamkeit und einer Art kompensatorischer Selbstfürsorge, ihre psychische Beeinträchtigung durch eine Überbewertung der somatischen Aspekte ihrer Weiblichkeit auszugleichen. Damit misslingt aber auch die Auseinandersetzung mit ihrem psychischen Leiden und dessen Ursachen, indem sie einem anderen, konkreteren Aspekt ihrer Weiblichkeit – z. B. ihrem Unterleib – vermehrt Aufmerksamkeit und narzisstische Zufuhr zuwenden. Der Preis dafür ist ein unterschiedlich weit gehender resignativer Rückzug von den „signifikanten Anderen", den ihnen bedeutsamen Personen ihrer Umgebung. Der Gewinn besteht in einer illusionären narzisstischen Autonomie, denn die lebensnotwendige

[2] Histrio=Schauspieler

liebevolle Aufmerksamkeit spenden sich die Kranken nun selbst, indem sie dem bevorzugten Organ diejenige Aufmerksamkeit zuwenden, die sie von den signifikanten Anderen so schmerzlich vermissen und nicht mehr bekommen zu können glauben. Die „psychische Maxime" dieser pathogenetischen Gedankenoperation könnte lauten: *„Nicht ich bin schmerzlich verletzt, mein [-Organwahl-] ist von Schmerzen betroffen."* So soll der psychische Schmerz dieser Verletztheit ichfern gehalten werden.

In ihrer hypochondrischen Klage aber zwingen diese Patientinnen die professionellen Heiler umso nachhaltiger, dieses pathologische Spiel um die Zuwendung mitzuspielen, wobei die Hartnäckigkeit der Klagen die Unersättlichkeit der zugrunde liegenden Liebesbedürfnisse deutlich macht.

Unterleibschmerzen mit diskreten Organbefunden

4. Es ließ sich eine kleinere Gruppe mit diskretem Organbefund unterscheiden, bei der vaskuläre Kongestionen und deren Folgen im Gewebe (Rötung, Schwellung, schmerzhafte Missempfindungen) als Folge ständiger, nicht vollständig abgeführter sexueller Erregung die Symptomatik ursächlich bestimmen.

Hier muss man bei stringentem Denken von Unterleibschmerzen (und anderen damit einhergehenden Störungen) mit Organbefund sprechen, wobei dieser symptomatisch für eine zugrunde liegende funktionelle Sexualstörung ist. Der therapeutische Weg folgt hier der Exploration dessen, was die Liebesstörung verursacht und unterhält.

5. Bei einer weiteren Untergruppe von Frauen, bei denen der Frauenarzt nach körperlicher Untersuchung das Vorhandensein eines operationswürdigen Befundes verneint, liegt ein anderer eher diskreter Organbefund in Gestalt von Anspannungen im muskulären Apparat des kleinen Beckens vor, sei es im Bereich der Auskleidung der Beckeninnenwand, sei es im Bereich der Ligamente. Hier beschreibt der gynäkologische Untersuchungsbefund einen typischen Portioschiebe-

schmerz; die Patientinnen klagen anamnestisch meist über Schmerzen während des Verkehrs bei tiefem Eindringen des Penis, und die psychologische Untersuchung kann meist einen unvollständig abgewehrten, ständig persistierenden ärgerlichen Affekt nachweisen.

Es ist noch einmal auf die besonders schwierige Untergruppe der Frauen mit diversen funktionellen Beschwerden und untergründig ärgerlichem Affekt, also verleugnetem Ärger, zurückzukommen. Hier war es aus Gründen der Übertragung und der von diesen Patientinnen induzierten Gegenübertragungsreaktionen des Spiels von Affekt und Abwehr im klinischen Umfeld früher nicht möglich, den in Mimik und Gestik sowie Stimmklang ganz offen zu beobachtenden pathogenen Affekt zu bearbeiten: Die Verleugnung der Patientin als Selbstschutz führt leicht zur Ablehnung, über die psychische Befindlichkeit überhaupt zu sprechen, es sei denn, man macht diese Verleugnung ein wenig mit, beachtet also die Abwehr und arbeitet mit ihr statt gegen sie; dann führt das Gespräch über den unterdrückten Ärger alsbald zu den ärgerlichen Bedingungen interpersonaler Art und zur auslösenden Situation.

Eine weit gehende Entdifferenzierung dieser bereits in den siebziger Jahren gewonnenen Sicht findet sich jüngst bei Adolf et al. (1996), die ohne nosologische Erörterung lediglich von einem „polysymptomatischen Krankheitsbild" sprechen, jedoch nicht auf die polyätiologischen Aspekte und auf die nach den oben genannten Gesichtspunkten der Differenzierung nach dem vorherrschenden Affekt unterscheidbaren pathogenetischen Wege eingehen.

Vom konfliktzentrierten Interview
zum affektorientierten ärztlichen Gespräch

Ein Zugang zu diesen Hilfe suchenden, aber eigentümlich therapierefraktären Patientinnen gelingt erst, wenn ein etwas anders akzentuierter klinisch-therapeutischer Ansatz verwirklicht wird: Statt der neurosenpsychologisch gut begründeten theoretischen Vorannahme eines Konversionsgeschehens (im Sinne der klassischen „Hysterie", heute

„histrionischen Störung") als symptomgenerierende Abwehr von Angst wird die subtile klinische Beobachtung des szenischen und affektiven Verhaltens im diagnostischen Interview und im therapeutischen Gespräch geübt.

Hier hat Felix Deutsch (1939, 1955) vorgeschlagen, das erste emotional getönte Wort im Interview oder den ersten im Mienenspiel und Ausdrucksverhalten beobachtbaren Affekt gesprächsweise konfrontierend aufzugreifen. Dieser aktuelle Hauptaffekt und die dagegen gerichteten Abwehrmaßnahmen werden zum Fokus des weiteren Explorationsverhaltens gemacht, nicht aber eine etwa zu vermutende bewusstseinsfernere Konflikthaftigkeit.

In Überschreitung der aus traditioneller, neurosenpsychologischer Sicht begründeten Erwartung sehen wir den symptomgenerierenden Affekt überwiegend häufig nicht allein als Angst, sondern weitaus häufiger als ein unvollständig abgewehrtes depressives oder ärgerliches Ausdrucksverhalten, zuweilen auch gefärbt von wütenden Affekten.

Innerhalb dieser Affektgruppe des aggressiven Antriebsbereiches geht es im Grunde um narzisstische Probleme: Störungen der intrapsychischen oder interpersonalen Sicherheit, Anerkennung und Achtung, die je nach der vorliegenden Persönlichkeitsstruktur (dem gewohnheitsmäßigen Verhaltensrepertoire) auf unterschiedlichen Wegen verarbeitet werden.

Wenn das aggressive Antriebserleben weit gehend gehemmt ist, resultiert eine hilflos wütende, gelähmte oder auch depressive Verfassung, je nachdem, ob der Ärger extrapunitiv gegen die Ärger auslösenden Beziehungsobjekte gerichtet, mehr indifferent und resignativ oder in der Wendung gegen die eigene Person verarbeitet wird. Bei noch partiell erhaltener aggressiver Kompetenz kommt es daher zu chronisch gereizter Stimmung und einer eher vorwurfsvollen Haltung, was die zugrunde liegenden interpersonalen Probleme meist weiter kompliziert.

Manche Patientinnen beschreiben eine Fülle depressiver Beschwerden, aber nur selten liegt eine larvierte Depression im klassischen Sinn vor, die man auch als „depressio sine depressione" bezeichnet hat.

Solange man sie klagen lässt, bleibt die Gesprächsatmosphäre weit gehend ungestört, was sich im Verlauf des Gesprächs sofort ändert, sobald die Diagnose erwähnt wird: In der Regel widersprechen die Patientinnen heftig der diagnostischen Zusammenfassung ihrer Beschwerden unter dem Begriff Depression. Die charakteristische Abwehr richtet sich aber nicht, wie dies bei der larvierten Depression der Fall ist, gegen das Erleben des Affektes. Vielmehr wollen diese Patientinnen sich gegen die Benennung des depressiven Erlebens mit dem Begriff Depression und gegen die Auseinandersetzung über ihre Verstimmtheit und deren Gründe wenden.

Daher bevorzugte Molinski den Terminus „verleugnete Depression". Diese Bezeichnung entspricht präzise dem zugrunde liegenden und therapieverhindernden Abwehrgeschehen der Unterdrückung durch Verleugnung, denn verleugnen kann man nur, was man weiß.

Beharrt der Arzt auf seinem nosologischen Vorverständnis und seiner Konfliktzentriertheit, wird die Patientin sich unverstanden fühlen und den Kontakt abbrechen; spricht der Arzt aber ihre Sprache – ohne allerdings seine Sichtweise aufzugeben – und greift er ihr Erleben des Enttäuschtseins, des schmerzlichen seelischen Verletztseins und des Gekränktseins oder des Ärgers auf, besteht die Chance der Fortsetzung des ärztlichen Gesprächs.

Die allgemeine Formulierung dieser Abwehroperation der Verleugnung könnte etwa so lauten: *„Ich behaupte, dass meine Beschwerden nicht durch Depression (Ärger) begründet sind, denn meine (depressive/ärgerliche) Verstimmtheit ist wohl begründet."* Hier muss vermutet werden, dass die Patientinnen die Vorstellung haben, nur eine unbegründet auftretende Depression oder Ärgerlichkeit sei als solche anzuerkennen. Dies gibt aber auch einen wichtigen Hinweis darauf, wie mit den Gefühlstönungen im Zusammenhang mit auslösender Situation und Symptomgenese zu verfahren ist: Die Beschwerde wird nicht als „psychisch bedingt" bezeichnet.

Es muss daher der Patientin überzeugend dargestellt werden, dass es sich bei dem Weg ihres Erkrankens nicht um schwere Psychopathologie handelt, sondern um ganz normale menschliche Gefühle wie etwa solche der Enttäuschung, Gekränktheit und der seelischen Verletzung. Das ärztliche Gespräch kann von Begriffen wie Kummer, Schmerz, Bedrücktsein, Verlassenheitsgefühle, Leid, Groll, Ärger, Zorn und ähnlichen umgangssprachlichen Bezeichnungen profitieren, die einer psychiatrischen Klassifizierung nicht entgegenstehen, jedoch dem Erleben der Patientin näher stehen.

Der Frauenarzt weiß seit Goldhammer[3] (1750): Unterdrückte und verleugnete Gefühle sterben nicht aus. Ihre körperlichen Korrelate bestehen z. T. als so genannte vegetative Beschwerden weiter und werden von der Patientin als Zeichen einer unerkannten Krankheit fehlgedeutet – was nicht völlig falsch ist: Der Arzt hat ja tatsächlich nicht erkannt, woran sie krankt; er spricht lediglich davon, dass eine körperlich begründete Krankheit nicht vorliege.

Abgewehrte Affekte persistieren, ihres psychischen Wahrnehmungsanteils beraubt, als körperlich wahrgenommene Missempfindung. Sie werden als Beschwerde geklagt und als Symptom bewertet, was zu zahlreichen körperlichen Untersuchungen führt, die allzu oft in der Mitteilung enden: *„Sie haben nichts"*, worauf die Patientin enttäuscht zur nächsten Institution geht.

So kommt es nicht nur zu enttäuschten Kontaktabbrüchen und zahlreichen, teils invasiven körperlichen Untersuchungen, zuweilen sogar wiederholt zu operativen Behandlungsmaßnahmen, was für die individuelle Patientin zuweilen tragisch ausgeht und in Zeiten der knapper werdenden Gesundheitsbudgets auch volkswirtschaftlich nicht unbedeutend ist. Auch führt dies zu einem Persistieren der geklagten Beschwerden und ungünstigen Folgen in der Partnerschaft, zu einer unglücklichen Medikalisierung der zugrunde liegenden affektiven und interpersonalen

---

[3] „ Der Arzt unterschätze nicht die Wirkung verborgener Scham, verhaltenen Ärgers oder heimlichen Kummers."

Probleme, und schließlich können die psychischen und sozialen Bedingungen der geklagten Beschwerden nicht angemessen bearbeitet werden.

Therapiemöglichkeiten

Ein Wandel der Schwierigkeiten mit der Behandlung konnte erst bewirkt werden, nachdem das initiale therapeutische Vorgehen verändert wurde. Die effiziente psychotherapeutische Bearbeitung der zugrunde liegenden Affekt- und Konfliktdynamik wurde in vielen Fällen erst dadurch möglich, dass entsprechend der vorherrschenden affektiven Befindlichkeit etwa bei nennenswert starkem depressiven Ausdrucksverhalten ein Thymoleptikum – bei überwiegend ärgerlichem Affektverhalten ein ausgleichendes Medikament vom neuroleptischen Typ – verordnet wurde.

Psychotherapie oder Pharmakotherapie?

Der Begriff „Psychopharmakon" bezeichnete zur Zeit seiner Entstehung (Lorichius 1548) keine materielle Arznei, sondern eine geistliche.
Reinhard Lorichius aus Hadamar empfahl ein *„Psycho-Pharmakon"* als *„consolatio animae"* zur Tröstung *„nicht nur für Kranke und solche, die mit dem Tode ringen, sondern auch für jene, die sich der Gesundheit erfreuen"*. Demnach wäre die angemessene Arznei eine Psychotherapie, wenn man darunter mit Strotzka (1975) verbale Interventionen zur Krankenbehandlung versteht.

Die Kontroverse ‚Psychotherapie versus Pharmakotherapie' ist heute zugunsten eines differenzierten Vorgehens überwunden (Ostow 1966; Dankwardt 1978, 1979; Dmoch 1999).
Die Frage, ob Antidepressiva in der psychosomatischen Behandlung verwendet werden oder nicht, ist nicht allein abhängig vom Schweregrad der Störung, sondern auch von der Intensität der Abwehr gegen das Annehmen der Diagnose und die Erörterung der auslösenden Situation. Leichtgradige depressive Episoden und Verstimmungszustände mit kla-

rem Bewusstsein der verursachenden interpersonalen Bedingungen können z. B. durch verständnisvolle Zuwendung im Sinne einer supportiven Psychotherapie aufgefangen und alsbald in die psychodynamisch orientierte Gesprächsphase übergeführt werden. Sie bedürfen oft nicht einer adjuvanten thymoleptischen Medikation oder längerer Psychotherapie. Ausgeprägte Depressionen machen spezifische Therapiemaßnahmen erforderlich, die entschlossen durchzuführen sind. Im Zentrum der somatisch ansetzenden Maßnahmen steht heute die Behandlung mit Thymoleptika.

Es reicht allerdings therapeutisch keineswegs aus, nur ein Psychopharmakon zu verordnen. Wo dies geschieht, klingt zwar der depressive oder ärgerliche Affekt etwas ab, die Patientinnen wirken gegenüber den psychischen und vegetativen Beschwerden etwas distanzierter, aber das Klagen über die somatischen Beschwerden hält nahezu unvermindert an; im ungünstigen Fall werden nun unerwünschte arzneimitteltypische Effekte des Medikaments in die Klagen einbezogen, was ein zusätzliches Übertragungsproblem beinhalten und die Behandlungssituation komplizieren kann. Aber wir hatten den Eindruck, dass diese an der somatischen Basis affektiven Empfindens ansetzende Behandlung dem Ätiologieverständnis und der Erwartung der Patientinnen zunächst entgegenkommt: Sie fühlen sich in ihrem Selbstverständnis als körperlich Kranke und legitime Patientinnen der Frauenklinik angenommen. Dieses Sich-angenommen-Fühlen ist subjektive Voraussetzung, sich auf ein Behandlungsbündnis mit dem Arzt und auf ein am Erleben der Patientin orientiertes therapeutisches Gespräch einzulassen. Es kommt zustande, indem die ärztliche Person sich um die weitere therapeutische Bezogenheit bemüht, den im Gespräch vorherrschenden Affekt aufgreift und im Gesprächsfokus hält. Dies führt alsbald über die Frage, was die Patientin denn so verletzt (gekränkt oder geärgert) hat, zu den affektauslösenden sozialen und interpersonalen Gegebenheiten. Im weiteren Verlauf der so über Wochen auf die affektive Befindlichkeit und die interpersonalen Schwierigkeiten fokussierten Gesprächsführung lassen die geklagten

Beschwerden in der Regel nach.

Man kann sich vorstellen, dass erst nach einem durch die medikamentöse Hilfe möglichen Abklingen des depressiven Gefühlszustandes das Ich die gegen die Depression gerichtete frustrane und erschöpfende Abwehrarbeit nicht mehr nötig hatte und somit Kräfte zur Bearbeitung der zugrunde liegenden interpersonalen Dynamik frei wurden.

Psychischer Befund unumgänglich für die Therapieplanung

Wenn man die Symptomatik bei den verschiedenen Formen der Depression als durch den depressiven Affekt bedingt auffasst und bei anderen psychosomatischen Störungen den aggressiven Affekt berücksichtigt („krank vor Ärger"), so folgt daraus, dass man auch bei den „Angststörungen" von affektbedingten Krankheitszuständen sprechen muss.

Aus der mehrfachen Begründung der Notwendigkeit, zusätzlich zu den somatischen Befunden auch einen psychischen Befund zu erheben und eine gewisse psychiatrische Klassifizierung nach neurosenpsychologischen Gesichtspunkten vorzunehmen, ist leicht nachzuvollziehen, warum die den Allgemeinärzten bereits zugestandene psychiatrische Untersuchungsziffer GOÄ 801 bzw. EBM 820 dringend auch den Frauenärzten zu gewähren ist. Die Qualitätssicherung erfordert hinsichtlich der Prozessqualität eine derart ergänzte Diagnostik durch den Arzt, an den sich die Frauen mit ihren Beschwerden wenden, und diese Diagnostik kann in der Regel nicht an den Psychiater delegiert werden.

Die subtile Erhebung des psychischen Befundes und hier besonders die Feststellung der Grundgestimmtheit ist für die Planung der psychosomatischen Behandlung notwendig. Die Differenzierung der Beschwerden nach dem vorherrschenden Affekt ist im klinischen Alltag vielfältig handlungsleitend, denn das Ansprechen des symptomgenerierenden Affektes, wie es zuerst Felix Deutsch (1939, 1955) mit seiner „assoziativen Anamnese" vorgeschlagen hat, ermöglicht das Auffinden der interpersonalen Widersprüche als rezente auslösende Situation und damit das schrittweise Vordringen zu den Quellen des unbewussten Konfliktes, welcher der Symptomatik zugrunde liegt. Handlungsleitend ist die Affektlage ferner in der Auswahl des für die jeweilige Patientin geeigneten psychotropen Medikaments wie auch für die Bestimmung des therapeutischen Fokus (Luborsky und Kächele 1988) im aufdeckenden ärztlichen Gespräch. Für die Mitarbeit der Patientin (Compliance) ist dieses Vorgehen wesentlich, denn ein direktes Ansprechen auf den unbewussten Konflikt wird sie in der Regel vertreiben oder die Abwehr verstärken; das Ansprechen der im Gespräch beobachtbaren Affektlage jedoch vermittelt ihr, dass der Arzt ihre Gefühle versteht und nicht „psychiatrisiert".

Frauen mit psychogenen Beschwerden zum Psychiater überweisen?

Hinsichtlich der Möglichkeit einer Überweisung in die Behandlung eines Fachpsychotherapeuten oder Psychiaters, wie es in den Leitlinien der Gesellschaft für Psychosomatische Gynäkologie und Geburtshilfe vorgeschlagen wird, ist festzustellen, dass solche Überweisungen von den frauenärztlichen Patientinnen nur selten angenommen werden.

1. Die Patientinnen lehnen eine von der frauenärztlichen Praxis getrennte psychiatrische Diagnostik bzw. den Gang zum Nervenarzt ab.
   Die Patientinnen fürchten, von ihrem Frauenarzt im Stich gelassen oder abgeschoben zu werden, wenn er derartige Empfehlungen ausspricht[4]; und auch bei den nervenärztlichen Kollegen, zu denen hin und wieder eine solche Patientin doch findet, herrscht meist eine erhebliche Ratlosigkeit im Umgang mit den funktionellen gynäkologischen Beschwerden.
2. Die Psychiater haben nicht die Erfahrung und schätzen die Patientinnen fälschlich als zu gesund ein, so dass ein fruchtbarer Behandlungsansatz versäumt würde.

[4] So habe ich es als in der gynäkologischen Psychosomatik tätiger Psychoanalytiker mit Überweisungen von Frauenärzten und aus Berichten frauenärztlicher Kollegen in über zwanzigjähriger Tätigkeit als Leiter von gynäkologischen Balintgruppen und in den letzten Jahren durch die Qualitätszirkelarbeit erfahren.

Der Nervenarzt wird nach dem erhobenen psychischen Befund diese Patientinnen meist als zu gesund einschätzen, da er täglich weitaus schwerer wiegende Psychopathologie zu sehen gewöhnt ist, die typischen Somatisierungsstörungen der frauenärztlichen Patientinnen ihm aber nicht geläufig sind.

Daher geschieht es allzu leicht, dass auch hier eine abweisende Geste des Arztes die bei der Patientin wirksamen Vorbehalte und den Widerstand gegen eine Erfolg versprechende psychosomatische Behandlung verstärkt. Die bis hierher beschriebene Diagnostik lässt sich des Aufwandes wegen in der frauenärztlichen Praxis nicht für alle Patientinnen durchführen. Es bedarf also einer Auswahlmöglichkeit, um diejenigen Patientinnen im Praxisalltag zu identifizieren, die einer vertiefenden psychosomatischen Diagnostik bedürfen.

Diagnostisches Screening

Für die nahe Zukunft sind im Bereich der kassenärztlichen Versorgung verschiedene Maßnahmen geplant, die sowohl die Prozessqualität wie auch die Ergebnisqualität in Diagnose und Therapie verbessern sollen. Diese Maßnahmen werden den Alltag auch in der frauenärztlichen Praxis verändern. Hierzu gehören im Rahmen der Qualitätssicherung die Verschlüsselung der Diagnosen mittels des ICD-10 und die Dokumentation des Diagnoseprozesses. Es liegt also nahe, nicht allein die im Prozess des oben beschriebenen diagnostischen Interviews erhobenen psychodynamischen Befunde schriftlich zu fixieren, sondern möglichst auch Instrumente zur Objektivierung und Standardisierung des diagnostischen Prozesses einzuführen.

Bisher stand für das Screening der depressiven Erkrankungen die Depressionsskala nach Zung[5] als Patientenfragebogen zur Verfügung, für die ärztliche Diagnostik war die Depressionsskala nach Beck (Beck-Depressions-Inventar BDI) üblich; diese ist eher für psychiatrische Pa-

---

[5] Seit einiger Zeit ist diese von der Firma Merck früher erhältliche Skala zur Einschätzung der Schwere einer depressiven Verfassung nicht mehr lieferbar.

tienten geeignet und für den Arzt mit 21 zu gewichtenden Aussagegruppen auf zwei DIN-A4-Seiten etwas zeitaufwendig. Die Angsterkrankungen sind mittels der state-trait-anxiety-scale objektivierbar, die zwei einseitige Fragebögen mit 40 zu gewichtenden Fragen umfasst. Zur Diagnostik ärgerbedingter Störungen benötigt man zusätzlich das Aggressivitätsinventar (FAF), das von der Patientin 77 Fragen mit „ja" oder „nein" beantwortet haben will und das anschließend einer aufwendigen Auswertung mittels Schablonen bedarf; mit drei Fragebögen aber fühlt sich so manche Patientin überfordert. „So viel Papier" verbessert nicht den Kontakt zwischen Patientin und ärztlicher Person und erleichtert auch nicht gerade den Praxisablauf.

Angesichts des oben dargestellten, in der frauenärztlichen Psychosomatik bedeutsamen Spektrums von Störungen primär affektiver Genese und über den Affekt diagnostisch und therapeutisch zugänglicher Störungen ist nach einem Instrument zu fragen, das sowohl das depressive Erlebens- und Symptomspektrum als auch das der Angststörungen und der psychosomatischen Störungen sicher erfassen kann, ohne durch Aufwand den Praxisablauf zu stören. Hier bietet sich das aus dem angloamerikanischen Schrifttum bereits bekannte und validierte Inventar „Prime-MD" an, das für den Praxisalltag in klar strukturierter Form eine Handlungsanweisung zum diagnostischen Interview gibt und fünf häufige Problembereiche abdeckt: affektive Störungen, Angststörungen, somatoforme Störungen, Essstörungen und Alkoholprobleme.

Als großer Vorteil ist zu sehen, dass mittels eines kurzen Patientenfragebogens ein Vorscreening möglich ist. So ist die strukturierte Symptomerhebung nicht ausschließlich in die Sprechstunde verlegt, sondern wird durch die Patientin eigenständig vorbereitet, was den Arztkontakt intensiviert und zeitlich ökonomisiert.

---

[6] Nach Auskunft der Firma Pfizer, von der „Prime-MD" auf Anforderung erhältlich ist, sind entsprechende Vorarbeiten im Kontakt mit einem Praxisnetz bereits veranlasst.

Bisher ist der Diagnoseleitfaden für den Arzt auf das DSM IV ausgerichtet; angesichts der kommenden Codierungspflicht wäre die Orientierung am ICD-10 der WHO in der Modifizierung für das SGB V sehr wünschenswert, insbesondere wenn eine interaktive, computergestützte Lösung mit gleichzeitiger Dokumentation geschaffen werden könnte.[6]

Das Prime-MD-Inventar besteht aus zwei Teilen, die beide jederzeit während des Arztbesuchs verwendet werden können:

1. Patientenfragebogen (eine DIN-A4-Seite) mit 25 Fragen, die mit „Ja" oder „Nein" zu beantworten sind. Diesen Fragebogen kann die Patientin auch außerhalb des Sprechzimmers ausfüllen, nachdem sie den Grund ihres Kommens angegeben hat.

2. Diagnoseleitfaden für den Arzt, mit dessen Hilfe er zusätzlich Informationen zu den diagnostischen Bereichen gewinnen kann, auf die die Patientin durch ihre Antwort einen Hinweis gegeben hat. Das Inventar für den Arzt besteht aus fünf Modulen, die er auch jeweils einzeln verwenden kann. Richtungweisend für das ärztliche Explorationsverhalten wirkt der Patientenfragebogen, der mittels fünfundzwanzig Fragen Hinweise auf fünf in der allgemeinen Praxis häufige Problembereiche gibt; das Antwortverhalten der Patientin verweist dann darauf, welches Modul im strukturierten Interview eingesetzt wird und welche Aspekte im freien Interview vertieft werden müssen.

Nach der strukturierten Befragung, die nach kurzer Einübung nur wenige Minuten beansprucht, formuliert der Arzt die Arbeitsdiagnose des aktuellen Befundes auf der letzten Seite des Diagnoseleitfadens als Zusammenfassung, womit zugleich eine Dokumentation gegeben ist. Natürlich kann diese Übersichtsdiagnose sofort oder in einem weiteren Gespräch in Richtung auf die auslösende Situation, einen umfassenderen psychischen Befund, den unbewussten psychischen Konflikt und einen Behandlungsfokus (Luborsky und Kächele 1988) erweitert werden.

Das Inventar ist bisher an 1.000 Patienten (Spitzer et al. 1994) aus vier Allgemeinpraxen validiert worden, wobei ein unabhängig davon durch einen Psychiater durchgeführtes diagnostisch-therapeutisches Gespräch als Kontrolle diente.

Praktische Psychopharmakotherapie in der gynäkologischen Psychosomatik

Seit den ersten Jahren nach Einführung der Psychopharmaka gilt die mittlerweile klassische Einteilung psychotroper Substanzen in Neuroleptika, Thymoleptika und Tranquillantien (Synonym: minor tranquilizers, Beruhigungsmittel). Die ersten psychotropen Arzneimittel waren stark sedierend und nur wenig Angst lösend und hatten eine noch wenig differenzierte Wirkung; mit ihren Weiterentwicklungen ist es möglich geworden, einigermaßen gezielt bestimmte Affekte oder Affektgruppen zu beeinflussen.

Hier wird man an die Tranquillantien denken, die heute meist der Gruppe der Benzodiazepine angehören. Aufgrund ihrer Affinität zu bestimmten Hirnarealen dämpfen sie die Affektresonanz, nicht aber den Affekt selbst; das emotionale „Aufschaukeln" wird vermindert, was subjektiv das Gefühl emotionaler Distanziertheit und Gelassenheit fördert. Tranquilizer sind biologisch wirksame Substanzen, die volkstümlich als Beruhigungsmittel bezeichnet werden („rosa Brille für die Seele"). Die bekannteste Substanzgruppe unter ihnen ist die der Benzodiazepine, mit deren einzelnen Präparaten ein unterschiedlich hohes Abhängigkeitspotenzial verbunden ist.

Ferner sind die Neuroleptika zu nennen, die Affekte der Wut und der Angst verringern, sowie die Thymoleptika, die geeignet sind, krankhafte Niedergeschlagenheit aufzuhellen und den gehemmten Antrieb zu steigern.
Die Definitionen der hier angesprochenen Medikamentengruppen sind rein deskriptiver Art hinsichtlich der gewünschten klinischen Effekte; die Substanzgruppen sind chemisch uneinheitlich definiert. Ihre Wirkungen

werden klinisch und biologisch, also durch eine Charakterisierung ihres In-vivo-Wirkungsspektrums beschrieben. Solche Definitionen haben keinen physiologischen Erklärungswert, und insbesondere geben sie keinen biologisch-pharmakodynamischen Wirkmechanismus wieder.

Thymoleptika sind biologisch wirksame Substanzen, die das neurochemische Korrelat der Bedrücktheit, des depressiven Herabgestimmtseins und der psychomotorischen Gehemmtheit in Richtung auf Stimmungsaufhellung und Antriebssteigerung beeinflussen.

Neuroleptika sind biologisch wirksame Substanzen, die das neurochemische Korrelat der ängstlichen Gespanntheit oder ärgerlichen Erregtheit in Richtung auf Gelassenheit beeinflussen.

So wird eine Substanz, die als „entängstigend – sedierend – schlafanstossend – antihalluzinatorisch" beschrieben wird, nur ein Neuroleptikum sein; wird sie als „vigilanzsteigernd – antriebsvermehrend – stimmungsaufhellend" beschrieben, wird sich es sich um ein Thymoleptikum handeln.

Vor und während der Behandlung mit Antidepressiva wie auch mit Neuroleptika ist eine Reihe von Kontrolluntersuchungen (Leberfunktionsparameter, Differentialblutbild) als Sicherungsdiagnostik unabdingbar.

Die Patientin soll bei Beginn der Behandlung mit psychotropen Substanzen über möglicherweise auftretende Nebenwirkungen und Interaktionen mit anderen Arzneimitteln informiert werden. Dies geschieht im Zusammenhang damit, dass man ihr die typischen zu erwartenden Effekte, die sie selbst beobachten kann, darstellt und als Zeichen der beginnenden biologischen Wirkung erklärt. Gegebenenfalls muss über sedierende Wirkungen aufgeklärt und auch auf die diesbezüglichen Konsequenzen für die Fahrtauglichkeit hingewiesen werden. Eine gute Information über die Art und Entstehungsbedingungen der Depression sowie über die Wirkungsweise des Psychopharmakons kann die Mitarbeit und das Vertrauen der Patientin fördern; dazu gehört auch das Gespräch über die auslösende Situation und die Krankheitsvorstellung der Patientin. Zu Beginn der Behandlung ist es für die Kooperation und die Sicherheit der Patientin förderlich, insbesondere bei schwereren

Depressionen, engmaschige Termine zur Wiedervorstellung zu verein-
baren. Dies dient einerseits dem Aufbau und der Sicherung eines tragfähigen Arbeitsbündnisses, andererseits ermöglicht es die Anpassung
der Medikation an die jeweiligen aktuellen Bedingungen.[7]

Die Quote des Ansprechens auf das erste Thymoleptikum bei depressiv Erkrankten liegt bei etwa 60 – 70 %, unabhängig von der Substanzklasse einzelner antidepressiver Medikamente. Patienten, die auf das
erste Medikament nicht ansprechen, und insbesondere Patienten mit
längerer Therapieresistenz müssen in fachärztliche Behandlung überwiesen werden.[8]

Verwirrende Vielfalt der Psychopharmaka

Thymoleptika

Angesichts der großen Zahl verschiedener Substanzen und der jüngsten
Entwicklung moderner Antidepressiva ist eine Übersicht nützlich. Als
Arzneimittel gegen Depression kommen folgende Substanzgruppen in
Frage:

1. Trizyklische Thymoleptika, wie z. B. Amitriptylin (Saroten®), Imipra-
   min (Tofranil®), Clomipramin (Anafranil®) und Trimipramin (Stangyl®),
   Doxepin (Aponal®), Nortriptylin (Nortrilen®)

---

[7] Unter den alternativen biologischen Therapieverfahren erwähnt sei die Schlaf-
entzugsbehandlung, die ausschließlich unter stationären Bedingungen durchgeführt wird. Bei den saisonalen Depressionen kann die Lichttherapie (mindestens
5.000 Lux eine Stunde lang, wegen der Durchführbarkeit besser 10.000 Lux 30
Minuten lang, möglichst am Morgen) mit gutem Erfolg angewandt und auch zur
Prävention eingesetzt werden.

[8] Bei uni- bzw. bipolaren Depressionen mit rezidivierendem Verlauf ist eine Rezidivprophylaxe bei einem Facharzt mit entsprechenden Labormöglichkeiten unabdingbar. Bei unipolaren Depressionen erfolgt diese entweder mit einem Antidepressivum oder mit Lithium. Bei bipolaren affektiven Erkrankungen (depressive und manische Phasen im Verlauf) ist Lithium das Mittel der ersten Wahl; bei
Lithiumresistenz oder Lithium-Unverträglichkeit sind Carbamazepin oder Valproat
zu erwägen (Letztgenanntes ist für diese Indikation in Deutschland bisher nicht
zugelassen).

2. Tetrazyklische Thymoleptika, wie z. B. Maprotilin (Ludiomil®), Mianserin (Tolvin®)

3. Hemmer der Monoaminoxidase, z. B.

3.1 Tranylcypromin (Parnate®, Iatrosom® N)

3.2 Reversible selektive Hemmer der Monoaminoxidase A (RIMA) wie Moclobemid (Aurorix®)

4. Selektive Serotonin-Wiederaufnahmehemmer (SSRI), z.B. Citalopram (Opramil®, Sepram®), Fluoxetin (Fluctin®, Seroxat®), Fluvoxamin (Fevarin®), Paroxetin (Tagonis®), Sertralin (Gladem®, Zoloft®)

6. Selektive Noradrenalin-Wiederaufnahmehemmer (NARI) wie Reboxetin (Edronax®)

7. Rezeptorspezifisch sowohl im serotonergen und noradrenergen Transmittersystem wirksame Arzneien wie Nefazodon (Nefadar®), Mirtazapin (Remergil®), Venlafaxin (Trevilor®)

8. Andere, z. B. Trazodon (Thombran®), Viloxazin (Vivalan®) etc.

9. Phytopharmaka, z. B. Johanniskrautpräparate (stimmungsaufhellend), Kava-Kava-Zubereitungen (entängstigend).

Selektive Serotonin-Wiederaufnahmehemmer (SSRI)

Bei der Weiterentwicklung der Thymoleptika wollte man Substanzen mit besserer Verträglichkeit finden, und es wurden Antidepressiva entwickelt, die nicht wie die klassischen Trizyklika diffus auf mehrere Transmittersysteme Einfluss nehmen, sondern ausschließlich auf das serotonerge System. Wegen des Prinzips der Selektivität und weil die Substanzen (wie auch die Trizyklika) nach dem Prinzip der Wiederaufnahmehemmung funktionieren, nennt man diese Substanzen selektive Serotonin-Wiederaufnahmehemmer oder SSRI (für „Selective Serotonin Reuptake Inhibitors").

In verschiedenen doppelblind durchgeführten Studien mit Kontrollgruppen zeigte sich durchweg eine bessere Effizienz der SSRI im Vergleich zu Placebo und in der Regel kein Unterschied zu den Standardthymoleptika. Insgesamt haben sie ein deutlich anderes Nebenwir-

kungsprofil als die klassischen antidepressiven Substanzen. Das Spektrum der unerwünschten Arzneimittelwirkungen der SSRI ist bei vergleichbarer klinischer Wirksamkeit günstiger als das der Trizyklika.
Als häufigste unerwünschte Arzneiwirkung ist bei den SSRI mit Nausea zu rechnen, die bei SSRI signifikant häufiger (zwischen 10 und 30 % der untersuchten Patienten) auftritt als bei trizyklischen Antidepressiva. Weitere unerwünschte Arzneimittelwirkungen der SSRI sind Schlafstörungen sowie Angst- und Unruhezustände, jeweils in 10 – 15 % der Fälle. Andererseits treten medizinisch relevante Nebenwirkungen, wie etwa die Erhöhung des Augeninnendrucks bei Glaukom-Disposition, die z. B. mit dem anticholinergen Wirkmechanismus der Trizyklika zusammenhängen, nicht auf. Ebenso fehlen Störungen des kardialen Reizleitungssystems, wie sie von den Trizyklika bekannt sind.

Selektive Noradrenalin-Wiederaufnahmehemmer (NARI)

Die Depression von Menschen, die vorwiegend unter Symptomen wie Energieverlust, Interesseverlust, Konzentrationsstörungen und Hoffnungslosigkeit leiden (das „Losigkeits-Syndrom"), wird als zur gehemmten Form der Depression gehörig klassifiziert; bei ihnen fanden sich erhöhte Konzentrationen Noradrenalin im Plasma und Veränderungen der Dichte von Noradrenalin-Rezeptoren. Die Bedeutung des Noradrenalins zeigt sich auch durch den erfolgreichen Einsatz von Noradrenalin-Wiederaufnahmehemmern (Nor-Adrenalin-Reuptake-Inhibitors) wie Reboxetin (Edronax®) besonders bei gehemmten Formen der Depression, bei denen es hinsichtlich der Besserung der sozialen Aktivität sogar dem Fluoxetin (Fluctin®) überlegen ist.

Antidepressiva mit dualem Wirkprinzip

Aus der Überlegung, dass selektive Serotonin-Wiederaufnahmehemmer bei schweren Formen der Depression nicht die gleiche Wirksamkeit haben wie die klassischen Trizyklika, wurden in den letzten Jahren Substanzen entwickelt, die wie die klassischen Trizyklika einen kombinierten, aber selektiven noradrenergen und serotonergen Wirkmechanismus haben. Zwei dieser Medikamente wurden jüngst im deutschsprachigen Raum eingeführt und scheinen sich zu bewähren: Venlafaxin (Trevilor®) und Mirtazapin (Remergil®).

Reversible Hemmer der Monoaminoxidase A (RIMA)

Von einigen Jahren wurde Moclobemid (Aurorix®) als selektiv wirkender reversibler Hemmer der Monoaminoxidase A (MAO-A) eingeführt. Dieser Monoaminoxidase-Hemmer hat gegenüber den älteren[9] den Vorteil, dass die Hemmung der Monoaminoxidase A selektiv und reversibel ist. Die MAO-B ist also nicht beeinträchtigt, und die MAO-A steht nach Absetzen des Medikamentes rasch wieder zur Verfügung. Dadurch ist die Verträglichkeit besser, es müssen keine Diätvorschriften bezüglich tyraminhaltiger Lebensmittel eingehalten werden, und insbesondere treten die gefährlichen hypertonen Krisen nicht auf.

Klassische und moderne Thymoleptika im Vergleich

Nach den vorliegenden Studien weisen die moderneren Thymoleptika eine den klassischen Trizyklika etwa gleichwertige Wirksamkeit auf; insofern gibt es eigentlich keinen Grund, die bewährten und preiswerten trizyklischen Medikamente zu verlassen. Die Vorteile der modernen Thymoleptika (SSRI, RIMA) liegen in einer offenbar deutlich niedrigeren Rate unerwünschter Arzneimittelwirkungen und einem etwas schnelleren Wirkungseintritt.

Allerdings sind sie für das Budget der frauenärztlichen Kassenpraxis zu kostspielig; die derzeitige Kostensituation wirkt sich hemmend auf therapeutische Innovationen aus. Auch sind einige der modernen Thymoleptika erst kürzlich auf den Markt gekommen, so dass die Frage der Arzneimittelsicherheit aufgrund einer unzulänglichen Datenbasis der Anwendungsbeobachtung noch problematisch ist.

---

[9] Tranylcypromin=Pranate® bzw. Jatrosom® N, von denen nur noch das Letztgenannte erhältlich ist.

Hinzuweisen ist auf das Sertralin, das seit 1984 eingeführt und für die Behandlung chronischer Schmerzzustände sowohl als Korrelat zu primärer Depression als auch bei Depression als Folge chronischer Schmerzzustände (algogenes Psychosyndrom) bewährt ist.

Das unter dem Handelsnamen Gladem® bzw. Zoloft® erhältliche Medikament ist durch seine fehlende Beeinträchtigung von Libido und Orgasmus ausgezeichnet und hat therapeutische Effekte (Waldinger et al. 1997) bei der vorzeitigen Ejakulation der Männer; nur sehr selten berichten Patientinnen, dass sie unter dieser Medikation ihren Orgasmus schwerer oder später erreichen.

Tjordman (1986) führte eine Studie bei 30 Frauen in einer offenen Behandlung mit flexibler Dosis von Trazodon (Thombran®)(75–100 mg täglich) durch und berichtete über das Wiedererwachen des sexuellen Verlangens und sexueller Aktivität. Aus dem gleichen Jahr stammt der Bericht von Gartrell (1986), der ebenfalls einen Libidozuwachs bei Frauen unter Trazodon beschrieb.

Therapie der Depression mit thymoleptischen Substanzen

Die Auswahl des Medikaments folgt dem klinischen Erscheinungsbild der Depression und dem Nebenwirkungsprofil des Medikaments.

Ängstlich-agitierte Depressionen sollten eher mit einem sedierenden Antidepressivum (z. B. Amitriptylin [Saroten®], Trimipramin [Stangyl®], Doxepin [Aponal®], Mirtazapin [Remergil®], Nefazodon [Nefadar®], Fluvoxamin [Fevarin®] oder Trazodon [Thombran®]) behandelt werden. Wenn das gewählte Thymoleptikum nicht sedierend wirkt, ist eine Komedikation mit einem sedierenden Präparat (z. B. sedierendes Neuroleptikum) notwendig. In dieser Gruppe der Depressionsformen finden sich viele Patienten, die unter starker Angst oder quälenden Schlafstörungen leiden, und sie benötigen daher zusätzlich zum Antidepressivum ein Anxiolytikum oder Hypnotikum bzw. ein sedierendes, schlafanstoßendes Antidepressivum (wie Doxepin [Aponal®] oder Trimipramin [Stangyl®]) zur Nacht.

Bei der gehemmten Depression sind Thymoleptika zu wählen, die sowohl stimmungsaufhellend als auch antriebssteigernd wirken. Allerdings ist darauf zu achten, ob die Verbesserung der Antriebslage vielleicht der Aufhellung der Gestimmtheit vorausgeht, was hinsichtlich der Suizidproblematik bedeutsam sein kann.

Bei Suizidalität sollte nur die kleinste Packungsgröße eines Antidepressivums verschrieben werden, besonders wenn Trizyklika verordnet werden. Diese haben bereits bei einer Menge von etwa 12 bis 15 Tagesdosen (je nach Körpergewicht) eine hohe, oft letale Toxizität. Bei den meisten neueren Antidepressiva, wie z. B. Mianserin oder den selektiven Serotonin-Wiederaufnahmehemmern, besteht dieses Toxizitätsproblem nicht.[10]

Bei Depressionsformen vom neurotischen Prägnanztyp scheinen Monoaminoxidasehemmer besonders günstig zu sein, aber ebenso die nebenwirkungsarmen modernen SSRI.

Die Dosierung des Antidepressivums erfolgt in der Regel einschleichend, insbesondere bei den stärker mit unerwünschten Medikamentenwirkungen belasteten trizyklischen Antidepressiva nach der Regel *„so viel wie nötig, so wenig wie möglich"*.

Dabei ist zu bedenken, dass die von der Industrie vorgegebenen Dosierungsempfehlungen, die zum großen Teil aus Erfahrungen mit weitaus schwerer Erkrankten aus stationären Behandlungen gewonnen sind, im Einzelfall deutlich zu hoch und manchmal auch zu niedrig liegen können, besonders wenn das Gewicht der Patientin stärker vom Durchschnittsgewicht abweicht. Im weiteren Verlauf der Behandlung wird die Dosis je nach Wirkung und Verträglichkeit angepasst. Im ambulanten Bereich werden Trizyklika aus Gründen besserer Verträglichkeit oft niedriger dosiert, obwohl für die niedrigen Dosen kein empirischer Wirkungsnachweis vorliegt, denn die Studien zu Dosisfindung werden in der Regel bei stationär behandelten Kranken durchgeführt, die eine Auswahl schwerer erkrankter Depressiver darstellen, als sie der niedergelassene Arzt sieht.

---

[10] Wenn die Depression durch einen depressiven Wahn geprägt ist, sollte das Antidepressivum durch ein Neuroleptukum ergänzt werden, z. B. Haloperidol.

Der antidepressive Effekt tritt in der Regel erst mit einer Latenz von wenigen Tagen bis etwa zwei Wochen ein. Die Behandlung muss lange genug fortgeführt werden, in der Regel mindestens ca. vier bis sechs Wochen, um einen ausreichenden Therapieeffekt zu erzielen.

Neuroleptika

Neuroleptisch wirksame Substanzen sind Mittel zur Minderung von psychischer Gespanntheit, die aus Affekten der Angst und der Wut oder aus den Anstrengungen zur Abwehr solcher Affekte resultiert.

In der Psychiatrie finden sie Anwendung als symptomatische Heilmittel für Psychosekranke; in solchen Fällen ist die Erregungssumme aus Angst und/oder Wut derart groß, dass die normalen psychischen Funktionen versagen: Der Patientin vergeht das „Hören und Sehen", sie ist nicht mehr kommunikationsfähig. Erst eine pharmakogene Entängstigung oder Distanzierung von den pathogenen Affekten ermöglicht ihr die psychische Reorganisation und die Wiederaufnahme einer sinnvollen Kommunikation.

Die Dosierung liegt bei Psychosekranken immer oberhalb der so genannten neuroleptischen Schwelle, d. h. oberhalb des Dosisbereichs, bei dem feinmotorische Bewegungsstörungen – erkennbar an Veränderungen der Handschrift – auftreten. Hier ist die Gefahr kurzfristig auftretender extrapyramidaler Bewegungsstörungen, eines medikamentösen Parkinson-Syndroms mit Hypo- bis Akinesie, Rigor, kleinschrittigem Gang und Verminderung der Motorik, auch der mimischen Muskulatur, sehr groß. Antiparkinsonmittel (Akineton®, Tremarit®, Sormodren®) helfen hier sofort (1 Ampulle i.m., eine halbe bis eine Ampulle. i.v., Dosisreduktion der Neuroleptika ist zu erwägen). Diese Antiparkinsonmittel bergen aufgrund ihrer euphorisierenden Wirkung eine gewisse Suchtgefahr, besonders bei intravenöser Applikation.

Unterhalb der neuroleptischen Schwelle ist keine nennenswerte antipsychotische Wirksamkeit der Neuroleptika festzustellen. Man spricht im niederen Dosisbereich von der *„tranquilizerartigen Wirkung"* der Neuroleptika oder von der *„Dosierung im Tranquilizerbereich"*. Dieser Wirkungsbereich ist für die Behandlung psychosomatisch erkrankter Patientinnen von Interesse.

Von den vielen in Frage kommenden Neuroleptika ist wegen seiner großen therapeutischen Breite und seiner guten Steuerbarkeit Haloperidol am nützlichsten zur Linderung von Angst und Spannung. Die Dosierung erfolgt stets individuell, da die Unterschiede in der Empfindlichkeit gegen extrapyramidale Effekte in Abhängigkeit von Konstitutionstyp und Körpergewicht bis zum Faktor 15 schwanken können. Um diese individuelle Dosis zu ermitteln, beginnt man mit einer sehr geringen Dosierung von drei Tropfen am Abend bis etwa alle acht Stunden drei Tropfen, um sich langsam der individuell für das Zielsymptom ausreichenden Dosis zu nähern. Für die Patientin hat das den Vorteil, dass sie von der Wirkung nicht überrascht wird, was der verbreiteten Furcht vor Psychopharmaka entgegenwirkt.

Man titriert gewissermaßen die optimale Dosis mit den oral zu verabreichenden Tropfen aus und geht dann auf eine Erhaltungsdosis eines Depotneuroleptikums über (z. B. Fluspirilene = Imap®). In Abhängigkeit von den Einnahmezeiten, die mit genau acht Stunden Abstand im Tagesverlauf schlecht einzuhalten sind, kann eine abweichende Verteilung im niedrigen Dosisbereich nötig sein, z. B. morgens zwei, mittags drei und abends fünf Tropfen, entsprechend einer Tagesdosis von 1 mg. Oft reicht diese Dosierung schon für unsere psychosomatischen Patientinnen mit angstbedingter oder aggressiv getönter Symptomatik aus. Nur selten muss die Dosierung von morgens fünf, mittags acht und abends zwölf Tropfen (= Haldol®-Tagesdosis 2,5 mg) überschritten werden. Sobald die ausreichende Dosis festliegt, kann die Umstellung auf ein Depotneuroleptikum im niedrigen Dosisbereich erwogen werden. Hierfür gilt eine klinische Faustregel: Die benötigte Tagesdosis Haloperidol in Milligramm entspricht etwa der Wochendosis Imap® in Millilitern. Damit bleibt man unterhalb der antipsychotisch wirksamen Dosis im Bereich der tranquilizerartigen Wirkung. Anzumerken ist, dass entgegen einem weit verbreiteten Irrtum Imap® kein Antidepressivum ist.

Eine gute Alternative bietet das ebenfalls als Lösung erhältliche atypische Neuroleptikum Risperidon (Risperdal®) im für die psychosomatische Behandlung sinnvollen unteren Dosisbereich, da es kaum extrapyramidal bedingte Störungen der Motorik hervorruft und besonders für Alterspatienten gut geeignet ist; auch hier ist die individuelle Dosis für einen tranquilizerartigen Effekt durch tropfenweises Austitrieren zu ermitteln, was der Verträglichkeit und damit der Compliance zugute kommt. Ähnlich günstig, aber kostspielig ist Olanzapin (Zyprexa®).

Die Patientin wird anfangs während der „Titrationsphase" engmaschig, später alle sieben Tage zur Injektionswiederholung einbestellt, und anlässlich dieser Termine wird das psychotherapeutische Gespräch fortgeführt; diese Vorgehensweise nimmt die Patientin zunächst in ihrem am somatischen Beschwerdebild orientierten Ätiologieverständnis und mit ihrer Abwehr von Psychogenem an und ermöglicht es, sie schrittweise an die Bearbeitung der zugrunde liegenden Affekte und deren Auslösung heranzuführen.

Auch bei hartnäckigen Schlafstörungen ist zur Vermeidung von Abhängigkeit die Verordnung von neuroleptischen Substanzen vom niedrig potenten und schlafanstoßenden Wirkungstyp angezeigt: Hier ist z. B. Truxal® zu nennen, dessen Dosis für diesen Zweck etwa bei 25 – 50 mg liegt. Alternativ kommt für Schlafstörungen das alte Neuroleptikum Dominal®, zwischen 40 und 80 mg (bis 160 mg) in Frage. Ältere Menschen vertragen für diese Indikation besonders gut Protactyl® in der Dosierung zwischen 25 und 100 mg oder Dipiperon®, das es auch als Saft (Schluckstörungen alter Menschen) gibt. Immer muss die individuelle Dosis im Einzelfall erst schrittweise ermittelt werden.

Werden lediglich Sedierung und schlafanstoßende Wirkung ohne stärkere angstlösende Effekte gewünscht, kann man Truxal® mit Atosil® kombinieren.

Die Verschreibung von Neuroleptika bei Frauen erfordert die Beachtung von sieben Gesichtspunkten:

1. Es ist die minimale effektive Dosis individuell zu ermitteln.

2. Die Auswirkungen der verschiedenen Neuroleptika auf den Prolaktin-haushalt und damit auf die gesamte Hormonregulation sind zu beden-ken und der Menstruationsstatus zu ermitteln.

3. Sowohl der Ausgangswert für Prolaktin als auch das Gewicht der Pa-tientin bei der Umstellung auf neue Präparate sind zu dokumentieren.

4. Ein Differentialblutbild und die Parameter der Leberfunktion sind zu kontrollieren.

5. Bei jeder Konsultation ist nach Galaktorrhoe zu fragen.

6. Auswirkungen auf Verhütung und Familienplanung sind zu erörtern.

7. Zu regelmäßigen Gesundheitsuntersuchungen, einschließlich der Selbstuntersuchung der Brüste und Mammographien, sowie einem Osteoporose-Screening ist zu ermuntern.

Psychopharmaka während Schwangerschaft und Stillzeit?

Besondere Vorsicht bei pharmakologischen Interventionen gilt den Schwangeren, die depressiv erkranken. Nach den Ergebnissen von Nulman et al. (1997, 1998) haben Frauen, die während einer Therapie mit einem trizyklischen Antidepressivum oder dem Serotonin-Wieder-aufnahmehemmer Fluoxetin schwanger werden, keine nachteiligen Auswirkungen auf die Entwicklung ihres Kindes zu befürchten, selbst dann nicht, wenn die antidepressive Therapie über die gesamte Gravidi-tät fortgeführt wird.

Nach diesen Befunden können die SSRI wie auch trizyklische Thymo-leptika als für Schwangere und ihre Kinder sichere Medikamente gelten. Dennoch erscheint es sinnvoll, die Psychopharmaka in der Schwan-gerschaft besonders zurückhaltend einzusetzen, die Indikation beson-ders streng zu stellen, die Nutzen-Risiko-Abwägung und besonders die Aufklärung sorgfältig zu betreiben und zu dokumentieren; denn auch bei einem zufällig und daher als schicksalsbedingt zu beurteilenden Kinds-schaden tritt rasch eine Umkehr der Beweislast ein, und es ist dann äußerst schwierig zu beweisen, dass die in diesem Fall vorliegende Kindsschädigung nicht von der Einnahme des Medikamentes herrührt.

Das Arzneimittel ist kein Ersatz für die Arzt-Patienten-Beziehung

Die wohlverstandene psychosomatische Behandlung soll nicht Patientinnen einer somatisch ausgerichteten Praxis mit einem Psychopharmakon abspeisen oder mittels psychopharmakologischer Angebote dem oft schwierigen ärztlichen Gespräch entziehen. Es gibt zwar psychotherapeutische Interventionen ohne Medikamente, nicht aber medikamentöse Therapie ohne Gespräch. Das psychosomatische Behandeln umfasst die gleichzeitige, aber gewichtete Berücksichtigung somatisch-biologischer, psychischer und sozialer Aspekte des Krankseins je nach ihrer Bedeutung für den Prozess des Genesens. Dies spricht für die Einbeziehung von Psychopharmaka in die Therapie psychosomatischer Beschwerden.

Grundlage jeder psychologischen Behandlung ist das von Mitgefühl in optimaler Distanz[11] und von Hoffnung getragene ärztliche Gespräch. Dieses stellt eine zunächst vorwiegend supportiv ausgerichtete Psychotherapie zur Errichtung und Pflege eines tragfähigen Behandlungsbündnisses mit Entwurf eines Behandlungsplanes dar. Der Schwerpunkt der Therapiemaßnahmen orientiert sich zum einen am klinischen Bild des affektiven Befundes, zum anderen an den anzunehmenden Entstehungsbedingungen der Erkrankung. Je nach dem Gewicht ätiologischer Bedingungen stehen entweder die Therapie mit Antidepressiva, die Psychotherapie oder andere Therapieformen (z. B. die Behandlung körperlicher Ursachen) im Vordergrund.

Die Behandlung gliedert sich in der Regel in drei Phasen:

1. Pharmakologische Akutbehandlung und pharmakotherapeutische Strecke der Behandlung bis zum Einsetzen erster Linderung oder gar Remission mit einem Zeitraum von etwa drei bis sechs Wochen.

   Gleich zu Beginn ist zu klären, ob eine ambulante Behandlung möglich ist oder eine stationäre Behandlung zu empfehlen ist.

---

[11] Mit der Kranken mitzufühlen, ohne mitzuleiden wird als Haltung in Balintgruppen vermittelt, was nicht nur eine wichtige ärztliche Fähigkeit entwickelt, sondern auch dem Burnout-Syndrom entgegenwirkt.

Zentraler Gesichtspunkt für die Beantwortung dieser Frage ist neben der Schwere der Symptomatik die Suizidalität. Akute Suizidalität ist ein häufiger Grund für die stationäre Behandlung von depressiven Patienten. Ein weiterer wichtiger Grund ist andauernde Therapieresistenz. Auch muss sich der Frauenarzt fragen, ob er diese individuelle Patientin mit ihrer konkreten Erkrankung unter den Bedingungen dieser Praxis ambulant behandeln kann oder ob die Überweisung in psychiatrische Fachbehandlung vorzuziehen ist.

2. Pharmakologische Erhaltungstherapie und behutsamer Übergang in die psychodynamisch und aufdeckend orientierte Gesprächsphase mit einem Zeitraum von drei bis sechs Monaten nach Einsetzen der Linderung.

3. Psychotherapeutische Behandlung mit schrittweisem Abbau der Medikation; in manchen Fällen und ganz besonders bei phasisch rezidivierender Depression ist eine Rezidivprophylaxe von mindestens einem Jahr, in selteneren Fällen auch jahrelang notwendig.

Parallel zu diesen drei biologisch definierten Behandlungsphasen verlaufen die drei psychotherapeutischen Phasen:

1. Errichtung eines tragfähigen Arbeitsbündnisses schon in der diagnostischen Phase und während der Entwicklung eines Behandlungsplanes.

2. Identifizierung der auslösenden situativen Bedingungen mit Auswahl eines therapeutischen Fokus.

Die Patientin muss frühzeitig erfahren, dass Hilfe möglich ist, dass eine psychotrope Medikation notwendig ist und dass die eigentliche psychische Veränderungsarbeit nicht durch eine Pille, sondern nur durch sie selbst in der therapeutischen Interaktion mit der ärztlichen Person geleistet wird: *„Die Tablette löst kein Problem, aber sie verschafft wieder die Fähigkeit, Probleme zu lösen."*

3. Psychotherapeutische Durcharbeitung.

Von der pharmakotherapeutischen Strecke in die psychotherapeutische Phase

Nach Eintreten der ersten antidepressiven Wirkung wird die Patientin unter dem Eindruck der symptomatischen Erleichterung („*Ich bin geheilt!*") zu einem Absetzversuch tendieren, jedoch muss die Therapie zur Sicherung vor einem Rückfall im Sinne einer Erhaltungstherapie mindestens vier bis sechs Monate lang, eventuell bis zu zwölf Monaten, fortgeführt werden, da in dieser Zeit, besonders bei der Melancholie („major depression"), eine hohe Rückfallgefahr besteht; diese erste symptomatische Besserung markiert den Zeitpunkt, an dem die Erörterung der Effekte des Pharmakons zurücktritt und die auslösenden situativen Bedingungen identifiziert, die interpersonalen Konflikte und die psychischen Hemmungen eines angemessenen Problemlösungsverhaltens gesprächsweise aufgegriffen werden müssen.

Weiterführende Literatur

– Condrau G. 1965 **Psychosomatik der Frauenheilkunde.** Bern, Huber
– Dmoch W. 1999 **Anpassungsstörungen in Schwangerschaft und Wochenbett.** In: Stauber M, Kentenich H, Richter D (Hrsg.) Psychosomatische Geburtshilfe und Gynäkologie. Berlin, Heidelberg, New York, Springer, 327–355
– Dmoch W. 1999 **Wertigkeit der Psychopharmaka in der Psychosomatischen Behandlung.** In: Stauber M, Kentenich H, Richter D (Hrsg.) **Psychosomatische Geburtshilfe und Gynäkologie.** Berlin, Heidelberg, New York, Springer, 580–614
– Hertz D, Molinski H. 1983 **Psychosomatik der Frau.** 3. Aufl. Berlin, Heidelberg, New York, Tokyo, Springer
– Luborsky L, Kächele H. 1988 **Der zentrale Beziehungskonflikt. Ein Arbeitsbuch.** Ulm, PSZ
– Prill H J. 1964 **Psychosomatische Gynäkologie.** München, Berlin, Urban & Schwarzenberg
– Roemer 1953 **Gynäkologische Organneurosen.** Stuttgart, Thieme

Schlafstörungen

Friedrich Husmann

SCHLAFSTÖRUNGEN

Friedrich Husmann

In der ärztlichen Praxis gehört das Symptom „Schlafstörung" zu den am häufigsten von den Patientinnen geäußerten Beschwerden. Das Symptom geht nicht nur mit einer erheblichen Beeinträchtigung der Lebensqualität einher, sondern kann auch tiefgreifende Reaktionen auslösen, wie etwa Depressionen oder einen Verlust der Sekretion von Wachstumshormon. Die Häufigkeit von Schlafstörungen nimmt mit steigendem Lebensalter zu, wobei eine auffallende Zunahme in bestimmten Phasen hormoneller Umstellungsprozesse zu beobachten ist. Während im Alter von 30 Jahren 26 % der Frauen über Schlafstörungen klagen, steigt der Anteil in der Postmenopause auf etwas mehr als 65 % an.

Dabei muss jedoch beachtet werden, dass die Patientinnen diese Art von Gesundheitsstörungen in der Regel nicht in der gynäkologischen Sprechstunde vortragen, da sie keinen Zusammenhang mit hormonellen Umstellungen sehen und die Beschwerden eher mit dem Allgemeinmediziner besprechen. Daher sollten die Patientinnen bei der gynäkologischen Konsultation gezielt auf Schlafstörungen angesprochen werden.

Allerdings sind Angaben über die Häufigkeit von Schlafstörungen mit Zurückhaltung zu bewerten, denn häufig werden Durchschlafstörungen ohne Wiedereinschlafschwierigkeiten bereits als „Schlafstörung" deklariert. Bei der Erhebung der Anamnese ist daher genauer zu hinterfragen, wobei die Frage gestellt werden sollte, ob der Schlaf als erholsam empfunden werde oder ob man morgens „wie zerschlagen" aufwache. Außerdem sollte nach möglichen Ursachen gefragt werden, insbesondere nach Stress, psychischen Belastungen, Konfliktsituationen (Partnerschaft) oder Problemen mit dem „Abschalten".

Ergeben sich im Gespräch Hinweise auf solche Ursachen, sollten Empfehlungen für Änderungen des Tagesablaufs, der Ernährungsgewohnheiten,
des Genussmittelkonsums (Koffein) und zur Stressbewältigung ausgesprochen werden: Änderung der Fernsehgewohnheiten, abendlicher
Spaziergang vor dem Schlafengehen, nur eine leichte Abendmahlzeit,
Entspannungsbad oder -übungen und gegebenenfalls pflanzliche Seda-
tiva. Dabei ist jedoch zu beachten, dass paradoxe Reaktionen vorkommen
können und dass das autogene Training kein „Schlafmittel" sein soll.
Diese allgemein gehaltenen Empfehlungen sollten auch bei Patientinnen
mit Schlafstörungen in Phasen hormoneller Umstellungsprozesse angesprochen werden.

Bei psychischen Konfliktsituationen oder Problemen ist die Empfehlung
einer Psychotherapie unerlässlich. Hypnotika oder Psychopharmaka sollten nicht verordnet werden, da sie den psychotherapeutischen Zugang
blockieren können oder als Rechtfertigung benutzt werden können, um
die notwendige Therapie zu umgehen.

Es muss berücksichtigt werden, dass organische Erkrankungen nicht selten mit Schlafstörungen einhergehen, wie etwa Kardiopathien (Palpitationen, pektanginöse Zustände, Tachykardien), Hypertonie, Schilddrüsener-
krankungen, Neuropathien und Neuralgien, Myalgien, degenerative
Wirbelsäulen- und Gelenkerkrankungen sowie Erkrankungen der Atem-
wege und die Schlafapnoe.

Zu beachten ist ferner, dass bereits das subjektive Empfinden von
Schlafstörungen zu Fehlinterpretationen führen kann, denn die Gesamt-
schlafdauer wird fast immer unterschätzt, ebenso die Zahl der Aufwach-
phasen. Im Gegensatz dazu wird die Einschlafzeit zum Teil erheblich
überschätzt. Aus Untersuchungsergebnissen, die in Schlaflaboratorien
erhoben wurden, ist bekannt, dass rund 50 % der Frauen, die über Schlafstörungen bis hin zur völligen Schlaflosigkeit klagten, eine normale Einschlafzeit und eine normale Schlafdauer hatten (Carskardon et al. 1976).

Eine Beurteilung der Schlafqualität mit der Zahl der Tiefschlafphasen sowie der Anzahl und der Art der REM-Schlafphasen (**R**apid-**E**ye-**M**ovement-oder Traumschlaf) kann nur im Schlaflabor mit kontinuierlicher Registrierung des EEG und der Augenbewegungen während des Schlafes erfolgen. Aus solchen Untersuchungen ist bekannt, dass die Einschlafphase etwa 15 Minuten dauert. Sie ist charakterisiert durch einen wellenförmigen Verlauf mit mehrfachem Wechsel zwischen leichtem Schlaf und Aufwachen. Die Körpertemperatur nimmt etwas ab, die Muskulatur beginnt sich zu entspannen, und die Reaktion der Muskeleigenreflexe nimmt mehr und mehr ab. Der Blutdruck sinkt ab; die niedrigsten Werte werden jedoch erst gegen Mitternacht erreicht; gegen 4.00 Uhr steigen sie allmählich wieder an (Übersicht bei Anschütz 1984).

In der Regel behält die Muskulatur noch einen Grundtonus bei und erschlafft erst nach der Einschlafphase. Kommt es zu einer Dissoziation der Einschlafphase, zumeist bedingt durch eine unzureichende Entspannung, erfolgt der Tonusverlust vor Erreichen des Schlafstadiums I. Das ZNS registriert den Tonusverlust und reagiert mit schlagartiger Anspannung der Muskulatur. Dieses Anspannen wird als „Zusammenzucken" oder „Stolpern in ein Loch" empfunden und als Besorgnis erregende Schlafstörung angegeben. Der Arzt sollte die auslösende Ursache und den Mechanismus erklären, um den Patientinnen die Angst vor solchen – vorwiegend vegetativ bedingten – Ereignissen zu nehmen.

Das Schlafstadium I, das nach etwa 15 Minuten erreicht ist, geht nach 30 Minuten in die Schlafstadien II und III und in die erste Tiefschlafphase IV über. Danach geht der Schlaf rückläufig über die Stadien III, II und I in den flacheren Schlaf mit der ersten REM-Schlafphase über. In dieser Phase läuft der erste Traum ab. Die Phase ist gekennzeichnet durch rasche Augenbewegungen, die in alle Richtungen gehen. Die Muskulatur, mit Ausnahme der Gesichtsmuskulatur, bleibt entspannt. Atem- und Pulsfrequenz ändern sich, je nach Inhalt des Traumes; die Körpertemperatur steigt an.

Der normale REM-Schlaf ist dadurch charakterisiert, dass die ersten Phasen während der Nachtruhe relativ kurz sind, während die letzte vor dem morgendlichen Aufwachen deutlich länger andauert. Verhalten sich die REM-Phasen umgkehrt, spricht man von einem „paradoxen" REM-Schlaf. In Abbildung 1 b ist ein normales Schlafprofil wiedergegeben.

Nach jeder REM-Phase kann man kurz aufwachen, erinnert sich aber nicht oder nur selten an den Traum. Zumeist aber schließt sich über die Schlafstadien I, II und III eine weitere Tiefschlafphase IV an (Erlik et al. 1984).

Die Spanne vom Einschlafen bis zum Ende der ersten REM-Phase bezeichnet man als Schlaf-Wach-Zyklus, der im Mittel 95 Minuten dauert. Vier bis sechs solcher Schlaf-Wach-Zyklen können pro Nacht ablaufen. Wie bedeutsam eine ausreichende Anzahl von Schlafstadien IV während der Nachtruhe ist, geht besonders aus der Tatsache hervor, dass nur in diesen Phasen das hypophysäre Wachstumshormon GH freigesetzt wird, das von

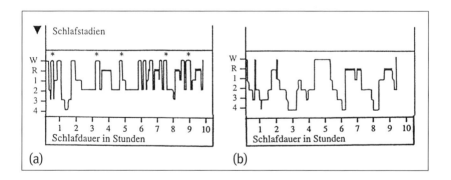

Abb. 1: Schlafprofil einer postmenopausalen Patientin vor (a) und während Hormonsubstitution (b). Die Sternchen markieren das Auftreten nächtlicher Hitzewallungen. W = Wachphase; Schlafstadien nach Graden abgestuft von oberflächlichem und leichtem Schlaf (Stadien 1 und 2) bis zum Tiefschlafstadium (Stadium 4). R = Rapid-Eye-Movement- bzw. Traumschlaf (nach Erlik et al. 1981).

grundlegender Bedeutung für die Auslösung bzw. Aufrechterhaltung anaboler Prozesse im Organismus der Frau ist.

Eine sichere Differenzierung der einzelnen Schlafphasen ist nur mit kontinuierlicher Registrierung des EEG im Schlaflabor möglich. Dabei stellt sich ein fließender Übergang vom Einschlafen in das Schlafstadium I dar, das durch flache EEG-Wellen mit wechselnder Frequenz gekennzeichnet ist.

Während des REM-Schlafes kombinieren sich somatische Tiefschlafsymptome mit einer Aktivierung psychischer Vorgänge. Eine sichere Zuordnung dieses Stadiums ist durch die Registrierung der raschen Augenbewegungen gewährleistet. Das EEG während der REM-Phase ähnelt dem des Schlafstadiums II. Es finden sich so genannte „Schlafspindeln" in Form kurzer Intervalle mit hoher Amplitude und hoher Frequenz (14 Peaks pro Sekunde). Vereinzelt kommen kleine Delta- und Zwischenwellen vor.

Im Schlafstadium III finden sich größere Deltawellen mit einer Frequenz von 3 pro Sekunde und relativ niedriger Amplitude sowie einzelne steile Wellen. Außerdem sind vereinzelt kleinere „Schlafspindeln" nachweisbar, deren Pulsfrequenz 12–13 pro Sekunde beträgt (Anschütz 1984).

Charakteristisch für das Schlafstadium IV (Tiefschlaf) sind große Deltawellen mit langsamer Frequenz (0,6–1,0 pro Sekunde) und ungewöhnlich hoher Amplitude, die – im Unterschied zu allen anderen Schlafstadien – 100 μV und mehr betragen kann.

Ernstliche Zweifel an der Tatsache, dass hormonelle Umstellungsprozesse mit einer Zunahme von Schlafstörungen einhergehen, gibt es heute nicht mehr. So kann bereits Jahre vor der Menopause eine Corpus-luteum-Insuffizienz mit Abnahme der Progesteronbiosynthese Schlafstörungen auslösen.

Der Zusammenhang wird verständlich, wenn man beachtet, dass ein Metabolit des Progesterons, das 5α-Tetrahydroprogesteron, als das aktivste Neurosteroid anzusehen ist. Dieser Metabolit kann an Ort und Stelle im ZNS aus Progesteron gebildet werden und bindet mit ungewöhnlich hoher Affinität an den Gamma-Aminobuttersäure-Rezeptor (GABA) im ZNS und löst über diesen Mechanismus Benzodiazepin-ähnliche Wirkungen aus. Substituiert man eine Corpus-luteum-Insuffizienz mit 100 bis 200 mg mikronisiertem Progesteron, appliziert vor dem Schlafengehen, lassen sich die resultierenden Schlafstörungen zuverlässig beheben. Gestagene, die nicht in ein entsprechendes Tetrahydroderivat umgewandelt werden können, sind nicht in der Lage, die Schlafstörungen zu beheben.

Von besonderer Bedeutung sind die Schlafstörungen, die sich auf dem Boden eines Estrogenmangels entwickeln. Einschlafzeit und Durchschlafstörungen nehmen zu, bedingt durch eine Tachykardie und durch die nächtlichen Schweißausbrüche, die in Abbildung 1 a durch Sternchen markiert sind. Der REM-Schlaf wird paradox, markiert durch breite Balken im Schlafdiagramm, mit langen Episoden in den frühen Nachtstunden und kurzen Phasen in den Morgenstunden. Die Gesamt-REM-Schlafdauer nimmt ab (Thompson und Oswald 1977).

Von großer Bedeutung ist, dass sich unter einer Substitution die Alterationen des REM-Schlafes völlig normalisieren. Schiff et al. (1979) konnten nachweisen, dass die Gesamtdauer des REM-Schlafes bei Frauen in der Postmenopause unter einer Substitution mit 0,625 mg konjugierter Estrogene von durchschnittlich 70,4 ± 9,7 Minuten auf 95,4 ± 14,8 Minuten ansteigt.

Besonders gravierend ist der Verlust der Tiefschlafphasen. In vielen Fällen wird während der Nachtruhe überhaupt kein Schlafstadium IV erreicht, so dass die Sekretion von Wachstumshormon erheblich abnimmt und die Pulsatilität seiner Freisetzung, die die Voraussetzung für seine biologische Wirksamkeit ist, völlig verloren geht.

Die Mechanismen, über die Estradiol das Schlafprofil beeinflusst, sind in Abbildung 2 wiedergegeben. Zu beachten ist, dass die Tryptophankonzentrationen im Serum mit zunehmendem Lebensalter abnehmen. Durch Tryptophangaben ließe sich das Defizit zwar problemlos ausgleichen, die Schlafstörungen damit jedoch nicht beheben.

Die 5-Hydoxytryptophandekarboxylase, das Schlüsselenzym, das die Umwandlung von Tryptophan in den Neurotransmitter Serotonin maßgebend reguliert, wird durch Estrogene stimuliert. Estrogenmangelzustände führen somit zu einer verminderten Bildung von Serotonin.

Von besonderer Bedeutung ist, dass Serotonin als Monoamin durch die Monoamino-Oxidase des ZNS inaktiviert wird. Da Estrogene die Aktivität dieses Enzymsystems hemmen, kommt es bei unzureichender oder fehlender Estrogenbildung zu einem gesteigerten Abbau des in vermindertem Maße gebildeten Serotonins.

Serotonin ist verantwortlich für die Induktion von Tiefschlafphasen. Die dargelegten Mechanismen erklären, weshalb in besonderem Maße die Abnahme der Tiefschlafphasen bei Estrogenmangelzuständen tangiert ist.

Die Regulation des REM-Schlafes ist abhängig vom Neurotransmitter Noradrenalin. Seine Bildung ist nur geringgradig eingeschränkt, da die Schlüsselenzyme nicht in dem Maße estrogenabhängig sind wie die 5-Hydroxytryptophandekarboxylase. Als Monoamin wird aber auch Noradrenalin durch die Monoaminooxidase inaktiviert, so dass es bei Estrogendefiziten zu einem vermehrten Abbau kommt, der für die Alteration des REM-Schlafes verantwortlich ist.

Der Neurotransmitter Serotonin ist auch maßgeblich eingebunden in die Aufrechterhaltung einer ausgeglichenen psychischen Stimmungslage. Sein Fehlen kann daher zur Entwicklung depressiver Verstimmungszustände führen, die durch die Schlafstörungen noch verstärkt werden. Die

Auswirkungen des Estrogenmangels auf die Schlafphasen und die Zusammenhänge mit der Entwicklung depressiver Verstimmungszustände
sind in Abbildung 2 wiedergegeben.

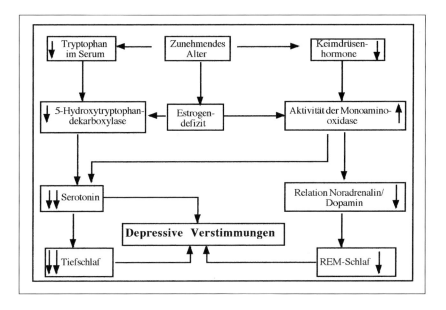

*Abb. 2: Estrogenmangel und Schlafstörungen. Der Estrogenmangel be-
dingt eine Abnahme der Aktivität der 5-Hydroxytryptophandekar-
boxylase mit Einschränkung der Serotoninbildung. Gleichzeitig
wird die Aktivität der Monoaminooxidase gesteigert, so dass die
beiden Monoamine Serotonin und Noradrenalin in zunehmendem
Maße inaktiviert werden. Besonders betroffen ist Serotonin, das
in vermindertem Maße gebildet und beschleunigt abgebaut wird.
Daraus erklärt sich, weshalb es in der Postmenopause besonders
zu einer Alteration der Tiefschlafphasen kommt, während der
Traumschlaf weniger stark betroffen ist. Serotonin-, Tief- und
Traumschlafdefizite lösen depressive Verstimmungen aus (nach
Schneider 1986, stark modifiziert).*

Abbildung 1 (siehe S. 347) weist aus, dass sich durch eine Estrogen-substitution Schlafstörungen voll ausgleichen lassen mit Normalisierung der Traumschlafphasen und der Tiefschlafstadien (Abbildung 1 b). Der Schlaf wird als erholsam empfunden, man wacht ausgeruht und erfrischt auf. Dabei kommt es nicht nur zur Stimmungsaufhellung, sondern auch zur Normalisierung der Sekretion von Wachstumshormon.

Entscheidend ist, dass mit der Substitution mit Estrogenen und Gestagenen eine kausale Behandlungsform der Schlafstörungen bei Frauen in der Postmenopause zur Verfügung steht, mit der Alterationen der Bildung und des Metabolismus von Neurotransmittern sich in vollem Umfang ausgleichen lassen. Nachdrücklich muss vor der Gabe von Hypnotika bei diesen Patientinnen gewarnt werden. Da mit solchen Präparaten lediglich das Symptom, nicht aber die auslösende Ursache behandelt wird, kommen Frauen von der Einnahme solcher Präparate nur schwer wieder los. Beim Versuch, die Medikamente abzusetzen, treten die alten Störungen wieder auf, oft genug begleitet von Entzugssymptomen, nicht nur, wenn Hypnotika aus der Reihe der Benzodiazepine verabreicht wurden.

Das Schlüsselenzym 5-Hydroxytryptophandekarboxylase ist allerdings nicht nur Estrogen-, sondern auch Vitamin-B6-abhängig. Sollte unter einer Substitution mit Estrogenen keine völlige Rückbildung der Schlafstörungen oder nur eine unzureichende Stimmungsaufhellung eintreten, kann das Vitamin in einer Dosierung von 300 – 600 mg/die zusätzlich zur Estrogensubstitution gegeben werden, wenn eine endogene Depression ausgeschlossen ist. Heilmann et al. sowie Rose haben bereits 1968 bzw. 1969 diese Therapieform empfohlen.

Mit zunehmendem Lebensalter nimmt die Bildung des Schlafhormons Melatonin ab, so dass – etwa anlässlich eines Internationalen Kongresses über das Altern – diskutiert wird, ob eine Substitution, wie bei anderen Hormonmangelzuständen, sinnvoll ist. In der Bundesrepublik ist Melatonin vom Bundesamt für Arzneimittel und Medizinprodukte (BfArM) jedoch nicht zugelassen.

Die in den USA als „Nahrungsmittelzusatz" deklarierten – und daher der Kontrolle durch die FDA entzogenen – Melatoninpräparationen haben eine Halbwertszeit von nur 37 Minuten, können somit die endogene Melatoninfreisetzung, die über einen Zeitraum von fünf bis sechs Stunden konstant hohe Serumkonzentrationen gewährleistet, allenfalls ergänzen, aber nicht ersetzen, solange kein Retardpräparat zur Verfügung steht.

Eigene Beobachtungen bei Patienten, die zur besseren Bewältigung des Jet-Lags Melatonin einnahmen, haben darüber hinaus gezeigt, dass selbst eine Melatonindosis von nur 1 mg (empfohlen werden im Regelfall 3 mg pro dosi) zu Kreislaufproblemen mit hypotonen RR-Werten bis hin zum Auftreten von Kollapszuständen führen kann, insbesondere dann, wenn eine Therapie mit blutdrucksenkenden Medikamenten eingeleitet wurde.

Weiterführende Literatur:

– Anschütz F. 1984 **Klinik und Therapie von Schlafstörungen.** Basel, Wiesbaden, Aesopus
– Carskardon M A, Dement W C, Mittler M M et al. 1976 **Self reports versus sleep laboratory findings in 122 drug-free subjects with complaints of chronic insomnia.** Amer J Psychiat 133: 1382–1388
– Erlik V, Tataryn I V, Meldrum D R. 1981 **Association of waking episodes with postmenopausal hot flushes.** J Am Med Ass 245: 1741–1744
– Heilmann H H, Knapp A, Stolp A et al. 1968 **Über den Einfluss von Ovulationshemmern auf den Tryptophanstoffwechsel in Abhängigkeit von Vitamin B6 .** Klin Wschr 46: 1059–1060
– Rose D P. 1969 **The effect of gonadal hormones and contraceptive steroids on tryptophane metabolism.** In Salhanick H A, Kipnis D M, VandeVelde R L (Eds.) Metabolic effects of gonadal hormones and contraceptive steroids. New York, London, Plenum Press, 352–366

– Schiff I, Regenstein Q R, Tulchinsky D et al. 1979 **Effects of estrogens on sleep and the psychologic state of hypogonadal women.** J Am Med Ass 244: 2405–2407
– Schneider H P G. 1986 **The climacteric syndrome.** In Greenblatt R B (Ed.) A modern approach to the perimenopausal years. New developments in biosciences Vol 2. Berlin, New York, De Gruyter, 39–55
– Tompson J, Oswald I. 1978 **Effect of estrogen on sleep and anxiety of postmenopausal women.** Brit Med J 2: 1317–1319

Sport und körperliche Aktivität in den verschiedenen Lebensabschnitten der Frau

Renate Huch

SPORT UND KÖRPERLICHE AKTIVITÄT IN DEN VERSCHIEDENEN LEBENSABSCHNITTEN DER FRAU

Renate Huch

Sport und körperliche Aktivitäten sind integrale Lebensbestandteile, die wie andere Aspekte der Lebensweise – Ernährung, Schlaf, Berufstätigkeit, Medikamenten- und Suchtmittelkonsum und viele andere – auf das physische und psychische Wohlbefinden eines Menschen nicht ohne Einfluss sind. In welchem Ausmaß dies auch für Frauen gilt, konnten wir erst in jüngster Vergangenheit erfahren. „Wer von unseren Großmüttern und Großvätern hätte sich vorstellen können", schreibt O. Grupe in seinem Editorial zu dem von K. G. Wurster und E. Keller herausgegebenen Buch „Frauen im Leistungssport", „dass Frauen heute Marathon laufen, im Bodybuildingstudio ihre Muskeln stärken, eine eigene Tour de France fahren, geradezu akrobatische Turnkunststücke vollführen und sogar Fußball spielen. Mark Spitz würde mit seinen ‚Goldzeiten' von München (1972) heute nicht einmal mehr ins Finale bei den Damenwettbewerben kommen."

In der Tat ist der Frauen-Breiten- wie Leistungssport heute der Bereich im Sport, in dem größte Veränderungen stattfinden und in dem sich wahrscheinlich auch Veränderungen der Rolle der Frau im gesellschaftlichen Umfeld widerspiegeln. In solchen Phasen ist das Risiko groß, dass sich Übertreibungen oder Abhängigkeiten entwickeln, die Sportausübung also nachteilig wird, oder dass die großen Vorteile regelmäßiger körperlicher Aktivität verkannt oder nicht genutzt werden. Ärztliche Kenntnisse und eine Beratung, die idealerweise die spezifischen Besonderheiten der unterschiedlichen Lebensphasen von der Kindheit bis zum Senium berücksichtigt, sind notwendig. Im vorgegebenen Rahmen betrifft das Aspekte der Sportausübung des heranwach-

senden kleinen Mädchens, des Teenagers mit besonderer Berücksichtigung der Beeinflussung von Menarche und Reproduktions-
physiologie, der Schwangeren und Wöchnerin mit den Grenzen, die sich
aus Anforderungen für die fetale Entwicklung ergeben, sowie der Frau
während und nach der Menopause mit den guten Möglichkeiten der
Vorbeugung von Krankheiten und Altersbeschwerden.

Kindheit

Regelmäßiger Freizeitsport ist in vielen Bevölkerungsschichten im Zunehmen begriffen und wird durch gesundheitspolitische Maßnahmen
sehr gefördert. In den USA wird geschätzt (Clapp 1995), dass etwa 40 %
der Schulkinder regelmäßig Sport treiben. Im Zunehmen begriffen ist
auch der Leistungssport bei Jugendlichen, wobei besonders junge
Mädchen extreme Höchstleistungen auf nationalem und internationalem
Level in Sportarten wie Gymnastik, Eiskunstlaufen und Schwimmen zeigen können.

Sportphysiologische Aspekte

Was ist in sportphysiologischer Hinsicht bei jungen Mädchen anders als
nach der Pubertät oder im Erwachsenenalter, und was muss der beratende Arzt an wichtigen Fakten wissen? Zunächst einmal ist die maximale O_2-Aufnahme ($\dot{V}O_2$max), wenn sie pro kg Körpergewicht kalkuliert
wird, höher als im späteren Leben. Eine vorgegebene Aufgabe kostet
aber vergleichsweise mehr Energie, was sehr ausgeprägt beim Laufen,
weniger beim Radfahren oder Schwimmen ist. Training scheint in diesem
Lebensbereich nicht – wie es später der Fall ist – die O_2-Aufnahme-
fähigkeit steigern zu können. Training kann aber den Energieaufwand
erniedrigen, das heißt die Ökonomie (den Wirkungsgrad) der
Energieumsetzung verbessern. Mit oder ohne Training ermüdet das Kind
also bei einer definierten Sportausübung leichter und kann in
Wettkämpfen mit Älteren nicht mithalten. Auch die Fähigkeit zur anae-

roben Muskeltätigkeit (z. B. bei kurzen Sprints) ist geringer als im späteren Alter, wobei die Ursache hierfür nicht bekannt ist. Eingeschränkt ist beim jungen Mädchen die sportliche Kapazität bei großer Hitze und in Kälte. Die größere Intoleranz bei Hitze erklärt sich in der Zeit vor der Pubertät im Vergleich zu späteren Lebensphasen aus der relativ großen Oberfläche im Vergleich zum Körpergewicht (das heißt größere Wärmeaufnahme bei extremer Hitze), dem späteren Einsetzen und der geringeren Ausprägung des für die Wärmeabgabe sehr effektiven Schwitzens und einer ausgeprägten Blutumverteilung in die Haut zur Thermoregulation zu Lasten des zentralen Blutvolumens und des Cardiac output. Da bei den meisten Sportarten die Wärmeproduktion selbst bei kalter Umgebung das Ausmaß des Wärmeverlustes übersteigt, ist das junge Mädchen bei den typischen Wintersportarten bezüglich seiner thermoregulatorischen Möglichkeiten wahrscheinlich nicht benachteiligt. Gesichert ist aber ein solcher Nachteil beim Schwimmsport im kalten Wasser. Durch das ungünstige Oberflächen-Gewicht-Verhältnis und das fehlende subkutane Fettdepot kann es in kurzer Zeit (20 Minuten) zu Körperkerntemperaturabfällen von mehreren °C kommen. Abweichungen vom Normgewicht prädisponieren besonders zu Hyperthermie oder Hypothermie. Während das unterernährte Mädchen thermoregulatorische Grenzen in beiden Temperaturbereichen hat, ist das übergewichtige Mädchen besonders bei Sport in der Hitze belastet.

Auswirkungen auf die körperliche Entwicklung?
Die wichtige Frage, ob Sport und Training bei sehr großer Intensität Auswirkungen auf die Entwicklung, das Wachstum und die Reifung des Mädchens haben, ist viel diskutiert worden. In der Tat sind junge Athletinnen, besonders in den Bereichen Gymnastik, Balletttanz und Eiskunstlaufen, im Vergleich zu nicht sportlichen Gleichaltrigen kleiner und bezüglich der Skelettentwicklung unreifer, Schwimmerinnen hingegen oft größer. In der ersten Gruppe ist eine relativ späte Menarche auffällig, und der Zusammenhang zwischen später Menarche und Skelettunreife ist vorhanden. Als Ursachen wurden diskutiert: der nied-

rige Prozentsatz an Körperfett, nicht ausreichende Kalorienzufuhr im Vergleich zur körperlichen Verausgabung, hormonelle Veränderungen und Stress durch Training und Wettkampf. Einen gewissen Anteil am körperlichen Erscheinungsbild dieser jungen Athletinnen mag auch die Wahl der Sportart bei gegebener günstiger körperlicher Ausgangssituation haben, wobei allerdings die Analogie der hier vorhandenen primären Amenorrhoe mit der sekundären Amenorrhoe bei einigen Intensivsportarten junger Frauen (siehe später) nicht übersehen werden darf. Trotz der häufig anzutreffenden späten Pubertät bei Athletinnen gibt es keine Hinweise auf nachteilige Auswirkungen auf die spätere Fertilität oder einen Schwangerschaftsausgang. Nachuntersuchungen haben keine Häufung von Schwangerschaftspathologien oder niedrigen Geburtsgewichten ergeben (Malina 1988).

Mit Ausnahme der offenen Frage der Kausalität der späten Menarche sind sich die Sportmediziner einig, dass es wenig substanzielle Gründe gibt, junge Mädchen vom Hochleistungssport abzuhalten. Erst recht gilt es, bei gemäßigter Ausübung und den erwiesenen positiven Auswirkungen auf körperliche und psychische Aspekte auf regelmäßige sportliche Betätigung in der Prä-Pubertät hinzuwirken. Bei der Behandlung der Fettsucht im Kindesalter hat sich gezeigt, dass die Kombination von Kalorienreduktion und sportlicher Betätigung die besten Langzeiterfolge aufweist. Bekanntlich ist Übergewicht in der Kindheit in hohem Maße mit Adipositas im Erwachsenenalter korreliert. Die vorteilhaften präventiven Auswirkungen regelmäßiger sportlicher Betätigung in der Kindheit ergeben sich auch aus diesem Zusammenhang. Tabelle 1 (siehe S. 360) fasst die wichtigsten Fakten zusammen.

Tab. 1: Sport im Mädchenalter
Wichtige Fakten für die Betreuung

- Rasche Ermüdbarkeit physiologisch (geringerer Wirkungsgrad als im späteren Leben)
- Training verbessert nicht die O_2-Aufnahme, jedoch die Energieumsetzung
- Anaerobe Kapazität (z. B. Sprints) geringer
- Thermoregulation erschwert, Risiko der Hyperthermie bei Hitze und der Hypothermie im kalten Wasser
- Leistungssport: Verzögerung von Wachstum, Skelettreifung und Menarche, jedoch keine schweren gesundheitlichen Auswirkungen
- Sportausübung erstrebenswert wegen großem therapeutischen und präventiven Nutzen

PUBERTÄT

Eine wichtige Funktion bekommt der beratende Hausarzt in der Lebensphase der weiblichen Pubertät, dem Übergang von der Kindheit zum Erwachsenenalter. Diese Phase ist gekennzeichnet durch den Wachstumsschub, die Beendigung des Wachstums, die sexuelle Reifung mit der Ausbildung der sekundären weiblichen Geschlechtsmerkmale und dem Eintritt der Menarche als besonderem Meilenstein in der weiblichen Pubertät. Diese Phase kann mit extremen Abweichungen am Beginn und am Ende der Pubertät vom achten/neunten bis zum 20. Lebensjahr reichen. Die Menarche tritt typischerweise in unseren industrialisierten Ländern zwischen dem 12. und 13. Lebensjahr auf. Die körperlichen Veränderungen dieser Lebensphase in ihren Auswirkungen auf die Sportausübung sind intensiv studiert worden (Übersicht Malina 1988). Im Gegensatz zu den vergleichsweise geringen Unterschieden zwischen Mädchen und Knaben in der Kindheit werden hier große geschlechtsspezifische Unterschiede deutlich. Während beim Knaben parallel zum Wachstumsschub Muskelmasse, Muskelkraft, maximale O_2-Aufnahme und die aerobe Kapazität deutlich zunehmen, ist beim jugendlichen Mädchen allenfalls das Erreichen eines Plateaus, wenn nicht gar eine Abnahme typisch. Training steigert allerdings die relative und absolute O_2-Aufnahmefähigkeit und die aerobe Kapazität. In keinem Altersbereich sind die trainingsbedingten Unterschiede größer als in der Pubertät. Generell lässt sich aus den Studien ableiten, dass die meisten heranwachsenden Mädchen eine zu geringe regelmäßige körperliche Aktivität ausüben, um ihren Fitnesslevel zu halten. Dadurch gibt es für die Sportausübung etwa ab dem 13. bis 14. Lebensjahr keine eigentliche Steigerung der Leistung. Ob dies biologische (Fettakkumulierung) oder soziokulturelle Gründe (geringe Motivation) hat, muss offen bleiben.

Ausmaß und Ursachen der Störungen des Menstruationszyklus
Dass regelmäßiges und intensives Training den Eintritt der Pubertät wahrscheinlich verzögern kann, wurde im vorangegangenen Abschnitt bereits diskutiert. Während in diesem Altersbereich die Kausalität wie geschildert kontrovers betrachtet wird, steht außer Frage, dass es nach abgeschlossener Pubertät in Abhängigkeit von der Intensität des Sports und der spezifischen Sportart zu gravierenden Störungen des Menstruationszyklus bis hin zur Amenorrhoe kommen kann (Shangold 1988). Die wissenschaftlichen Fakten zeigen eindeutig, dass Sport intensiven Ausmaßes die reproduktiven Funktionen störend beeinflussen kann. Oligomenorrhoe und Amenorrhoe sind bei Athletinnen häufiger als in der Normalbevölkerung zu finden. Aber auch bei regelmäßigen Zyklen treten Störungen auf. Entsprechende Untersuchungen haben gezeigt, dass bei intensivem Sport anovulatorische Zyklen und solche mit verkürzter Lutealphase deutlich zunehmen. Wird der Sport unter Wettkampfbedingungen ausgeübt, kann die Prävalenz der Amenorrhoe auf 50 % steigen (Shangold 1988). Aber auch hier besteht Einigkeit, dass neben der Intensität der Sportausübung andere, dem Sport assoziierte wichtige Faktoren eine Rolle spielen. Tabelle 2 (siehe S. 362) listet diver-

se Faktoren auf, die mit intensivem Training assoziiert sind und deren Beitrag zu Zyklusunregelmäßigkeiten erwiesen ist.

Tab. 2: Faktoren, die mit intensivem Training vergesellschaftet sind
(aus Shangold M M. 1988)

- Gewichtsabnahme
- Niedriges Körpergewicht
- Niedriger Körperfettgehalt
- Änderungen der Ernährung
- Nicht ausreichende Ernährung
- Körperlicher Stress
- Emotionaler Stress
- Akute hormonelle Veränderungen
- Chronische hormonelle Veränderungen

Magerkeit und ein geringes Körpergewicht sind per se Faktoren, die zu einer Amenorrhoe führen können. Im Zusammenhang mit dem Sport, insbesondere dem Laufen, konnte gezeigt werden, dass am Beginn des intensiven Trainings der Gewichtsverlust bei amenorrhoeischen Frauen größer und das Körpergewicht geringer ist im Vergleich zu Läuferinnen mit normalem Zyklus. Trotz der einleuchtenden Hypothese, dass Fettgewebe zur Speicherung von Estrogenen notwendig ist, stehen die wissenschaftlichen Beweise für diese Ansicht noch aus. Dass physischer und psychischer Stress bzw. das subjektiv empfundene Ausmaß eine große Rolle für das Auftreten von Zyklusstörungen spielen, zeigen Untersuchungen u. a. bei Balletttänzerinnen. Auch für den Einfluss nicht ausreichender Ernährung — quantitativ wie qualitativ – gibt es Hinweise. Es ist gesichert, dass während intensiver Sportausübung Prolaktin, Estradiol, Progesteron, Testosteron und insbesondere die so genannten Stress-Hormone, u. a. ACTH, Katecholamine, Cortisol und Beta-Endorphine, stark ansteigen. Auch konnte gezeigt werden, dass die beim Sport veränderte pulsatile Ausschüttung der Gonadotropin-Releasing-Hormone, insbesondere die der LH-Releasing-Hormone, einen deutlichen Zusammenhang mit der Intensität der Sportausübung hat. Es ist daher sehr wahrscheinlich, dass intensiv betriebener Sport bereits auf hypothalamischer Ebene zur Störung der reproduktiven Funktionen führt.

Zu erwähnen ist schließlich, dass neben Trainingszustand und -umfang Belastungsform und Belastungsdauer einen starken Einfluss auf die Hormonantwort bei körperlicher Arbeit haben. Wurster und Koros (1984; siehe Wurster und Keller 1988) haben dies bei Leichtathletinnen untersucht und konnten zeigen, dass die Belastungsdauer für Zyklusstörungen entscheidend ist. Ein möglicher Einfluss erhöhter Körperkerntemperaturen ist auch nicht von der Hand zu weisen. Bekanntlich kann es besonders bei Langläufern (Marathon) in heißer Umgebung zu Temperaturanstiegen bis auf 41 °C kommen, während dies bei Schwimmwettbewerben und Skilanglauf – beides in thermisch günstigerem Milieu – selten beobachtet wird. Die Einflüsse der beiden letzteren Sportarten auf das endokrine System sind ebenfalls gering.

Die Auswirkungen der durch Sport induzierten endokrinen Störungen können zu schwerwiegenden akuten oder späteren Beeinträchtigungen des Frauenlebens werden (Tabelle 3, siehe S. 364). Für die Sportausübung selbst sind Dysmenorrhoe und unregelmäßige oder verstärkte Blutungen (Anämie = Leistungsminderung) nachteilig. Bei längerem Bestehen der endokrinen Supprimierung sind diverse Auswirkungen der ausschließlichen Estrogenwirkung an den Zielorganen oder ein Abfall der Estrogenspiegel zu befürchten. Ermüdungsfrakturen in solchen Situationen sind bei Sportlerinnen bereits in sehr jungen Jahren beobachtet worden und sind der eindeutige Hinweis, dass selbst passagere Zyklusauffälligkeiten nicht ohne Diagnose und Therapie bleiben dürfen. Über Langzeitauswirkungen ist fast gar nichts bekannt.

Tab. 3: Zyklusstörungen durch intensives sportliches Training

• *Lutealphasendefekte* (verkürzte Lutealphase, niedrige Progesteronsynthese)	Dysmenorrhoe Sub-/Infertilität (Mammakarzinom?*)
• *Anovulatorische Zyklen*	Infertilität Unregelmäßige, nicht planbare Blutungen (Endometriumhyperplasie?*, Endometriumkarzinom?*)
• *Amenorrhoe*	Infertilität Estrogenmangelerscheinungen, insbesondere Abnahme der Knochendichte, Knochenfrakturen

* die mit Fragezeichen versehenen Folgen sind als Konsequenz der endokrinen Störungen, jedoch nicht als Beobachtungen bei Sportlerinnen gesichert.

Ärztliche Aufgaben

Der beratende Arzt hat bei Sportlerinnen mit Zyklusauffälligkeiten eine wichtige Aufgabe. Der Schweregrad der durch Sport induzierten Zyklusstörungen (Tabelle 3) ist nach Ausschluss anderer Ursachen diagnostisch abzuklären und zu therapieren. Diese Therapie wird sich danach zu richten haben, ob in der Phase der intensiven Sporttätigkeit eine hormonelle Substitution von der Sportlerin überhaupt akzeptiert wird und ob sexuelle Aktivität oder gar Kinderwunsch bestehen. Bezüglich der Prävention von Knochenverlust oder anderer vielleicht noch gar nicht bekannter negativer Langzeitauswirkungen durch lange Phasen hypoestrogener Amenorrhoen ist wichtige Überzeugungsarbeit zu leisten, um die Akzeptanz hormoneller Therapien zu erhöhen. Die

Betonung der Vorteile z. B. der niedrig dosierten oralen Kontrazeptiva für die Sportausübung selbst, wie Reduktion von Dysmenorrhoe, Verminderung von Schwankungen der Estrogenspiegel sowie zeitlich vorhersehbare oder planbare Menstruationen in Abhängigkeit von der Wettkampftätigkeit, mag hilfreich sein.

Sport während der Menstruation?

Der letzte Aspekt der Beratung betrifft auch die in Bezug auf Sport eher durchschnittlich aktive Frau. Beginnend mit der Pubertät (Schulsportteilnahme) sind Fragen häufig, ob einerseits während der Menstruation unschädlich Sport betrieben werden kann oder ob andererseits die Leistungsfähigkeit während der Menstruation beeinträchtigt bzw. in den verschiedenen Phasen des Menstruationszyklus unterschiedlich ist. Zur Befreiung vom Schulsport während der Menstruation wird oft ein ärztliches Attest gewünscht. Bei starker Dysmenorrhoe und beim Schwimmsport ist beim Wunsch nach Befreiung eher großzügig darauf einzugehen, weil wissenschaftliche Untersuchungen oder ein Expertenkonsensus dazu fehlen.

Obwohl beim normalen Schwimmen kein Wasser in die Scheide gelangt, ist dieses Risiko (verschmutzte Gewässer) bei der Verwendung von Tampons, die Feuchtigkeit von beiden Seiten aufnehmen, gegeben. Bei der Leistungssportlerin steht die Leistungsminderung durch die schmerzhafte Dysmenorrhoe bzw. durch die Therapiefolgen im Vordergrund. Bei ovulatorischen Zyklen sind krampfartige Schmerzzustände, besonders am ersten Blutungstag, bei jungen Frauen sehr häufig. Für die Pathogenese sind nach heutigen Erkenntnissen Prostaglandine verantwortlich, die über uterine Kontraktionen oder Abnahme der uterinen Durchblutung starke Schmerzen bewirken. Entsprechend richtet sich die Therapie auf die Kupierung der Kontraktionen (Kalziumantagonisten, Betamimetika oder Hemmung der Prostaglandinbildung [Gestagene, Ovulationshemmer, nicht steroidale Antiphlogistika]; Zahradnik in Wurster und Keller 1988). Da viele dieser

Medikamente auch systemische, insbesondere kardiovaskuläre Auswirkungen haben, kann die Leistungsfähigkeit stark beeinträchtigt werden. Auch hier ist der Vorteil von Ovulationshemmern erwiesen. Obwohl die Frage, welche Zyklusphase mit der größten körperlichen Leistungsfähigkeit verbunden ist, oft untersucht wurde, besteht darüber keine Einigkeit. Die unterschiedlichen, teilweise widersprüchlichen Angaben über den Zeitpunkt des physischen Leistungsgipfels im Zyklus erklären sich wahrscheinlich nicht nur aus der großen endokrinen Individualität der einzelnen Sportlerin, sondern auch aus dem komplexen Zusammenhang der Sexualsteroide mit anderen endokrinen Systemen, die ebenfalls die Leistung beeinflussen (Gruber und Huber 1998). Für diese Beratung ist es wichtig zu wissen, dass es trotz zahlreicher neuer Erkenntnisse auf diesem Gebiet nicht möglich ist, eine bestimmte Zyklusphase zur leistungsstärksten zu erklären.

Schwangerschaft

Oft wird die Notwendigkeit nicht gesehen, oder es ist wenig Bereitschaft vorhanden, während der Schwangerschaft gewohnte Freizeitaktivitäten oder Sport unter Leistungs- und Wettkampfbedingungen aufzugeben. Beratende Ärzte sind häufig überfordert, die wahren Grenzen der Sportausübung in der Schwangerschaft zu kennen. Aus Vorsichtsgründen wird unter Umständen zum Verzicht geraten, ohne zu wissen, dass das vielleicht bereits e i n Risiko im Zusammenhang mit dem Thema Sport und Schwangerschaft darstellt. Aus den in zahlreichen anekdotischen Kasuistiken, vielen retrospektiven Untersuchungen und in einigen guten prospektiven Studien gemachten Erfahrungen lässt sich nämlich ableiten, dass bei gesunden Frauen und bei normalem Schwangerschaftsverlauf die frühere konservative Einstellung unberechtigt war. Die Veränderungen der Empfehlungen zu Sport und Schwangerschaft des American College of Obstetricians and Gynecologists (ACOG) reflektieren dies in gleicher Weise.

Im Folgenden soll versucht werden, den Kenntnis- oder Meinungsstand zusammenzufassen. Für die Diskussion der Vor- und Nachteile von Sport in der Schwangerschaft wird zunächst beleuchtet, in welcher Weise die einschneidenden Veränderungen des mütterlichen Organismus durch die Schwangerschaft die Sportausübung beeinflussen. Danach werden die theoretisch diskutierten und praktisch erfahrenen Vorteile der Sportbetätigung in der Schwangerschaft betrachtet. Während die gesehenen Vorteile eher Vorteile für die werdende Mutter darstellen und allenfalls indirekt das wachsende Kind beeinflussen, sind die dann diskutierten Nachteile von Sport in der Schwangerschaft mehr an den Auswirkungen auf den kindlichen Organismus orientiert. Besondere Berücksichtigung sollen die Wahl der Sportart und die Sportausübung in der Höhe finden.

Für die Sportausübung vorteilhafte oder nachteilige Auswirkungen der schwangerschaftstypischen maternalen Veränderungen

Tabelle 4 (siehe S. 368) listet wesentliche Einflüsse der typischen körperlichen Veränderungen durch die Schwangerschaft auf, wobei versucht wurde, sie als positiv oder eher negativ für die Durchführbarkeit des Sports zu gruppieren. Diese Trennung kann allerdings nur ganz grob erfolgen. Sie müsste korrekterweise auch die Sportart berücksichtigen. Für einen Kurzstreckensprint beispielsweise ist der Vorteil der Plasmavolumenzunahme sicher unwesentlich, nicht aber für die Bewältigung eines Marathonlaufs, wie er mit und ohne Kenntnis der Schwangerschaft in den ersten Wochen der Schwangerschaft gelaufen wurde.

Vorteilhaft für die Leistung im Sport sind Veränderungen, die im Dienst des zunehmenden Sauerstoffbedarfs des mütterlichen und fetalen Organismus stehen. Es sind dies besonders die hämodynamischen und kardiopulmonalen Veränderungen oder die geringere Viskosität des Blutes durch die relative Hämoglobin- und Hämatokritabnahme bereits früh in der Schwangerschaft im Hinblick auf die Mikrozirkulation. Da diese Anpassungen an die Schwangerschaft überraschend früh einsetzen und eine Art Überanpassung darstellen, sind diese Veränderungen theoretisch besonders leistungssteigernd für Ausdauersportarten in der Frühschwangerschaft. Es ist diskutiert worden, dass die Schwangerschaft selbst in ihren physiologischen Veränderungen den Auswirkungen eines Leistungs- und Ausdauertrainings sehr ähnlich ist. Diese für die Sportausübung positiven körperlichen Veränderungen stellen allerdings, wenn sie für den intensiven Sport oder Leistungssport genutzt werden, ein gewisses Risiko dar, weil sie zugunsten der mütterlichen Muskeldurchblutung und Thermoregulation auf Kosten der utero-plazentaren Versorgung erfolgen könnten. Solange das natürliche Regulans durch die Schwerfälligkeit bei steigendem Gewicht in der späteren Schwangerschaft noch nicht existiert, gibt es in dieser Schwangerschaftsphase eine wichtige ärztliche Beratungsaufgabe.

Tab. 4: Für die Sportausübung vorteilhafte oder nachteilige Auswirkungen der schwangerschaftstypischen maternalen Veränderungen

- *Eher vorteilhaft:*
  - Zunahme des Plasmavolumens
  - Zunahme des Herzminutenvolumens
  - Absolute Zunahme der Sauerstofftransportkapazität
  - Relative Abnahme des Hämatokrits

- *Eher nachteilig:*
  - Gewichtszunahme
  - Veränderte Gewichtsverteilung
  - Lockerung der Gelenkverbindungen
  - Zunahme der venösen Kapazität
  - Wassereinlagerung in die Gewebe
  - Veränderte Orthostase
  - Zunahme der Thermoregulation
  - Durch Hyperventilation verminderte Pufferbasen

Die meisten körperlichen Veränderungen allerdings, allen voran die Gewichtszunahme in der Regel um mindestens 10–12 kg, wirken sich nachteilig auf die Ausführbarkeit von Sport aus und vermeiden quasi auf natürliche Weise eine zu intensive Sportausübung in der Schwangerschaft. Die veränderte Gewichtsverteilung, die Verlagerung des Schwerpunktes, eine gewisse Wassereinlagerung und eine hormonell bedingte Lockerung der Gelenkverbindungen erschweren Balance und Körperbeherrschung, die für einige Sportarten essenziell sind. Die Wärmequelle Fetus erfordert eine gesteigerte Thermoregulation, die allerdings – wie Untersuchungen gezeigt haben – durch die deutlich gesteigerte Hautdurchblutung der Schwangeren in der Regel gut bewältigt wird. Theoretisch müsste bei intensiver Muskelarbeit früher als bei Nichtschwangeren eine Laktatazidose entstehen können. Die Pufferkapazität im mütterlichen Blut nimmt als Folge der Abnahme der Hämoglobinkonzentration und des Plasmabikarbonats in der Schwangerschaft ab.

Die gesamte Zeit der Schwangerschaft selbst scheint – wie bereits erwähnt – ein ideales „Dauertraining" darzustellen. „Moms in the fast lane" (Time July 18, 1988, S. Brownlee) sei stellvertretend für viele ähnliche Artikel erwähnt, die auffällige Leistungssteigerungen und oft persönliche Bestzeiten von Sportlerinnen unmittelbar nach einer Schwangerschaft schildern. Auch eine Kurzstreckenläuferin, eine Schweizer Spitzensportlerin, die wir sportphysiologisch in der Schwangerschaft betreut haben, erreichte nach der Schwangerschaft ihr persönlich bestes Ergebnis. Dies fände sowohl eine theoretische Erklärung als auch Unterstützung durch entsprechende Studien. Die stetige Gewichtszunahme einerseits und die hämodynamische Anpassung an den wachsenden Durchblutungsbedarf von Uterus, Plazenta und Fetus, der zum Geburtstermin rund 20 % des mütterlichen Herzminutenvolumens ausmacht, „trainieren" andererseits den mütterlichen Organismus sieben mal 24 Stunden pro Woche. So nimmt denn die aerobe Kapazität auch in Schwangerschaften, in denen viel geruht wird, kaum ab, wie es bei Nichtschwangeren bei Immobilisierung immer der Fall ist. Untersuchungen bei trainierten Frauen, die in der Schwangerschaft weiter

Sport treiben – wenn auch oft auf einem reduzierten Niveau – zeigen eine beibehaltene oder gesteigerte aerobe Kapazität.

Vorteile durch Sport in der Schwangerschaft

In zahlreichen Untersuchungen ist versucht worden, die Vorteile einer regelmäßigen Sportausübung (Breitensport) mit hohen aeroben Anteilen zu beweisen. In den entsprechenden Reviews und Kommentaren zu diesen Untersuchungen wird häufig betont, wie schwierig diese Beweisführung ist, weil das schwangere Kontrollkollektiv, das nicht Sport treibt, sich unter Umständen auch noch in vielen anderen Aspekten der Lebensführung und des Schwangerschaftverlaufs unterscheidet. Es ist auch argumentiert worden, dass man Sport weitertreibt, weil man sich gut fühlt, und nicht umgekehrt, dass man sich gut fühlt, weil man Sport treibt. Aus zahlreichen Beobachtungen und einigen Untersuchungen kristallisiert sich allerdings doch eine gewisse Objektivierbarkeit der positiven Effekte auf den Schwangerschaftsverlauf heraus, wobei die Vorteile für die Mutter im Vordergrund stehen. Es versteht sich, dass dies indirekt auch für den Feten nützlich sein kann. Tabelle 5 ist eine Zusammenstellung der beobachteten Befunde.

Zahlreiche der subjektiv positiven Erfahrungen, die gemacht werden, wenn Sport in der Schwangerschaft weitergeführt wird, werden auch von nichtschwangeren Sporttreibenden gemacht. Von Nichtschwangeren ist bekannt, dass physische Ertüchtigung dazu beiträgt, das Ausmaß von Depressionen, Angst und Hypochondertum zu reduzieren und umgekehrt das Selbstwertgefühl zu steigern. Auch in der Schwangerschaft liegt sicher eine Mischung aus sportbedingten hormonellen Veränderungen, die das Wohlgefühl steigern, und der Freude an der Körperbeherrschung vor. Es besteht wahrscheinlich nicht nur eine größere Toleranz gegenüber den alltäglichen körperlichen Problemen in der Schwangerschaft, sondern diese werden weniger wahrgenommen

Tab. 5: Vorteile durch Sport in der Schwangerschaft (SS)

(ergänzt nach Kulpa P. 1992)

Erwiesen oder sehr wahrscheinlich:

- Verbessertes subjektives Wohlbefinden (besserer Schlaf, höheres Selbstwertgefühl)
- Förderung guter Haltung
- Vermeidung von Rückenschmerzen
- Größere Toleranz gegenüber SS-Beschwerden
- Verbesserter Muskeltonus
- Steigerung der Leistungsfähigkeit
- Erhöhte kardiopulmonale Reserven
- Prophylaxe von Thrombosen, Hypertension/Präeklampsie und Gestationsdiabetes
- Vermeidung exzessiver Gewichtszunahme
- Therapeutisch: Senkung des Insulinbedarfs beim Gestationsdiabetes
- Kürzere Geburtsdauer
- Weniger operative Entbindungen
- Schnellere Rekonvaleszenz

oder treten vermindert auf. Dies wurde bei Sport treibenden und nicht Sport treibenden Schwangeren im Vergleich untersucht. Tatsächlich findet man bei sportlich aktiven Frauen eine geringere Inzidenz an Rückenschmerzen, Kurzatmigkeit, Kopfschmerzen und im Besonderen Hitzewallungen. Die Selbstwerteinschätzung ist höher, die Geburt wird leichter empfunden, und Multiparae finden die Erholungsphase post partum im Vergleich zu vorangegangenen Schwangerschaften verkürzt.

Bei Wahl der richtigen Sportart (Gehen, Wandern, Schwimmen, Golf, Skilanglauf, Radfahren und Ähnliches) hat Sport wie bei Nichschwangeren einen großen prophylaktischen Effekt auf die Entstehung von

Thrombosen. Hier tritt die Muskel-Venen-Pumpe in Funktion, die den venösen Druck in den unteren Gliedmaßen senkt, das venöse Blutvolumen im arbeitenden Muskel vermindert und den venösen Rückfluss in Richtung des Herzens erleichtert. Bekanntlich gibt es einige Risikofaktoren für die Entstehung von Thrombosen in der Schwangerschaft. Das sind zum einen die Veränderungen der Gerinnungsfaktoren im Blut, die Zunahme der Fibrinfraktion und der Faktoren VII, VIII und X bei gleichzeitiger Abnahme der fibrinolytischen Faktoren und zum anderen in der Spätschwangerschaft der erschwerte venöse Rückstrom zum Herzen in Rückenlage, beim ruhigen Stehen und Sitzen durch die Kompression der Beckenvenen bzw. der Vena cava. Auch die beobachtete geringere Inzidenz an Präeklampsien findet ihre Erklärung in der sportphysiologischen Anpassung an Ausdauersportarten bzw. –training aufgrund der Plasmavolumenzunahme. Der prophylaktische Effekt von regelmäßigem Sport in der Schwangerschaft auf die Entstehung eines Gestationsdiabetes bzw. die Möglichkeit der therapeutischen Insulineinsparung sind vielfach untersucht worden. Die im Interesse der fetalen Glukoseversorgung stehende physiologische Anpassung des mütterlichen Organismus, das heißt die abnehmende Glukoseutilisierung der Zelle und die zunehmende Insulinresistenz, wird durch regelmäßige, mäßige bis intensive körperliche Aktivität durch Glukoseaufnahme der arbeitenden Muskulatur modifiziert. Die nach Phasen intensiver körperlicher Aktivität messbare Hypoglykämie der Schwangeren ist allerdings auch eines der diskutierten Risiken für Mutter und Fetus bei zu intensiver sportlicher Betätigung in der Schwangerschaft.

Mit ähnlichen Schwierigkeiten wie oben beschrieben sind Studien behaftet, die den postulierten positiven Effekt von Sport auf Geburtsdauer und -modus untersucht haben. Bei entsprechender Konditionierung erscheint eine leichtere Bewältigung der Geburts„arbeit" logisch. Jedoch ist das Geburtsgeschehen durch seine Abhängigkeit von Alter, Parität, Kindsgröße, Schmerz und vielem mehr komplexer. Über eine kürzere Geburtsdauer bei Sport treibenden Schwangeren – zumindest bei

Primiparae – wird berichtet, allerdings auch über keine Unterschiede zu nicht Sport treibenden Schwangeren.

Nachteile oder Risiken durch Sport in der Schwangerschaft

Es kristallisiert sich mehr und mehr heraus, dass Sport, wie er zum Erhalt oder zur Steigerung der körperlichen Fitness heute von Frauen betrieben wird, also eine mehrmalige mäßige bis mäßig-intensive körperliche Belastung pro Woche, mit einem normalen Schwangerschaftsverlauf und ungestörter kindlicher Entwicklung gut vereinbar ist. Der gesunde mütterliche Organismus – und wahrscheinlich auch der Fetus – verfügt über Kompensationsmechanismen, die auch bei relativ intensiver Betätigung einen großen Sicherheitsfaktor für den Feten darstellen, wie es zahlreiche Studien, z. B. von Clapp und Mitarbeitern, zeigen. Die in Tabelle 6 (siehe S. 374) zusammengestellten Risiken sind sicher so lange hypothetisch, wie nicht durch maternale Zusatzrisiken (z. B. Anämie, Rauchen, kardiopulmonale Erkrankungen) oder Schwangerschaftskomplikationen (Plazenta praevia, vorzeitige Wehen, Blutungen etc.), sehr **intensive** sportliche Betätigung, Sport in großer Höhe oder ungeeignete Sportarten dieser Sicherheitsbereich überschritten wird. Da die Grenzen sicher individuell verschieden sind, ergibt sich die eingangs geschilderte Schwierigkeit in der Beratung. Wie Tabelle 6 zeigt, ist mütterliche Hyperthermie (> 39 °C) zu fürchten, weil sich die fetale Körperkerntemperatur, die ohnehin bereits 0,5 °C höher ist als die der Mutter, in gleicher Weise erhöht. Sie kann durch Fieber, sehr langen Aufenthalt in heißen Bädern oder infolge intensiver Muskelarbeit bei Ausdauersportarten entstehen. Neben den nachteiligen Auswirkungen der Blutumverteilung zur Thermoregulation sind in der Frühschwangerschaft während der Organogenese teratogene Effekte gefürchtet. Sie sind tierexperimentell gesichert und beim Mensch als sehr wahrscheinlich anzusehen. Ein mütterliches und fetales Trauma

---

Tab. 6: Hypothetische Nachteile oder Risiken durch Sport in der SS

Risiko	*Ursache*
• *Maternale und fetale Hyperthermie*	– Versagende Thermoregulation bei Ausdauersportarten (z. B. Marathon) in großer Wärme
• *Mütterliches Trauma*	– Sturzträchtige Sportarten – Schwangerschaftstypische Bänderlockerung – Gewichtszunahme, Schwerpunktsverlagerung
• *Gefährdung der fetalen Sauerstoffversorgung*	– Blutumverteilung in die arbeitende Muskulatur auf Kosten der uteroplazentaren Durchblutung – Relative mütterliche Hypoxämie bei Sport in der Höhe – Zunahme der mütterlichen Hyperventilation durch Stress

---

oder die indirekten Folgen einer Verletzung (Röntgendiagnostik, medikamentöse Therapie) werden von Ärzten und Laien ebenfalls sehr gefürchtet. Eine vermehrte Sturzgefahr bei sturzträchtigen Sportarten durch die veränderte Statik, die hormonbedingte Bänderauflockerung und die zunehmende Schwerfälligkeit in der Schwangerschaft ist theoretisch vorhanden. Im gleichen Sinne sind Mannschafts- und Kontaktsportarten riskant. Das schwerwiegendste Argument gegen intensiven Sport in der Schwangerschaft betrifft das mögliche Risiko nicht ausreichender fetaler Sauerstoffversorgung. Für die notwendigen Muskelaktivitäten werden Herzauswurfleistung sowie Muskel- und Hautdurchblutung gesteigert. Dazu muss die Durchblutung in anderen Gefäßbereichen gedrosselt werden. Das betrifft unter anderem die Eingeweidedurchblutung sowie die Uterus- und Plazentadurchblutung, was tierexperimentell und beim Menschen mit Doppler-Ultraschall gesichert wurde. Fetale Bradykardien, die während intensiver mütterlicher Belastung beobachtet werden, sind ebenfalls ein Hinweis auf eine fetale Beeinträchtigung. Durch Höhenaufenthalt (Klettern, Sport, Skisport in der Höhe) kommt als weiterer Faktor, der die Sauerstoffversorgung des Kindes beeinflusst, noch die mütterliche Hypoxämie hinzu. Gesunde Schwangere tolerieren die Kombination von Sport und Höhe gut, wenn der Sport mäßig intensiv betrieben wird und die Höhe nicht über 2.500 m beträgt. In Tabelle 7 (siehe S. 376) wurde versucht, die häufigsten Sportarten bezüglich ihrer Eignung für die schwangere Frau zu gruppieren.

Stillperiode

Sportausübung bei der Wöchnerin ist überraschend wenig systematisch untersucht worden, wahrscheinlich auch, weil die betreuende Ärzteschaft mangels vorhandener Richtlinien von der Sportausübung vorsichtshalber abrät, mit Ausnahme der für die Rückbildungsvorgänge vorteilhaften Gymnastik. Diskutiert wurde ein negativer Effekt auf die Milchmenge und -zusammensetzung. Einzelbeobachtungen, auch bei Spitzensportlerinnen, scheinen aber diese Befürchtung nicht zu stützen. Die Frage, ob eine Frau während der Stillzeit schwimmen darf, wird bei der Konsultation häufig gestellt. Selbstverständlich darf sie schwimmen; sie sollte jedoch darauf achten, sich nicht zu unterkühlen und stark belastete Gewässer zu meiden. Bei chlor- und salzhaltigem Wasser empfiehlt es sich, die Mamillen vor dem Schwimmen mit einer reinen Lanolinsalbe einzufetten und nach dem Schwimmen das Duschen nicht zu vergessen.

Tab. 7: Sportarten und ihre Eignung in der Schwangerschaft

- *Ungeeignet*
  - Marathonlauf
  - Sport unter Wettkampf- und Höchstleistungsbedingungen
  - Mannschafts- und Kontaktsportarten
  - Alpinski und Langlauf in der Höhe (>2.500 m)
  - Tauchen

- *Eignung fraglich*
  - Reiten
  - Wasserski, Surfen

- *Sehr geeignet*
  - Wandern
  - Radfahren
  - Laufen, Joggen
  - Gemäßigter Langlauf, Abfahrtslauf, Bergtouren (<2.500 m)
  - Gymnastik
  - Freizeittennis
  - Schwimmen

Menopause

Schließlich gilt es, den Kenntnisstand über den Einfluss von Fitness und regelmäßigem Sport auf die Prävention typischer Frauenkrankheiten Revue passieren zu lassen, die sich im Alter und/oder durch den Wegfall der Protektion durch die weiblichen Hormone einstellen. Obwohl erwiesen ist, dass auch bei der Frau oder sogar gerade bei der Frau Fitness auf die generelle Mortalität einen deutlich senkenden Einfluss hat, sind die spezifischen Zusammenhänge bei unterschiedlichen Krankheitskomplexen weniger systematisch als beim Mann untersucht worden. Für die Interpretation der Zusammenhänge kommt erschwerend hinzu, dass beispielsweise kardiovaskuläre Erkrankungen später als beim Mann auftreten und dass die hormonelle Substitution in der Menopause, wie sie heute erfreulicherweise in großem Umfang praktiziert wird, es nicht gestattet, den Effekt von Sport allein zu beobachten.

Osteoporose

Osteoporose ist vermeidbar. Sie ist selten beim Mann. Bei dem häufigen Auftreten bei der Frau ist sie in hohem Maße mit der nachlassenden ovariellen Steroidproduktion in der Menopause vergesellschaftet. Die negativen Folgen von Knochenfrakturen für das Frauenleben können sehr groß sein. Es muss angestrebt werden, diese Lebensphase mit höchstmöglicher Knochenmasse zu beginnen und während dieser Lebensphase das Ausmaß des Abbaus bestmöglich zu beeinflussen. Nach Abschluss der Wachstumsphase nehmen Knochenmineralgehalt und -masse bis etwa zum 35. Lebensjahr zu (Maximum beim kortikalen Knochen und beim trabekulären Knochen wahrscheinlich bereits am Ende des dritten Lebensjahrzehnts). Zwischen diesen Maxima und dem Zeitpunkt des Erlöschens der Ovarialfunktion kommt es zu einem jährlichen Knochenverlust in der Größenordnung von 0,12 %, danach bis etwa zum 65. Lebensjahr von 1 %. Es ist einleuchtend, dass die Toleranz für den Verlust umso größer ist, je mehr Masse vorhanden ist.

Aktivität bzw. Inaktivität haben einen gesicherten Einfluss auf die Knochenformation bzw. den Knochenverlust, wobei der trabekuläre Knochen besonders sensitiv reagiert. Lange Immobilisierung oder Bettruhe führen zum Knochenverlust, gesteigerte Aktivität zur Knochenhypertrophie. Die Untersuchungen über die optimale Sportart und die ideale Dauer der Sportausübung für eine Osteoneogenese lassen die Wichtigkeit regelmäßiger, vielseitiger, relativ intensiver (65–80 % der

maximalen Herzfrequenz) und gewichtsabhängiger Sportausübung erkennen. Für die Compliance ist es wichtig, dass der Sport Spaß macht.
Notelovitz (1988) konnte zeigen, dass die Intensität der Belastung, die
einen Knochengewinn bringt, in der Menopause von der hormonellen
Situation abhängt. In der Studie bei Frauen mit und ohne hormonelle
Substitution zeigte sich, dass eine vorhandene Substitution in
Kombination mit mäßiger Belastungsintensität für den Knochenerhalt
ausreichte, während im Estrogenmangelzustand dies nur mit intensive-
rer Aktivität zu erreichen war. Die Kombination von mechanischer Belastung, Muskelaktivität und Schwerkraft ist für die Knochenzelle wahrscheinlich der wirksamste Stimulus für die Proliferation, wobei der
genaue Mechanismus unbekannt ist. Eine ausreichende Kalzium-
verfügbarkeit ist essenziell.

Bei bereits manifester Osteoporose, bei der Frauen bezüglich weiterem
Knochenverlust ohne Zweifel von regelmäßiger Aktivität profitieren, ist
allerdings die Art der Belastung von ganz besonderer Wichtigkeit. Zu
starke Beugung des Rückens oder ruckartige Belastungen, Drehungen
oder Heben erhöhen das Risiko von Wirbelbrüchen mit einem hohen
Anteil an trabekulärem Knochen. Tabelle 8 listet gut geeignete Sport-
aktivitäten für die alte Frau mit Osteoporose auf.

**Tab. 8: Geeignete sportliche Aktivitäten für die alte Frau mit
Osteoporose**
(aus Notelovitz M. 1988)

- Spazierengehen
- Gruppenaktivitäten wie Tanzen/Volkstanzen/
  Squaredance
- (Stationäres) Radfahren
- Schwimmen (!!)

Kardiovaskuläres System

Es ist gesichert, dass die natürlichen ovariellen Steroide vor der Menopause einen guten Schutz vor kardiovaskulären Ereignissen darstellen.
Mit nachlassender endogener Produktion steigt das Plasma-Cholesterin
an, und die so genannten High-Density-Lipoproteine (HDL) fallen ab, was
eine wichtige Rolle in der Pathogenese der Atherosklerose spielt. Es ist
erwiesen, dass regelmäßige, mäßig intensive körperliche Aktivität die
Plasmaspiegel positiv beeinflussen kann und dadurch sowie über zusätzliche Effekte wie Gewichtskontrolle, Normotension und Euglykämie
das Risiko für Herz-Kreislauf-Erkrankungen reduzieren kann. Sport in der
Menopause schützt somit nicht nur vor Osteoporose oder der
Progression der Osteoporose, körperliche Fitness bedeutet auch Kompensation der nachlassenden Protektion durch die weiblichen Hormone.
Auch hier besteht ein Synergismus mit hormoneller Substitution. Um
messbare Effekte bei den atherogenen Plasmabestandteilen und in der
Fitness zu erzielen, sind 30 bis 45/60 Minuten mäßig intensiver
Belastung erforderlich, ein Ausmaß, das die Compliance leicht übersteigt. Jedes Sportprogramm muss daher größtmöglichen Spaß und
größtmögliches Wohlbefinden anstreben, um langfristig erfolgreich zu
sein. M. Notelovitz (1988) zitiert Studien, die einen guten Effekt einer
zusätzlichen Gewichtsbelastung (3–6 kg als „Rucksackbelastung") bei
Spaziergeh-Programmen (5–7 km täglich) oder auf dem Laufband zeigen.

Übergewicht/Diabetes Mellitus Typ II

Übergewicht (BMI zwischen 25 und 30) und ausgeprägte Adipositas
(BMI über 30) sind gravierende Zivilisationsprobleme und eng assoziiert
mit lebenseinschränkenden und -verkürzenden Erkrankungen. Die Prävalenz der Adipositas schwankt in Abhängigkeit vom Alter und anderen
Lebensumständen bei Frauen zwischen 9 und 50 %. Stoffwechsel- und
Kreislaufprobleme sind häufige Komplikationen der Adipositas und bedingen sich gegenseitig. Diät und körperliche Aktivität sind die entscheidenden Eckpfeiler der Prävention und der Behandlung nach der
Manifestation.

Tab. 9: Richtlinien zur Durchführung von Sportprogrammen bei Typ-ll-Diabetikern

(aus Lehmann R, Spinas G A. 1996)

• *Screening*

    – Fahrradergometrie bei allen über 35-jährigen Patientinnen oder bei Patientinnen mit einer Diabetesdauer von über zehn Jahren

    – genaue Untersuchung bezüglich peripher-arterieller Verschlusskrankheit, Hypertonie, autonomer Neuropathie (fixierte Herzfrequenz, Orthostase usw.), diabetischer Retino- und Nephropathie

• *Sportprogramm*

– *Intensität:*   60 bis 80 % der maximalen Herzfrequenz oder 50 bis 70 % der maximalen Anstrengung gemäß der Formel:

$$0{,}5 \text{ bzw. } 0{,}7\ (\text{Herzfrequenz}_{max} - \text{Herzfrequenz}_{Ruhe}) + \text{Herzfrequenz}_{Ruhe}$$

– *Dauer:*   30 bis 45 Min. Ausdauertraining

– *Häufigkeit:*   drei bis vier Mal pro Woche (metabolische Parameter) fünf bis sieben Mal pro Woche (zur Gewichtsreduktion, tiefe bis mittlere Intensität)

– *Art:*   aerobes Sportprogramm mit Gehen, Treppensteigen, rhythmischen Übungen, Zirkeltraining, Haltungsturnen

– *Vermeiden von Komplikationen*   je 10 Min. Ein- und Auslaufen, sorgfältige Auswahl von Übungen und individuelle Anpassung der Intensität, Messung von Blutzucker vor und während des Sportprogramms

Besonders eng ist der Zusammenhang zwischen dem Diabetes mellitus Typ II und der Adipositas oder umgekehrt Adipositas und Diabetes mellitus Typ II, besonders bei zentraler Fettsucht. Ihrerseits erhöhen diese Zustände das Risiko für eine koronare Herzkrankheit um das Drei- bis Fünffache. Inaktivität hat daran einen großen Anteil. Man schätzt, dass in den Vereinigten Staaten körperliche Inaktivität für 25 % des Diabetes mellitus Typ II und für 12 % der Todesfälle verantwortlich ist. 70 – 90 % der neu entdeckten Typ-II-Diabetiker sind adipös. Wie Abbildung 1 (siehe S. 382) zeigt, hat körperliche Aktivität (bzw. Inaktivität) mehrfache Angriffspunkte in der Vermeidung bzw. beim Entstehen des relativen Insulinmangels. Wenn auch die Mechanismen, die zu einer Erhöhung der Insulinsensitivität durch körperliche Aktivität führen, noch nicht in allen Einzelheiten geklärt sind, ist doch belegt, dass nach einer Phase körperlicher Belastung die Glukoseaufnahme im Skelettmuskel, welcher für mehr als 60 % der peripheren Glukoseaufnahme verantwortlich ist, für mehrere Stunden erhöht ist. Dieser auf den Glukosespiegel positiv wirkende Effekt ist vorübergehend. Sport muss daher mehrmals pro Woche ausgeübt werden (s. auch Tabelle 9). Zur Steigerung der Insulinsensitivität, ganz besonders aber zur Gewichtsreduktion, muss zudem der Sport relativ intensiv sein (Tabelle 9). Der Erfolg solcher Sportprogramme hängt daher in hohem Maße davon ab, ob es gelingt, die Patientin durch Art der Sportausübung, Berücksichtigung der Lebensumstände, Vermeidung unrealistischer Ziele und stetige Begleitung zu motivieren.

Wohlbefinden

Die Menopause, in der Frauen nicht nur körperliche Defizite erleben, sondern sich unter Umständen auch mit dem Ende des Berufslebens, mit dem Verlust des Partners und vielem mehr auseinander setzen müssen, ist eine Phase, die höchst anfällig ist für Stimmungslabilität, Angst und Depression. Wie es für die hormonelle Substitution gezeigt werden konnte, ist auch für die Sporttherapie erwiesen, dass sie als Antidepressivum genutzt werden kann. Gruppentherapie mit Anleitung durch

Physiotherapeuten scheint die ideale Form der Anwendung darzustellen. Zunächst steht die Ablenkung von den emotionalen Problemen im Vordergrund, später wirken sich Kontakte und Erfahrungsaustausch zwischen den Sport Treibenden positiv aus. In entsprechenden Studien konnte gezeigt werden, dass die Schlafqualität bei regelmäßiger Sporttherapie gebessert werden kann. Ein positiver Effekt auf den geistigen Alterungsprozess kristallisiert sich immer mehr als wahrscheinlich heraus. Hausärzte haben hier eine ganz wichtige Funktion, indem sie die ältere Frau motivieren und ihr Sport als Therapie verordnen.

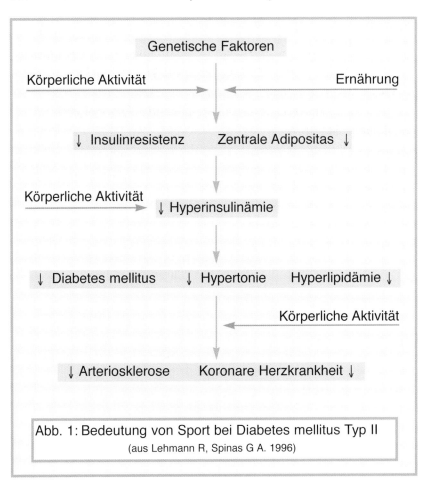

Abb. 1: Bedeutung von Sport bei Diabetes mellitus Typ II
(aus Lehmann R, Spinas G A. 1996)

Weiterführende Literatur:
- Bar-Or O. 1988 **The Prepubescent Female**. In Shangold M M, Mirkin G. (eds.) **Women and Exercise: Physiology and Sports Medicine**. Philadelphia, F. A. Davis Company, 109–119
- Clapp J F, Little K D. 1995 **The interaction between regular exercise and selected aspects of women's health**. Am J Obstet Gynecol 173, 2–9
- Huch R. 1995 **Frau und Sport. Schwangerschaft, Geburt und Laktation**. Schweizerische Zeitschrift für Sportmedizin und Sporttraumatologie 4, 13–16
- Huch R. 1996 **Physical Activity at Altitude in Pregnancy**. Seminars in Perinatology 20, 303–314
- Lehmann R, Spinas G A. 1996 **Die Rolle der körperlichen Aktivität in der Therapie und für die Prävention des Typ-II-Diabetes mellitus**. Therapeutische Umschau 53, 925–933
- Wurster K G, Keller E. (Hrsg.) 1988 **Frau im Leistungssport**. Berlin, Heidelberg, Springer

Orthopädische Beschwerden

Sergio Thomann, Norbert Boos

ORTHOPÄDISCHE BESCHWERDEN

Sergio Thomann, Norbert Boos

Einleitung

Erkrankungen des Bewegungsapparates sind noch vor kardiovaskulären und pulmonalen Beschwerden der häufigste Grund für eine Arztkonsultation. Muskuloskeletale Beschwerden führen zu einer erheblichen Limitation der körperlichen Aktivität und Mobilität, beeinträchtigen die soziale Unabhängigkeit und schränken die Lebensqualität oft sehr stark ein. Mit der zunehmenden Überalterung der Bevölkerung kommt es zu einer rapide steigenden Inzidenz an altersbedingten degenerativen Gelenkerkrankungen. Mehr als die Hälfte aller über 55-jährigen Personen leidet bereits heute unter einer Arthrose, der häufigsten chronischen Erkrankung in dieser Altersgruppe. Die derzeitigen therapeutischen Optionen konzentrieren sich auf die Behandlung von Schmerzen und Behinderung. Während initial eine Behandlung mit Analgetika und nicht steroidalen Antirheumatika sowie Physiotherapie gute Erfolge verzeichnen lassen, können diese Maßnahmen eine weitere Zunahme der Arthrose nicht verhindern. Wenn die degenerativen Gelenkveränderungen die Lebensqualität stark einschränken, ist der totalendoprothetische Ersatz die Behandlung der Wahl. Für alle großen Gelenke stehen heute Prothesen zur Verfügung, welche degenerative Gelenkleiden mit guten Langzeitergebnissen behandeln lassen.

Neben allgemeinen Gelenkbeschwerden sind Rückenschmerzen die häufigsten Symptome, mit denen der Arzt in der Grundversorgung konfrontiert wird. Die überwiegende Mehrheit der Patienten (80–90 %) leidet unter unspezifischen Rückenschmerzen, das heißt, es lässt sich keine klare pathomorphologische Veränderung für die Schmerzen eruieren. Dennoch zeigen 90 % der Patienten eine Erholung innerhalb von sechs

Wochen, unabhängig von der Art der Behandlung, weswegen sich spezielle Abklärungen oder Therapien meistens erübrigen. Da es sich in über 90 % der Fälle um banale, sich selbst limitierende Rückenschmerzen handelt, ist das Risiko jedoch groß, eine systemische Erkrankung (Tumor oder Infektion) zu übersehen.

Der Arzt in der Grundversorgung übernimmt die sehr wichtige Aufgabe der Patienten-Triage. Obwohl die meisten orthopädischen Beschwerden (v. a. Rückenschmerzen) harmlos sind und zunächst einen konservativen Behandlungsversuch rechtfertigen, gilt es, diejenigen Patienten korrekt zu erkennen, die einer notfallmäßigen oder umgehenden Abklärung durch einen Orthopäden bedürfen. Die folgende praxisorientierte Übersicht soll den Gynäkologen in seiner Funktion als „Hausarzt der Frau" mit den orthopädischen Krankheitsbildern vertraut machen, welche am häufigsten zu spät an ein orthopädisches Zentrum überwiesen werden. Bei den Krankheitsbildern, welche einer raschen weiteren Abklärung bedürfen, handelt es sich in erster Linie um Wirbelsäulenaffektionen mit neurologischen Symptomen und muskuloskeletale Tumoren.

Cauda-equina- und Conus-Syndrom[1]

Ein radikuläres Reiz- und Ausfallssyndrom durch eine Diskushernie ist ein relativ häufiges klinisches Problem. Dagegen ist eine Spinalkanalverlegung durch eine große Diskushernie (Abbildung 1, siehe S. 388) mit konsekutiver Entwicklung eines Cauda-equina- oder Conus-Syndroms relativ selten. Obwohl dieses Syndrom selten ist, muss bei Rücken- und Beinschmerzen dennoch immer gezielt nach einer Blasen- oder Mastdarmstörung gefragt werden. Es ist erstaunlich, dass Patienten auch über erhebliche **Blasen-, Mastdarm- oder Potenzstörungen** nicht spontan berichten, da sie diese Störungen nicht in einen direkten Zusammmenhang mit ihrer Rückenproblematik bringen. Wesentlich häufiger sind Blasenentleerungsstörungen rein schmerzbedingt. Differentialdiagnostisch ist eine Unterscheidung manchmal auch für den Fachspezialisten

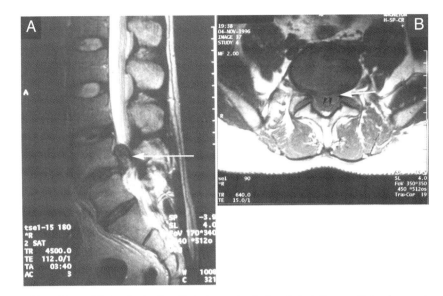

Abb. 1: Die 35-jährige Patientin mit akuten, sehr starken ischalgiformen Beinschmerzen entwickelte innerhalb von Stunden einen Fallfuß beidseits sowie einen kompletten Harnverhalt. Die Magnetresonanztomographie (A+B) zeigt eine sehr große sequestrierte Diskushernie (Pfeil) auf Höhe von L4/5 mit nahezu vollständiger Kompression des Duralsackes (Pfeilkopf). Die notfallmäßige Dekompression führte zu einer vollständigen Erholung innerhalb von drei Monaten.

sehr schwierig und verlangt nach einer zusätzlichen elektrophysiologischen Abklärung. Im Akutstadium kann diese aber gelegentlich negativ ausfallen, so dass der klinischen Beurteilung und Erfahrung große Bedeutung zukommt.

Ein besonderes **Warnsymptom** ist das plötzliche Verschwinden von zuvor sehr heftigen Beinschmerzen, oftmals in Verbindung mit einer vollständigen schlaffen Lähmung des Fußes oder Beines. Dieses Krankheitsbild wird als **„Wurzeltod"** bezeichnet und bedarf der sofortigen Dekompression. In seltenen Fällen kann auch eine spinale Stenose plötzlich dekompensieren und sich mit einem Cauda-equina-Syndrom präsentieren.

Grundsätzlich ist ein Cauda-equina-Syndrom eine Notfallindikation zur Dekompression innerhalb von Stunden. Der Zeitpunkt der Operation hängt vom Auftreten der ersten Symptome ab. Meistens vergeht eine gewisse Zeit bis zur korrekten Diagnosestellung, weswegen sich die Empfehlung zur sofortigen chirurgischen Dekompression der diskogenen Kompression relativiert. Beim Vorliegen von hochgradigen Paresen (Bewegung gegen leichten Widerstand nicht mehr möglich) oder bei akutem Harnverhalt ist unseres Erachtens eine unverzügliche Dekompression der Nervenwurzeln erforderlich, da nicht sicher ausgeschlossen werden kann, dass die Paresen noch weiter zunehmen. Bei einem Cauda-equina-Syndrom sollte eine ausreichende Dekompression des Spinalkanales durchgeführt werden. Die Erfolgsaussichten bei rascher Dekompression sind in der Regel gut, wobei aber eine klare Korrelation mit dem Zeitintervall zwischen Beschwerden und Operation fehlt. Die motorischen Lähmungen haben eine wesentlich bessere Erholungstendenz als sensible Ausfälle und Blasenfunktionsstörungen. Die Mastdarmfunktion erholt sich bei rechtzeitiger und adäquater Therapie meist wieder gut. Leider sind die Ergebnisse nach einer Dekompression bei einem Wurzeltod vielfach enttäuschend, was auf die Wichtigkeit einer raschen Zuweisung hinweist.

Lumbale Spinalkanalstenose[2]

Die spinale Stenose ist die häufigste Ursache von neurologisch bedingten Beinschmerzen bei älteren Patienten. Sie resultiert aus dem Fortschreiten von degenerativen Umbauvorgängen im Bereich der Bewegungssegmente. Diese Veränderungen umfassen nicht nur knöcherne Anlagerungen (Osteophyten), sondern auch eine instabilitätsbedingte, konsekutive Verdickung der Bänder und Gelenkkapseln, was zu einer Einengung des Wirbelkanales (zentral) und der Foramina intervertebralia (lateral) führt. Die bewegungsabhängige Claudicatio beruht am ehesten auf einer temporären vaskulären Minderversorgung der Nervenwurzeln mit nachfolgender Parästhesie, Hypästhesie und motorischer Schwäche im entsprechenden Versorgungsgebiet.

Das dominierende Symptom sind Beinbeschwerden (Schwäche, Schmerzen, Gefühllosigkeit), die durch Gehen oder Stehen ausgelöst werden und in Ruhe wieder verschwinden. Die Latenz bis zur Erholung ist im Vergleich zur vaskulären Claudicatio häufig länger (5–20 min vs. 1–3 min). Oft wird die Erholung durch bestimmte Körperpositionen (v. a. Vorneigen und Sitzen) beschleunigt. Neurologische Ausfälle können konstant vorhanden sein, treten aber meist erst nach Provokation auf. Bei den Ausfällen können nur einzelne Wurzeln **(foraminale Stenose)** oder alle Wurzeln ab einem bestimmten Segment **(zentrale spinale Stenose)** betroffen sein. Eine Kombination mit Blasen-Mastdarm-Störungen ist bei einer spinalen Stenose selten, darf aber keinesfalls unbemerkt bleiben. Die Beschwerden können so stark werden, dass die älteren Patienten kaum mehr gehen können und nach wenigen Metern unerträgliche Gesäß- und Beinschmerzen verspüren. Da die älteren Patienten dadurch immer immobiler werden, können sekundäre kardio-vaskuläre Auswirkungen im Sinne einer Dekonditionierung resultieren. Durch eine Dekompression können die Symptome meist schlagartig verbessert werden. Es handelt sich dabei um eine wenig belastende Chirurgie, die bis ins hohe Alter mit einer sehr geringen Komplikationsrate durchgeführt werden kann. Aus diesem Grunde sollte diese relativ einfache Operation den Patienten nicht vorenthalten werden.

Zervikale Myelopathie[3]

Im Gegensatz zur lumbalen Spinalkanalstenose bewirkt eine zunehmende Einengung des zervikalen Spinalkanales eine Beeinträchtigung des Rückenmarks mit schwerwiegenden Folgen. Degenerative Veränderungen im Bereich der Halswirbelsäule **(zervikale Spondylose)** sind bei Patienten mit Nackenbeschwerden relativ häufig. Bei Patienten mit kongenital engem Spinalkanal können diese Abnutzungserscheinungen zu Spondylophyten an den Wirbelkörperhinterkanten und Fazettengelenken führen. Der Spinalkanal wird häufig durch Diskusprotrusionen und eine Ligamentum-flavum-Hypertrophie weiter eingeengt. Durch die zunehmende Spinalkanalstenose wird die vaskuläre Versorgung des Rückenmarks, vor allem die Arteria spinalis anterior, kompromittiert, was zu einer Myelopathie führen kann. Obwohl diese Einengung des Spinalkanales häufig schleichend erfolgt (Abbildung 2, siehe S. 392), können plötzlich erhebliche neurologische Ausfälle manifest werden. Häufig ist mit der zervikalen Spondylose eine segmentale Hypermobilität bzw. Instabilität verbunden. Der Subduralraum ist durch die Spinalkanalstenose aufgebraucht und das Myelon nicht mehr durch Liquor geschützt. Dadurch kann bereits eine geringfügige HWS-Distorsion oder ein Kopfanpralltrauma zu einer direkten Kontusion des Rückenmarks mit Auslösung einer akuten Myelopathie führen. In schweren Fällen kann eine Tetraparese oder Tetraplegie resultieren. Häufig sind von einem solchen Ereignis ältere Patienten betroffen, bei denen bereits altersbedingt die Flexibilität und die Durchblutung des Myelons eingeschränkt sind. Bei jüngeren Patienten tritt eine akute Myelopathie meist nur als Folge einer großen zervikalen Diskushernie (zervikaler Massenvorfall) auf. Meist besteht bei diesen Patienten ein kongenital enger Spinalkanal, so dass das Myelon dem Druck der Bandscheibe nicht nach dorsal ausweichen kann.

Eine zervikale Myelopathie kann für den Arzt in der Primärversorgung manchmal schwierig zu erkennen sein. Ein Leitsymptom sind **„schmerzhafte, taube und steife Hände"**. Die sensiblen Ausfälle zeigen häufig ein fleckiges oder handschuhförmiges Ausfallsmuster und sind selten klar radikulär begrenzt. Am stärksten ist der Temperatur- und Schmerzsinn beeinträchtigt. Patienten können neben einer ataktischen Gangstörung eine gestörte Feinmotorik (z. B. Schwierigkeiten, ein Hemd zuzuknöpfen oder einen Knopf anzunähen) aufweisen. Motorische Lähmungen sind bei subakutem oder langsam progredientem Auftreten spastisch. Eine genaue neurologische Untersuchung lässt häufig eine Reflexsteigerung unterhalb der Läsion nachweisen. Insbesondere ist auf das Auftreten von Pyramidenbahnzeichen (Babinski-Zeichen, Knips- und Trömner-Reflex) zu achten. Patienten mit erheblicher Myelonkompression berichten nicht selten über plötzliche, in die Arme und/oder Beine ausstrahlende elektrisierende Schläge, die durch eine starke Flexion oder Extension der

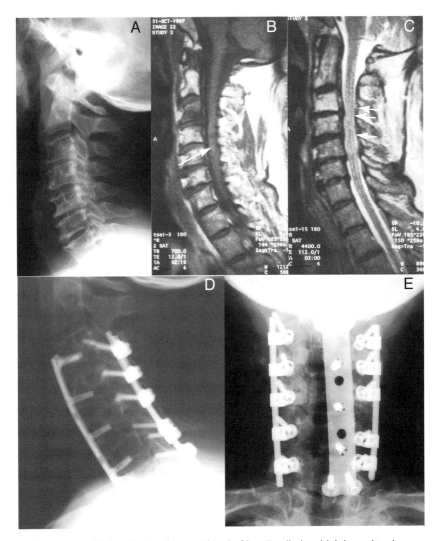

Abb. 2: Der 72-jährige Patient klagte über heftige Zervikobrachialgien mit schmerzhaften, tauben, schwerfälligen Händen sowie über eine zunehmende Gangunsicherheit (A). Die lateralen Standardaufnahmen der Halswirbelsäule zeigen eine ausgeprägte zervikale Spondylose und Spondylarthrose. (B+C). Die Magnetresonanztomographie (T1W + T2W) zeigt eine mehrsegmentale spondylotische Spinalkanalstenose (Pfeile) mit einer intramedullären Veränderung als Ausdruck einer Myelopathie (Pfeilkopf) (D+E). Eine chirurgische Dekompression des Spinalkanales in Kombination mit einer instrumentierten Spondylodese führte zu einer raschen Regredienz der Beschwerden.

Halswirbelsäule ausgelöst werden können (Lhermitte-Zeichen).

Bei Vorliegen einer rein diskusbedingten Myelopathie ist eine rasche chirurgische Dekompression indiziert, um eine bleibende Schädigung des Rückenmarks zu vermeiden. Anders als bei der lumbalen Diskushernie ist bei Vorliegen von myelopathischen Beschwerden ein nicht operatives Vorgehen nicht ratsam, und der Patient muss auf eventuelle funktionelle Residuen bei konservativer Behandlung hingewiesen werden. Gerade bei älteren Patienten kann eine degenerativ bedingte Myelopathie lange Zeit wenig progredient sein, sich dann aber schubweise subakut oder sogar akut verschlechtern. Allgemein anerkannt ist, dass sich eine relevante zervikale Myelopathie im Spontanverlauf nicht bessert, weswegen es besonders wichtig ist, diese Patienten möglichst frühzeitig zu behandeln. Selbst nach einer chirurgischen Dekompression ist eine Verbesserung der myelopathischen Beschwerden nicht sicher. Ziel ist vielmehr, eine weitere Progredienz zu vermeiden. Die besten Resultate werden erzielt, wenn die Dekompression innerhalb von sechs bis zwölf Monaten nach Erstmanifestation oder bei nur geringfügigen, noch reversiblen Ausfällen durchgeführt wird. Wir empfehlen eine Dekompression bei eindeutig nachgewiesener Progredienz, welche elektrophysiologisch gut dokumentiert werden kann.

Grundsätzlich gilt, dass die Dekompression dort erfolgen soll, wo das Rückenmark am stärksten kompromittiert ist, was in den meisten Fällen ventral ist. Therapie der Wahl bei einer rein diskogen ausgelösten Myelopathie (zervikaler Massenprolaps) ist die Diskektomie und Spondylodese nach Smith-Robinson. Bei Vorliegen einer zervikalen spondylotischen Myelopathie ist selten eine reine Diskektomie ausreichend, und es empfiehlt sich eine partielle Korporektomie (Abbildung 2). Bei mehrsegmentalem Befall ist eine dorsale dekompressive Laminektomie mit gleichzeitiger instrumentierter Fusion vorteilhafter. Bei Verdacht auf eine zervikale Myelopathie ist in jedem Falle eine rasche orthopädische Abklärung notwendig.

Diszitis und Spondylodiszitis[4]

Eine Infektion der Wirbelkörper (**Spondylitis**) und der Bandscheibe (**Diszitis**) ist nicht selten und wird häufig als Ursache von Rückenschmerzen verkannt. Als Ursache für eine hämatogene Streuung kommen schlechte Zähne, Hautinfektionen (z. B. Furunkel), Harnwegs- oder Darminfektionen in Frage. Aber auch alte und abwehrgeschwächte Patienten (Drogenabhängige, Diabetiker, Dialyse- und AIDS-Patienten) stellen eine besondere Risikogruppe dar. Eine weitere wichtige Ursache ist die Tuberkulose, die in vielen westlichen Industrieländern wieder zunimmt. Bei diesen Patienten lässt sich nicht selten ein kürzlicher Aufenthalt in Ländern der Dritten Welt eruieren.

Das **Leitsymptom** für eine Wirbelsäuleninfektion ist ein langsam zunehmender Dauerschmerz mit Schmerzverstärkung in Ruhe und in der Nacht. Nicht selten wird an die Differentialdiagnose einer Spondylodiszitis auch dann nicht gedacht, wenn eine **Infektanamnese** (z. B. septische Endokarditis, Zahninfektionen etc.) vorliegt und es zu einer Verschlechterung des Allgemeinzustandes (z. B. Gewichtsabnahme, allgemeines Krankheitsgefühl) kommt. Bei einer Spondylodiszitis liegt häufig eine unklare Entzündungssituation vor, wobei Fieber (> 38,5 °C) und septische Zeichen im Anfangsstadium aber eher selten sind. Immer wieder erstaunlich ist, dass selbst bei einer langsam zunehmenden Gehunfähigkeit oder Beinschwäche nicht an das mögliche Vorliegen einer Wirbelsäuleninfektion gedacht wird. Besonders wichtig ist es auch, gezielt nach einer Blasen- oder Mastdarmstörung zu fragen. Die Therapie ist in den meisten Fällen konservativ. **Wichtig** ist, dass vor jeder antibiotischen Therapie eine **Biopsie mit einem Keimnachweis** erfolgt. Die Biopsie kann in entsprechenden Zentren heute problemlos durch eine CT-gesteuerte Punktion der Bandscheibe bzw. des Wirbelkörpers erfolgen. Die Wahrscheinlichkeit, einen Erreger zu finden, nachdem eine blinde antibiotische Behandlung durchgeführt wurde, ist sehr gering. Bei den meist älteren Patienten kann dies unter Umständen sogar vital gefährdend werden, wenn die Infektion nicht beherrscht wird. Eine Abklärung und initiale Therapie in einem Zentrum ist daher wichtig. Bei Auftreten von neurologischen Ausfällen, einer zunehmenden Wirbelsäulendeformität oder unerträglichen Schmerzen ist eine chirurgische Infektausräumung mit Rekonstruktion der Wirbelsäule indiziert. Dies ist heute chirurgisch-technisch ohne größere Probleme möglich, und die Patienten können meist schon am zweiten postoperativen Tag unter Vollbelastung mobilisiert werden.

Muskuloskeletale Tumoren[5]

Während primäre Wirbelsäulen-Tumoren insgesamt relativ selten sind (1 % aller Tumoren), ist die Skelettmetastase der häufigste Tumor im orthopädischen Krankengut. Die häufigsten primär benignen Tumoren im Erwachsenenalter sind Hämangiom, Osteochondrom und Osteoid-osteom. Zu den häufigsten primär malignen Tumoren zählen das Osteo-sarkom, Chondrosarkom und Plasmozytom. Weichteilsarkome sind dagegen sehr selten. Die häufigsten Lokalisationen der primären Knochentumoren sind Kniegelenk (30 %), Hüftgelenk (20 %), Schulter-gelenk (10 %) sowie das Achsenskelett (30 %). Zu den Tumoren, die am häufigsten zu Skelettmetastasen führen, zählt bei der Frau in erster Linie das Mammakarzinom, gefolgt von Schilddrüsen-, Nieren- und Bronchial-karzinom. Es ist offensichtlich, dass eine verspätete Diagnose die Über-lebenschance der Patienten, aber auch die Möglichkeit einer extremitä-tenerhaltenden Chirurgie stark beeinträchtigt.

Die Diagnose eines muskuloskeletalen Tumors ist durch die oftmals sehr unspezifischen Symptome meist verzögert (Abbildung 3, siehe S.396). Im Initialstadium werden die Beschwerden häufig auf eine Überlastung oder einen Zustand nach einem Bagatelltrauma zurückgeführt. Wichtig ist deswegen der Hinweis, dass einfache Verletzungen nach sechs bis acht Wochen abklingen sollten und andernfalls Anlass zu einer radiolo-gischen Abklärung geben sollten. Weitere Hinweise auf einen Tumor sind wenig entzündlich imponierende, persistierende Gelenkschwellungen

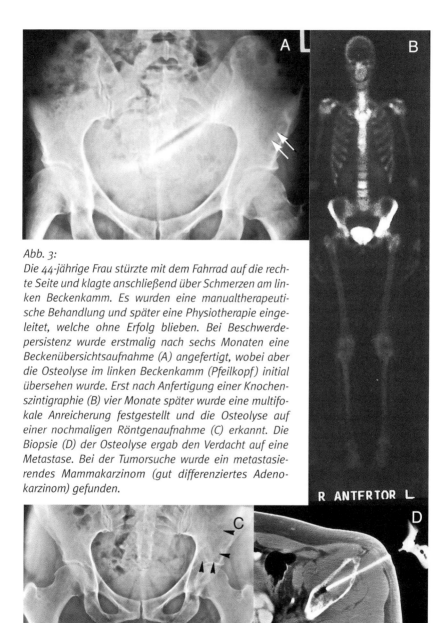

Abb. 3:
Die 44-jährige Frau stürzte mit dem Fahrrad auf die rechte Seite und klagte anschließend über Schmerzen am linken Beckenkamm. Es wurden eine manualtherapeutische Behandlung und später eine Physiotherapie eingeleitet, welche ohne Erfolg blieben. Bei Beschwerdepersistenz wurde erstmalig nach sechs Monaten eine Beckenübersichtsaufnahme (A) angefertigt, wobei aber die Osteolyse im linken Beckenkamm (Pfeilkopf) initial übersehen wurde. Erst nach Anfertigung einer Knochenszintigraphie (B) vier Monate später wurde eine multifokale Anreicherung festgestellt und die Osteolyse auf einer nochmaligen Röntgenaufnahme (C) erkannt. Die Biopsie (D) der Osteolyse ergab den Verdacht auf eine Metastase. Bei der Tumorsuche wurde ein metastasierendes Mammakarzinom (gut differenziertes Adenokarzinom) gefunden.

ohne andere Erklärung, palpierbare Verdickungen und unklare Funktionseinschränkungen. Insbesondere die seltenen Weichteilsarkome können in der Tiefe entstehen und lange Zeit wegen fehlender funktioneller Störungen und Schmerzen unbemerkt bleiben. Gelegentlich bestehen gar keine Beschwerden, und der Tumor manifestiert sich erst durch eine Spontanfraktur. Das **Leitsymptom** für einen Wirbelsäulentumor ist ein langsam zunehmender Dauerschmerz mit Schmerzverstärkung in der Ruhe und Nacht. Nicht selten wird an die Differentialdiagnose eines Wirbelsäulentumors bzw. einer Metastase auch dann nicht gedacht, wenn eine Tumoranamnese vorliegt oder der Patient über eine zunehmende Gehunfähigkeit mit Blasen-Mastdarmstörung klagt (Abbildung 4, siehe S. 398).

Die Abklärungsmöglichkeiten in der Grundversorgung sind meist sehr begrenzt. Häufig ist die Blutsenkung beschleunigt, und die alkalische Phosphatase und Laktatdehydrogenase sind erhöht. In jedem Fall eines Tumorverdachts ist eine radiologische Abklärung angezeigt. Gewarnt werden muss aber vor qualitativ schlechten Röntgenbildern, die geringfügige Veränderungen an der Knochenstruktur verschleiern können. Wichtig ist auch der Hinweis, dass Standardröntgenaufnahmen eine Osteolyse erst dann erkennen lassen, wenn über 50 % der Knochenstruktur durch Tumor ersetzt sind. Deswegen ist die MRT heute das Verfahren der Wahl zum radiologischen Nachweis eines muskuloskeletalen Tumors. Der nächste diagnostische Schritt bei einem Tumorverdacht ist dann die Biopsie. Eine **Biopsie** darf ausschließlich von einem Spezialisten für muskuloskeletale Tumoren durchgeführt werden, da es immer wieder vorkommt, dass durch ein nicht sachgerechtes Vorgehen die umgebenden Gewebe kontaminiert werden. Wir empfehlen deswegen dringend, einen Patienten nur in einem ausgewiesenen orthopädischen Zentrum abklären zu lassen.

Die Therapie der Knochentumoren hängt im Wesentlichen vom Tumortyp, vom Tumorstadium und von der Lokalisation ab. Bei primären Tumoren können heute durch den gezielten Einsatz von meist extremitätenerhaltender rekonstruktiver Chirurgie, Chemotherapie und Radiatio

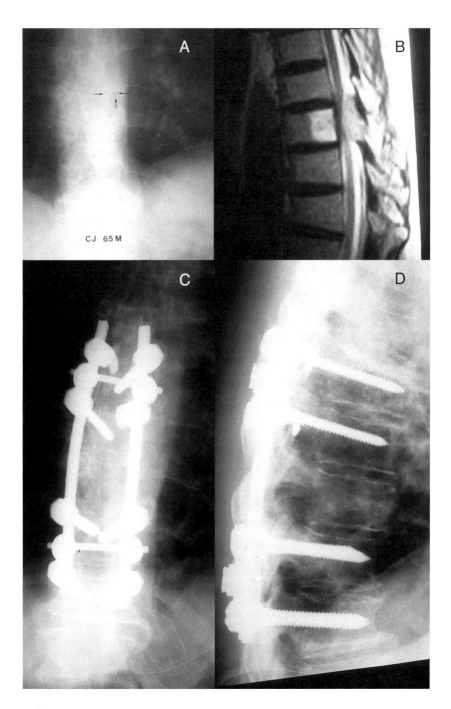

Abb. 4: Der 65-jährige Patient klagte während vier Monaten über thorakale Rückenschmerzen, welche vom Hausarzt mit einem Röntgenbild abgeklärt wurden, das als normal beurteilt wurde. Eine genaue Interpretation zeigt die fehlende Kontur (Pfeile) des linken Pedikels T9 als Hinweis auf eine Osteolyse (A). Zwei Monate später erfolgte eine notfallmäßige Einweisung wegen Gehunfähigkeit und Blasenstörung, nachdem der Patient bereits seit drei Wochen über eine Gangunsicherheit und schwere Beine geklagt hatte. Die kernspintomographische Abklärung zeigte eine Signalalteration (Pfeil) im dorsalen Wirbelkörper von T9 (B) sowie eine vollständige Obliteration des Spinalkanales (Pfeilkopf) mit dringendem Verdacht auf eine Wirbelsäulen-Metastase. Eine notfallmäßige Dekompression mit partieller Vertebrektomie (Histologie: Metastase eines Prostata-Karzinoms) und dorsaler pedikulärer Instrumentation führte drei Monate postoperativ zu einer vollständigen neurologischen Erholung und Schmerzbefreiung (C+D). Nach Wundheilung wurden zusätzlich Chemotherapie und Radiatio eingeleitet.

erstaunliche Erfolge erzielt werden. Während auch bei solitären Skelettmetastasen eine kurative Behandlung möglich ist, bleibt die Therapie bei multiplen Skelettmetastasen meist palliativ. Bei einer drohenden oder manifesten pathologischen Fraktur haben sich Verbundosteosynthesen (mit Zement) sehr bewährt und erlauben eine rasche Mobilisation der Patienten.

Bei Wirbelmetastasen stehen eine adäquate Schmerzbefreiung und der Erhalt bzw. die Wiederherstellung der Mobilität und Blasen-Mastdarm-funktion im Vordergrund der meist palliativen Behandlung, um die Lebensqualität des Patienten zu verbessern. Eine primäre Radiatio oder Chemotherapie ist bei Vorliegen von neurologischen Ausfällen nur in den wenigsten Fällen (z. B. Lymphom) effizient, um eine rasche Regredienz der tumorbedingten neurologischen Ausfälle zu erreichen. Therapie der Wahl ist heute die chirurgische Dekompression und Stabilisation der Wirbelsäule. Abhängig vom Tumor ist eine Nachbehandlung mittels Bestrahlung oder Chemotherapie sinnvoll. Bei einem tumorbedingten spinalen Kompressionssyndrom hängen die Erfolgsaussichten im Wesentlichen vom zeitlichen Verlauf des Auftretens der neurologischen Ausfälle ab. Eine innerhalb von Stunden auftretende Lähmung ist meist vaskulär bedingt und führt zum raschen Nervenzelluntergang mit schlechter Prognose. Bei einer langsam zunehmenden Kompression

neuraler Strukturen mit Funktionsstörungen ist die Vitalität der Nervenzellen meist noch erhalten. In diesen Fällen kann durch eine chirurgische
Dekompression und Stabilisation der Wirbelsäule oftmals ein erstaun-
licher Erfolg erzielt werden. Dies unterstreicht die Wichtigkeit einer
unverzüglichen Zuweisung in ein Zentrum.

Gelenkinfektionen[6]

Infektionen der großen Gelenke können hämatogen durch eine Sepsis
(z. B. septische Endokarditis) ausgelöst sein oder kommen im Rahmen
einer spezifischen Infektion (z. B. TBC oder Lues) vor. Am häufigsten sind
aber Gelenkinfekte bedingt durch eine intraartikuläre Cortison-Injektion.
Häufig führt bereits schon eine geringe Bakterien-Kontamination zusammen mit Cortison und der schlechten Gelenkdurchblutung zu einer eitri-
gen Arthritis. Falls der Infekt (Gelenkempyem) nicht rechtzeitig behandelt wird, kann es zu einer Panarthritis mit foudroyantem Verlauf kommen, welche unter Umständen lebensbedrohlich werden kann.
Die Diagnose ist bei Vorliegen von Schmerzen, Schwellung, Überwärmung, Rötung und schmerzhafter Bewegungseinschränkung relativ eindeutig. Weitere Abklärungen sind nicht erforderlich.
Auf keinen Fall darf eine antibiotische Therapie eingeleitet werden, bevor
eine bakteriologische Untersuchung veranlasst wurde. Eine Kniegelenks-
punktion zur alleinigen Entlastung der Entzündung ist kontraindiziert.
Wichtig ist ein rasches, ausgedehntes chirurgisches (meist arthroskopi-
sches) Gelenkdebridement, da bei einer verzögerten Therapie der Ge-
lenkknorpel permanent zerstört wird. Nur bei einer frühzeitigen, adä-
quaten Behandlung ist eine Restitutio ad integrum möglich.

Zusammenfassung

Aufgrund der relativen Häufigkeit von banalen muskuloskeletalen Beschwerden dürfen ernsthafte Erkrankungen nicht verkannt werden, die einer raschen Zuweisung in ein orthopädisches Zentrum bedürfen:

- Lumboischalgien mit erheblichen motorischen Lähmungen (Bewegung gegen Widerstand nicht mehr möglich) und Blasen- und/oder Mastdarm-Störungen sind orthopädische Notfälle, die sofort zugewiesen werden müssen.
- Ein langsam zunehmender Rückenschmerz mit Verstärkung in der Nacht sollte an einen Tumor oder eine Infektion denken lassen.
- Eine zunehmende Gehunfähigkeit in Verbindung mit Rückenschmerzen bedarf einer notfallmäßigen Abklärung.
- Schmerzhafte, steife, gefühllose Hände in Verbindung mit Zervikobrachialgien sind Hinweise auf eine zervikale Myelopathie, die nicht übersehen werden darf.
- Beinbeschwerden (Schwäche, Gefühllosigkeit, Bein- und Gesäßschmerzen), die durch Gehen oder Stehen ausgelöst werden und in Ruhe wieder verschwinden, sind meist Symptome einer lumbalen Spinalkanalstenose.
- Unklare, persistierende muskuloskeletale Beschwerden können erste Hinweise auf einen Knochentumor sein und bedürfen einer raschen weiteren Abklärung.
- Gelenkinfektionen bedürfen einer notfallmäßigen chirurgischen Behandlung.

Weiterführende Literatur

– Kostuik J P, Harrington I, Alexander D, Rand W, Evans D. 1986 **Cauda equina syndrome and lumbar disc herniation.** J Bone Joint Surg (Am) 68-A, 386–391
– Benini A. 1997 **Die Stenose des lumbalen Wirbelkanals. Pathophysiologie, Klinik und Therapie.** Orthopäde 6, 503–514
– Bernhardt M, Hynes R A, Blume H W, White III A A. 1993 **Current Concepts Review. Cervical spondylotic myelopathy.** J Bone Joint Surg (Am) 75-A, 119–128
– Ozuna R M, Delamarter R B. 1996 **Pyogenic vertebral osteomyelitis and postsurgical disc space infections.** Orthop Clin North Am 27, 87–94
– Sabo D, Bernd L. 1998 **Operative Therapie von Skelettmetastasen der Extremitäten.** Orthopäde 27, 274–281
– Esterhai J L Jr, Gelb I. 1991 **Adult septic arthritis.** Orthop Clin North Am 22, 503–514.

Dermatologische Diagnosen des Frauenarztes

Viktor A. Czaika, Wolfram Sterry

DERMATOLOGISCHE DIAGNOSEN DES FRAUENARZTES

Viktor A. Czaika, Wolfram Sterry

Eine dermatologische Problematik begegnet dem Gynäkologen meist als Erkrankung der äußeren Geschlechtsorgane der Frau. Anatomische, morphologische und funktionelle Eigenheiten der weiblichen Genitalregion erklären einerseits das Auftreten ausschließlich hier vorkommender Krankheitsbilder, andererseits kann die genitale Symptomatik als Teil einer generalisierten Dermatose stark modifiziert sein. Erkrankungen dieses gynäkodermatologischen Grenzbereiches bedürfen nicht selten interdisziplinärer Diagnostik und Therapie. Manchmal verzögert ungeklärte Zuständigkeit die Behandlung. Psychosomatische und soziale Aspekte, in besonderer Weise die moralische Wertung genitaler Hauterkrankungen durch den Laien, können zusätzlich zu starker Verunsicherung der Betroffenen führen. Seltener, doch ebenfalls von Krankheitswert, sind Dermatosen in der Schwangerschaft, betreffen Therapieentscheidungen doch Mutter und Kind.

Die folgende Darstellung praxisrelevanter und auf die oben genannten Problembereiche orientierter dermatologischer Diagnosen soll dem gynäkologischen Kollegen ein konsiliarischer Ratgeber sein, kann aber den Dermatologen nicht ersetzen.

Richtungsweisende dermatologische Symptomatik

Subjektiv empfindet die Patientin Pruritus, Brennen, Schmerz oder Dysästhesie. Tagsüber fehlender, nächtlich in der Bettwärme jedoch lebhafter Juckreiz ist für Parasitosen, wie z. B. Skabies oder Phthiriasis pubis, pathognomonisch. Intensiver Juckreiz, der ebenfalls durch Kratzen mit der Folge länglicher Erosionen beantwortet wird, findet sich auch bei Ekzemen, speziell bei der atopischen Dermatitis. Starker Juckreiz ohne

Exkoriationen ist charakteristisch für die Urtikaria und für bestimmte mykotische oder bakterielle Infektionen. Sicheres Zeichen der Prurigo simplex subacuta ist die schüsselförmig exkoriierte Papel. Fehlt das Symptom bei deutlichen Hauterscheinungen, muss an Syphilis, aber auch an Malignome gedacht werden. Umgekehrt weist ein Pruritus sine materia auf internistische, endokrinologische oder psychosomatische Erkrankungen hin.

Akuter Schmerz ist neben Rötung, Schwellung, Überwärmung und funktioneller Beeinträchtigung Kardinalsymptom der Entzündung. Die Verbindung mit Fieber, Schüttelfrost und reduziertem Allgemeinzustand macht eine bakterielle Erkrankung wahrscheinlich. Stark schmerzhaft sind auch virale Erkrankungen sowie physikalische, chemische und aktinische Schäden.

Der Hautbefund ist durch eine exakte Beschreibung objektivierbar und für die Diagnosestellung unverzichtbar. Die Effloreszenzenlehre beinhaltet das dermatologische Vokabular. Primäre Effloreszenzen entstehen aus gesunder Haut, sekundäre Effloreszenzen sind Fortentwicklungen der primären (Tabelle 1, siehe S. 406). Zu den diagnoseweisenden Komplexbefunden zählt das Erythem bei jeglicher Entzündung und als Folge physikalischer Alteration. Pigmentierungen können Zeichen melanozytärer Aktivität sein, finden sich aber auch als postentzündliche Residuen. Schuppung tritt u. a. bei Psoriasis und bei Mykosen auf. Purpura und Petechien können vaskulitischer Natur sein. Exanthem und Enanthem sind als rasches Auftreten gleichartiger Veränderungen an Haut bzw. Schleimhaut definiert und werden bei allergischem Geschehen und bei bevorzugt kindlichen Virusinfektionen beobachtet. Lichenifikation (lichen [lat.] = Moos), die Vergröberung der Hautfelderung, bei chronischen, juckenden Dermatosen ist typisch für den Lichen ruber sowie für die lange bestehende atopische Dermatitis. Erosionen können artifiziell sein, treten aber auch bei Herpes simplex auf. Das genitale schmerzlose Ulkus verlangt den Ausschluss des syphilitischen Primäraffektes, kann aber daneben Zeichen eines Malignoms sein. Beim Ulcus molle ist die Effloreszenz namensgebend. Differentialdiagnostisch sollte an Verletzungen mit möglicherweise forensischer Bedeutung gedacht werden. Mögliche Ursache fluktuierender Knoten sind Abszesse oder Zysten.

Primäreffloreszenzen

Macula	Fleck, umschriebene Farbveränderung im Hautniveau
Papula	Knötchen (< 5 mm)
Nodus	Knoten (> 5 mm)
Vesikel	Bläschen, mit seröser Flüssigkeit gefüllt (< 5mm)
Bulla	Blase, mit seröser Flüssigkeit gefüllt (> 5mm)
Pustel	Bläschen mit Pus gefüllt
Urtica	Quaddel (dermales Ödem)

Sekundäreffloreszenzen

Squama	Schuppe, Abschilferungen von Hornzellen
Crusta	Kruste, eingetrocknetes Serum oder Exsudat
Erosio	Epidermisdefekt
Excoriatio	Defekt bis ins Korium bei unveränderter Haut
Ulkus	Defekt bis ins Korium bei vorgeschädigter Haut
Plaque	Konfluierende Papeln
Cicatrix	Narbe

Tab. 1 (nach W. Sterry, R. Paus: Checkliste Dermatologie)

Erkrankungen des äußeren Genitale

Geschlechtskrankheiten und „sexually transmitted diseases"

Während im angloamerikanischen Sprachraum alle überwiegend durch Sexualverkehr übertragenen Erkrankungen zusammengefasst sind, werden in Deutschland entsprechend dem Gesetz zur Bekämpfung der Geschlechtskrankheiten vom 23. Juli 1953 vier Geschlechtskrankheiten meldepflichtig erfasst. Dies begründet sich aus der pathologischen Relevanz für das Individuum und für die Gesellschaft.

Meldepflichtige Geschlechtskrankheiten

Syphilis (Lues, Morbus Schaudinn)

Die meldepflichtige chronische Infektionskrankheit wird durch das gram-negative Schraubenbakterium Treponema pallidum verursacht und ist durch einen chronisch stadienhaften Verlauf gekennzeichnet. Die Über-tragung geschieht beinahe auschließlich durch sexuellen Kontakt. Das infektiöse Frühstadium präsentiert Haut- und Schleimhautveränderun-gen, das nichtinfektiöse Spätstadium kann unbehandelt nach jahrzehnte-langer Latenz durch kardiovaskuläre und zentralnervale Schäden zum Tode führen. Primäraffekt und regionale Lymphadenitis definieren das Primärstadium. Nach einer etwa zweiwöchigen Inkubationszeit ent-wickelt sich an der Eintrittspforte aus einem derben Knötchen rasch ein ebenfalls derbes, flaches, gelblich belegtes oder schinkenfarbenes, scharf begrenztes Ulkus („harter Schanker"). Schmerzlosigkeit ist patho-gnomonisch. Bei der weiblichen genitalen Lokalisation sind die Commissura labiorum posterior, die Labia minora und die Portio uteri Prädilektionsstellen. Ostium urethrae externum und Vaginalwand sowie Rektum sind seltener, aber schmerzend betroffen. Der Primäraffekt ist fast stets solitär, doch können speziell bei der Frau durch Autoinokulation multiple Läsionen imponieren. Der nekrotische und unregelmäßige De-fekt an der Portio muss differentialdiagnostisch an das Portiokarzinom denken lassen. Extragenitale Lokalisationen sind Mundhöhle, Mamillen und Finger. Dem Primäraffekt folgt nach etwa sieben Tagen die meist ein-seitige derbe und indolente regionäre Lymphadenitis („Skleradenitis").

Das ab der sechsten Woche post infectionem einsetzende Sekundärsta-dium manifestiert sich als Folge hämatogener Generalisation in charakte-ristischer Klinik. Eine generalisierte Lymphknotenschwellung erscheint in der Palpation derb, indolent und nicht verbacken. Das syphilitische Exan-them kann vielgestaltig sein, die blassrosa-bläuliche makulöse Form (Roseola syphilitica) ist häufig. Die Breite der Variationen findet ihren Ausdruck in dem historischen Begriff von der Syphilis als „dem Affen unter den Hauterkrankungen". Hoch infektiös sind die treponemenreichen lokalisierten Papeln: Die für die Lues II charakteristischen Condylomata lata erscheinen als beetartige, rotbraune und teils nässende Papeln im Anogenitalbereich. Braunrote und flache indolente Knötchen finden sich auch an Palmae und Plantae (Clavi syphilitici), in den Intertrigines und in den seborrhoischen Arealen. Die Prädilektion des Haaransatzes prägte den Begriff Corona veneris. Ovaläre rötliche und später grauweißlich belegte flache Papeln an der Mundschleimhaut werden als Plaques muqueuses, die meist einseitige Tonsillitis als Angina specifica bezeichnet. Reversibles luetisches Effluvium kann diffus oder disseminiert kleinfleckig (Alopecia areolaris specifica) sein. Treffend wurde das luetische Leukoderm mit zervikalen Hypopigmentierungen historisch „Halsband der Venus" genannt.

Im nun folgenden Stadium der latenten Syphilis (Syphilis latens seropositiva) besteht Symptomfreiheit bei Erregerpersistenz.

Die potenziell alle Organsysteme betreffende Spätsyphilis (Tertiärstadium, Lues III) als granulomatöse Entzündung mit geringer Erregerzahl und zellulärer Abwehrreaktion beginnt gemäß WHO-Definition mit dem dritten Jahr post infectionem. Syphilide und Gummen sind die in der Kopf-Hals-Region vorkommenden Hauterscheinungen der Spätsyphilis. Erstere imponieren als gruppierte derbe, braunrote, nodöse Läsionen, letztere sind derbe, große Knoten, die nach späterem Einschmelzen wie ausgestanzt wirkende Ulzera hinterlassen und zu entstellenden Mutilationen führen. Auch die Genitalschleimhaut kann beteiligt sein.

Der Erregernachweis gelingt durch Entnahme frischen, blutfreien Reizsekretes aus dem Primäraffekt oder der erosiven Papel des Sekundärstadiums. Die Dunkelfeldmikroskopie macht charakteristische Knickbewegungen des Schraubenbakteriums sichtbar.

Die Serodiagnostik dient der sicheren Diagnosestellung, der Beurteilung des Behandlungserfolges sowie der Rezidiverkennung. Praktische Anwendung findet der spezifische Treponema pallidum-Hämagglutinationstest (TPHA-Test) als hochempfindlicher Suchtest. Er wird in der dritten Woche post infectionem reaktiv und bleibt es lebenslang. Der nicht treponemenspezifische Venereal-disease-research-laboratory-Test

(VDRL-Test) ermöglicht die Verlaufs- und Therapiekontrolle, da er – allerdings erst Monate – nach der Behandlung wieder negativ wird. Über den Nachweis der an die Erregerpräsenz gebundenen IgM-Produktion sichert das Verfahren nicht nur die Frühdiagnose, sondern erlaubt auch die Beurteilung des Therapieerfolges sowie die Erkennung einer Zweitinfektion. IgM ist plazentagängig. Ein positiver Befund beim Neugeborenen sichert eine Syphilis connata präcox. Zweifel an stattgehabter Behandlung und Ausheilung, neurologisch-psychiatrische Symptome und HIV-Infektion mit hohem Risiko der Neurosyphilis sind absolute Indikationen für eine serologisch-analoge Liquoruntersuchung.

Differentialdiagnostisch vom Primäraffekt abzugrenzen sind Herpes genitalis (schmerzhafte Erosion), Verletzungen (Anamnese), Pyodermien (Erregernachweis), Ulcus molle (schmerzhaft) und Karzinome (langsames Wachstum). Der genitoanalen Papel des Sekundärstadiums gegenüberzustellen wären Condylomata acuminata (Blumenkohlaspekt), Lichen ruber, bowenoide Papeln und die Langerhans-Zell-Histiozytose.

Die Behandlung der Syphilis ist eine systemisch-antibiotische. Die hohe Penizillinsensibilität von Treponema pallidum macht Penizillin G zum Mittel der Wahl. Die klassische Behandlung besteht in der Gabe von Clemizolpenizillin G 1 Mio IE pro Tag i.m. über 14 Tage bei Frühsyphilis, über 21 Tage bei Spätsyphilis. Bei Penizillinallergie stehen alternativ Tetrazykline zur Verfügung. Dieses Therapieregime gilt auch für die Behandlung der schwangeren Patientin. Toxische Zerfallsprodukte der Treponemen können am Beginn der Penizillinbehandlung die Jarisch-Herxheimer-Reaktion verursachen, die mit Glukokortikoiden oder mit nicht steroidalen Antiphlogistika abgeschwächt werden kann.

Gonorrhoe (Tripper)

Mit einer Inzidenz von mehr als 60 Millionen Neuerkrankungen pro Jahr ist die Gonorrhoe die häufigste meldepflichtige Infektionskrankheit. Wegen der hohen Zahl der symptomlosen Verläufe beim weiblichen Geschlecht, etwa 80 % aller Fälle, stellt die erkrankte Frau die Hauptinfektionsquelle dar. Andererseits ist sie bei einem Infektionsrisiko von 60 bis

90 % nach einmaligem Sexualkontakt auch am meisten gefährdet. Nicht sexuell übertragene Gonorrhoe hat Praxisrelevanz nur als Neugeborenen-Gonoblennorrhoe und als Vulvovaginitis gonorrhoica infantum. Der Erreger, Neisseria gonorrhoeae, ist schleimhautpathogen. Bei Prädilektion für Zylinderepithel kann er die intakte Hautschicht der Epidermis nicht durchdringen. Daher sind typische Manifestationen bei der Frau die Erkrankungen der Zervix mit Adnexen. Im Gegensatz zur akuten Gonorrhoe des Mannes mit pathognomonischer, gelb-grün-rahmigen Ausfluss produzierender, vehementer Urethritis äußert sich die gonorrhoische Initialphase der Frau in aller Regel milder oder sogar symptomlos. Die kaum bemerkte Urethritis mit vermehrtem Harndrang und Dysurie wird häufig als unspezifische Zystitis fehlgedeutet. Eine milde gonorrhoische Trigonum-Zystitis allerdings ist nicht ungewöhnlich. Subjektive unklare Unterbauchbeschwerden, Dysmenorrhoe und das Korrelat schleimig-eitrigen Fluors und Portioerosion im Spekulumbefund sind Zeichen der gonorrhoischen Zervizitis. Wegen der vaginalen Plattenepithelbarriere und des sauren Scheidenmilieus der geschlechtsreifen Frau tritt die gonorrhoische Vulvovaginitis nur im Kindesalter auf. Bei Erwachsenen sollte bei entsprechender Symptomatik an die Mitbeteiligung von Begleitkeimen wie Candida-Spezies oder Trichomonaden gedacht werden. Die gonorrhoische Bartholinitis kann als einseitig prall gespannter Knoten im unteren Labium majus mit umgebender Rötung und Schwellung imponieren. Starke Schmerzhaftigkeit zwingt der Patientin ein charakteristisches breitbeiniges Gangbild auf. Die Komplikation eines Bartholinitischen Abszesses mit Perforation bedarf operativer Sanierung. Aus einer Entzündung der Skene-Gänge (Skenitis) kann in seltenen Fällen der Periurethralabszess mit schmerzhafter Vorwölbung der vorderen Vaginalwand hervorgehen. Folgenschwere Komplikationen sind die Salpingitis und die nachfolgende „pelvic inflammatory disease" mit Infektion von Tuben, Ovarien und Peritoneum. Sie stellen die häufigste Ursache für Sterilität in den Ländern der Dritten Welt dar. Meist in zeitlichem Zusammenhang mit der Menstruation und häufig bei IUD-Trägerinnen treten akute Unterbauchschmerzen, Fieber, Allgemeinsympto-

matik und in der Paraklinik Leukozytose auf. Die Perihepatitis acuta gonorrhoica (Fitz-Hugh-Curtis-Syndrom) ist selten. Unbehandelt wechselt die akute Gonorrhoe in chronische Zustände mit uncharakteristischer urethraler und zervikaler Symptomatik. Endzustand unerkannt aszendierter Gonorrhoe ist die chronische Adnexitis mit rezidivierenden Unterbauchschmerzen, Dysmenorrhoe, Dyspareunie und Menorrhagien. Das Risiko für Extrauteringravidität, Sterilität und Ovarzysten steigt signifikant. Oropharyngeale und anorektale Infektionen sind versteckte, aber selten isolierte extragenitale gonorrhoische Lokalisationen. Die isolierte pharyngeale Gonorrhoe ist als Infektionsquelle unbedeutend. Die Gonoblennorrhoe kann selten den Erwachsenen betreffen, Praxisrelevanz jedoch besitzt die durch die Credé-Prophylaxe (1%-ig Silbernitrat konjunktival postpartal) weitgehend zurückgedrängte Ophthalmia neonatorum durch Infektion im Geburtskanal. Die disseminierte Gonokokkeninfektion (DGI) wird an zwei Symptomen erkannt: Zum einen erscheint eine von Fieber und Schüttelfrost begleitete Trias, bestehend aus Polyarthralgien, Tendovaginitis und Dermatitis. Letztere besteht im typischen Fall aus bis zu 20 berührungsempfindlichen papulopustulösen und hämorrhagischen Einzelläsionen mit Prädilektion der distalen Extremitäten. Die asymmetrische Arthritis gonorrhoica wird durch den Nachweis von reichlich Gonokokken im rahmig-eitrigen Gelenkpunktat diagnostiziert.

Diagnostisch wichtig und praktisch durchführbar sind der direkte mikroskopische Erregernachweis bei Darstellung der charakteristischen intraleukozytären Diplokokken („Semmelform") in der Methylenblaufärbung sowie die kulturelle Identifikation auf hämoglobinhaltigem Selektivmedium in CO_2-Atmosphäre. Während Ersterer als Screening-Untersuchung ausreicht, verfügt nur die Kultur über forensische Beweiskraft. Außerdem ermöglicht die Keimanzucht die Resistenzprüfung.

Die Antibiotikaempfindlichkeit von Neisseria gonorrhoeae ist einem steten Wandel unterworfen. Die derzeitige Empfehlung der WHO berücksichtigt die steigende Inzidenz penizillinresistenter Gonokokkenstämme (vor allem aus Südostasien), mangelnde Bioverfügbarkeit von Penizillin bei extragenitaler Gonorrhoe und die hohe Koinzidenz urogenitaler und penizillinresistenter Chlamydieninfektionen. Als Mittel der Wahl bei unkomplizierter genitaler, oropharyngealer und rektaler Gonorrhoe gilt die Einzeitbehandlung mit Ceftriaxon 0,25 g i.m., mit Spectinomycin 2 g i.m. oder mit Ciprofloxacin 500 mg p.o. Alternative Antibiotika sind Cefixim oder Ofloxacin. Die komplizierte Gonorrhoe wird über mindestens eine Woche therapiert. Erythromycin ist bei bestehender Schwangerschaft indiziert. Für Kinder sind die Dosen nach Alter und Gewicht angepasst. Wichtig ist die Kontrollkultur nach Therapieende; Sexualpartner sollten mituntersucht und gegebenenfalls mitbehandelt werden.

Ulcus molle

Als in Südostasien, Afrika und Zentralamerika endemische und häufige Geschlechtskrankheit ist das Ulcus molle für den Europäer als Touristeninfektion von wachsender Bedeutung. Der ausschließlich sexuell übertragene anaerobe gramnegative Kokkobazillus Haemophilus Ducreyi verursacht nach 135 Tagen variabler Inkubationszeit schmerzhafte genitale Ulzera, deren spontaner Abheilung eine ausgeprägte regionäre Lymphadenitis mit Abszessneigung folgt. Der Krankheitsverlauf kann durch Reinfektion und Autoinokulation protrahiert werden. Aus entzündlichen Papeln entstehen über ein Pustelstadium stark dolente, flach-ovale, schmierig-nekrotisch belegte Ulzera. Der Palpationsbefund findet seinen Ausdruck in dem historischen Begriff „weicher Schanker". Charakteristikum sind durch Urinkontakt noch verstärkte Schmerzhaftigkeit sowie ausgefranste unterminierte Ulkusränder. Zu den Prädilektionsstellen bei der Frau zählen die hintere Kommissur, die Labia minora, der Meatus urethrae sowie die Portio. Die Größe der Ulcera mollia variiert von klein (transientes Chankroid) bis zu Riesenformen mit Gefahr der Destruktion der äußeren Genitalien. Die regionäre Lymphadenitis ist ebenfalls stark schmerzhaft, mehrere Lymphknoten verbacken, können abszedieren und fistulieren.

Das klinische Erscheinungsbild zwingt zu den Differentialdiagnosen luetischer Primäraffekt, primärer Herpes genitalis, Lymphogranuloma venereum und schankriforme Pyodermie. Die Diagnosesicherung gelingt durch Darstellung charakteristischer Fischzugformation von Haemophilus Ducreyi in der Gramfärbung, der Abstrich sollte aus dem Ulkusrandbereich erfolgen. Die Kulturuntersuchung übernehmen Speziallabore. Therapie der Wahl ist Antibiose mit Erythromycin 2 g/d über zehn Tage sowie alternativ die Einzeitbehandlung mit Ceftriaxon 0,25 g i.m. oder Ciprofloxacin 2 x 500 mg/d für 2 Tage. Die gleichen Richtlinien gelten auch für die schwangere Patientin; Sulfonamide sind hier kontraindiziert und gelten auch generell nicht mehr als sichere Therapie des Ulcus molle.

Lymphogranuloma venereum

Die venerische Lymphknotenschwellung wird durch die Serotypen L1 bis L3 von Chlamydia trachomatis verursacht. Die Übertragung der in tropischen und den so genannten Entwicklungsländern endemischen, in Mitteleuropa hingegen seltenen Erkrankung ist Folge direkten sexuellen Kontaktes. Die nach zweiwöchiger Inkubation entstandene Primärläsion an Labien, Vaginalwand oder Zervix in Form einer weichen, indolenten Erosion bleibt meist unbemerkt. Nach weiteren zwei bis drei Wochen leiten Temperaturanstieg und allgemeines Krankheitsgefühl das Sekundärstadium, die inguinale Lymphadenopathie, ein. Die als Bubonen bezeichneten, bis zu Faustgröße schwellenden und durch das Leistenband geteilten inguinalen Konglomerate („Furchenzeichen") hinterlassen nach eitriger Einschmelzung und Ruptur Fisteln, chronische Ulzerationen, derbe Platten und genitale Lymphödeme teils elephantiastischen Ausmaßes. Die rektale Infektion der Frau zeigt initial Schmerzen, Krämpfe und eitrig blutige Ausflüsse mit der Spätfolge von Rektumstriktur und Fistelbildung. Stadienabhängig müssen luetischer Primäraffekt, Herpes progenitalis, Ulcus molle, Donovaniose, schankriforme Pyodermie, Malignome und Rektovaginalfistelungen anderer Genese gegenübergestellt werden. Kultureller, histologischer oder fluoreszenztechnischer Erregernachweis im Lymphknotenpunktat erfolgt in Spezialzentren. Für die Antibiose gilt Doxycyclin als Mittel der Wahl.

Übrige „sexually transmitted diseases"

Bakterielle Vaginose

Die so genannte Aminkolpitis ist Folge einer Verschiebung des vaginalen mikrobiellen Milieus mit gleichzeitiger Zunahme der Anaerobier und Abnahme der physiologischen Laktobazillen. Hauptsächlich beteiligt und variabel kombiniert sind Gardnerella vaginalis, Mycoplasma hominis, Ureaplasma urealyticum, Mobiluncus ssp., Prevotella und Peptostreptococcus ssp. Leitsymptom ist der charakteristische, sich bei Alkalienkontakt (Sperma, KOH) noch verstärkende Fischgeruch eines milden, dünn-homogenen, grau-weißlichen Fluors. Dezente vaginale Rötung, mildes Jucken oder Brennen und Dyspareunie werden häufig als Vulvovaginitis candidomycetica fehldiagnostiziert. Therapie der Wahl ist die Systemantibiose mit Metronidazol, alternativ können topische Clinomycin-Zubereitungen versucht werden.

Trichomonadenvaginitis

Die Trichomoniasis, eine typische Erkrankung der sexuell aktiven Frau, ist oft assoziiert mit anderen STD-Diagnosen. Die Infektion mit Trichomonas vaginalis, einem lichtmikroskopisch leicht erkennbaren birnenförmigen Flagellaten, äußert sich als eher brennende denn juckende Vaginitis mit pathognomonisch dünnem, gelblichem, schaumig-übelriechendem Fluor. Der Spekulumbefund unterscheidet Colpitis follicularis, macularis und granularis. Beteiligung der Harnwege mit Urethritis oder Trigonum-Vesizitis bleiben oligosymptomatisch. Sowohl Patientin als auch Sexualpartner werden intern mit Metronidazol behandelt, Kontraindikation ist das erste Schwangerschaftstrimenon.

Condylomata acuminata

Feigwarzen entstehen durch sexuelle Kontaktinfektion der genitoanalen Übergangsschleimhaut mit humanen Papillomaviren HPV 6 oder 11. Die Erkrankung ist häufig. Patienten mit chronischen Dermatitiden, generalisierten Immundefekten und Kortikoidtherapie der Haut scheinen prädisponiert. Typisch sind hautfarbene bis rötliche, schmalbasig aufsitzende, weiche, verruköse Papeln unterschiedlicher Größe. Zunächst einzeln stehend, kann rasch die Ausdehnung zu mazerierten, gelegentlich fistelbildenden Arealen folgen. Hintere Kommissur und Labia minora sind bevorzugte und primäre Lokalisationen, von denen Befall der Urethra, plattenartige Vegetationen der gesamten Vagina, Condylomata plana der Portio und ebenfalls flachkondylomatöse Effloreszenzen des Anoderms ihren Ursprung nehmen können. Als Buschke-Löwenstein-Syndrom werden gleichartige, jedoch massenhafte Konglomerate bezeichnet, in denen histologisch differenzierte Plattenepithelkarzinome nachweisbar sind. Diagnostisches Hilfsmittel ist die Weißfärbung der Kondylome nach Applikation von fünfprozentiger Essigsäure. Condylomata plana durch „High-risk"-HPV (16, 18) stellen, da klinisch von den Low-risk-Kondylomen nicht zu unterscheiden, die wichtigste Differentialdiagnose dar. Sie entsprechen genitoanalen, intraepithelialen Neoplasien. Flache Kondylome fordern die Abgrenzung zu luetischen lokalisierten Papeln; stets ist auch ein Vulva-Karzinom auszuschließen. In Abhängigkeit von der Klinik kommen zytotoxische Lokalbehandlung (Podophyllin), Immunmodulanzien (Imiquimod), elektrokaustische Abtragung oder die Koagulation mit Argon- oder CO_2-Laser zur Anwendung. Die hohe Rezidivrate zwingt häufig zu mehrfacher Behandlung.

Herpes genitalis

Für die genitale Herpeserkrankung ist nahezu ausschließlich das obligat humanpathogene Herpes-simplex-Virus Typ II (HSV II) verantwortlich. Die Übertragung geschieht durch direkten Sexualkontakt. Die Primärinfektion manifestiert sich als Vulvovaginitis herpetica. Dabei bilden sich auf der geröteten und diffus geschwollenen Vulva disseminiert schmerzhafte, wasserklare und zur Erosion neigende Vesiculae. Der Untersuchungsbefund bietet meist das Bild hinterbliebener, wie ausgestanzt wirkender Erosionen mit gelblichen Belägen und eingetrockneten Krusten. Daneben besteht eine inguinale schmerzhafte Lymphadenopathie. Bei Mitbeteiligung von Vagina, Urethra und Harnblase komplettieren Dysurie und hohes Fieber den Beschwerdekomplex. Durch prodromales Jucken und Spannungsgefühl angekündigt, zeigt das schmerzhafte Genitalrezidiv gruppiert stehende Bläschen wasserklaren Inhalts auf eleviertem Erythem. Es ist keinesfalls streng an den primären Infektionsort gebunden. So kann es auch in der weiteren Umgebung, beispielsweise als Herpes glutealis, in Erscheinung treten. Die Diagnosesicherung erfolgt durch den läsionalen Erregernachweis mittels Immunfluoreszenz. Serologische Untersuchungen sind bei allgemein hohem Durchseuchungsgrad von untergeordneter Bedeutung. Der Herpes genitalis zählt neben dem Ulcus molle und der primären Syphilis zu den drei Hauptursachen von „genital ulcer diseases" (GUD). Pyodermien, vaginale Candidose, habituelle Aphthen, M. Behçet und das Plattenepithelzellkarzinom stellen weitere wichtige Differentialdiagnosen erosiver Genitaldefekte dar. Gegebenenfalls ist auch an die Möglichkeit artifizieller Genese zu denken. Für milde Verläufe genügt symptomatische Behandlung mit entzündungshemmenden Sitzbädern und Analgetika. Bei ausgeprägten Erstmanifestationen und häufigen ausgedehnten Rezidiven sollte systemisch virostatisch mit Aciclovir, Valaciclovir oder Famciclovir therapiert werden.

HIV, AIDS – dermatologische Manifestationen

HIV-Infektion und das bislang immer letale „aquired immunodeficiency syndrome" (AIDS) stellen wie kaum eine andere Krankheit Diagnosen dar, aus denen fachübergreifend sowohl medizinischer als auch psychologischer Handlungsbedarf erwächst. Hautsymptome sind häufig, oft primär auftretend und daher in besonderer Weise von diagnostischer Bedeutung. Prinzipiell verdächtig erscheinen klinisch atypische Dermatosen oder ein zeitgleiches bzw. unmittelbar nachfolgendes Auftreten mehrerer Hauterkrankungen. Ein makulopapulöses, varizelliformes, nicht juckendes Exanthem kann Manifestation der akuten HIV-Infektion sein. Arzneimittelexantheme verlaufen oftmals foudroyant. Eine ausgeprägte seborrhoische Dermatitis ist nicht selten erstes klinisches Zeichen der HIV-Infektion. Die gelblich-pityriasiforme Schuppung bevorzugt Mittelgesicht, Capillitium, aber auch die großen Beugen. Für die ebenfalls häufige HIV-getriggerte Psoriasis ist inverse Lokalisation und eine exsudative, teils papulopustulöse Morphe charakteristisch. Eosinophile Follikulitis, Hyperpigmentierungen, Vaskulitiden, Xerodermie, Staphylokokkeninfektionen und Scabies norvegica werden bei Infizierten mit stark reduzierter CD4+-Lymphozytenanzahl beobachtet. Sehr häufige Herpes-simplex-Virus- und Varizella-Zoster-Virus-Infektionen mit Prädilektion der Anogenitalregion nehmen schwere und nekrotisierende Verläufe, Mollusca-contagiosa-Läsionen erscheinen in großer Zahl oder als Riesenmollusken. Die Candidose der Schleimhäute ist die häufigste opportunistische Infektion, ihre klinische Ausprägung korreliert mit der Schwere der Immundefizienz. Das vermutlich durch das humane Herpesvirus 8 (HHV-8) induzierte epidemische Kaposi-Sarkom ist der häufigste HIV-assoziierte maligne Tumor. Unter Bevorzugung von Gesicht und Genitale entstehen entlang den Hautspaltlinien angeordnete bläulich-rötliche Makeln und Papeln, die sich in ulzerierende Tumormassen umwandeln können. Hier wären die gefäßreich-knotigen Läsionen der durch Bartonella henselae verursachten bazillären Angiomatose abzugrenzen. Das Risiko der Entstehung anogenitaler Plattenepithelkarzinome bei AIDS-Patienten scheint erhöht. In strenger Stadienabhängigkeit besteht die kausale antiretrovirale Therapie in der Kombination von Reverse-Transkriptase-Inhibitoren und Proteinase-Inhibitoren. Opportunistische Infektionen werden symptomatisch und sekundärprophylaktisch behandelt. Exzision, Chemotherapie und Radiatio dienen der Palliation von Tumorerkrankungen.

Vulvovaginitis candidomycetica

Candida albicans und Candida glabrata stellen die wichtigsten Erreger dar. Häufig sind junge Frauen betroffen. Ursächlich ist die Aktivierung bislang asymptomatisch besiedelnder, fakultativ pathogener Hefepilze oder die Übertragung durch symptomlos keimtragende Sexualpartner. Endogenes Erregerreservoir ist der Gastrointestinaltrakt. Schwangerschaft, orale Kontrazeption, Antibiotikabehandlung und Diabetes mellitus gelten als objektivierbare Prädispositionen. Dennoch betreffen gerade therapie-refraktäre, chronisch rezidivierende Verläufe oft im Übrigen vollkommen gesunde Patientinnen. Die akute Vulvovaginitis trifft episodisch nahezu jede Frau im Laufe ihres Lebens. Charakteristisch sind ein intensiver geni-taler Pruritus, eine flammende oder fleckige Rötung von Labien und Vaginalschleimhaut sowie abwischbare weißliche Auflagerungen in Kombination mit einem bröckelig-weißen, geruchlosen Fluor. Die angren-zenden Hautbereiche zeigen satellitenartig angeordnet schuppende Papeln. Die chronisch rezidivierende Vaginalcandidose bietet ein eher mitigiertes, oligosymptomatisches Bild mit einem überproportionalen subjektiven Beschwerdekomplex aus Wundheits- und Nässegefühl sowie Dyspareunie. Die Vaginalcandidose wird viel zu häufig und ohne adäqua-te nativmikroskopische und kuturelle Erregeridentifikation diagnostiziert. Hinter ähnlicher Symptomatik verbirgt sich viel häufiger eine bakterielle Vaginose oder eine Trichomoniasis. Auch die Gonorrhoe gilt als Diffe-rentialdiagnose. Die Schleimhautcandidose ist bedeutsam als klinisches Frühzeichen von AIDS. Akute Episoden sprechen gewöhnlich auf topi-sches Nystatin oder Clotrimazol an. Für die chronisch rezidivierende Vaginalcandidose gilt die systemische Langzeitbehandlung mit Fluco-nazol (Diflucan®) als Therapie der Wahl. Bei zunehmend beobachteter Azolresistenz bestimmter Candida-Spezies werden individuelle Behand-lungskonzepte in dermatologisch-mykologischen Spezialabteilungen erfolgreich eingesetzt.

Tinea corporis

Der Begriff Tinea definiert im deutschen Sprachraum Dermatophytosen von Haut und Hautanhangsgebilden. Als wichtigste zoophile Erreger gel-ten Microsporum canis und Trichophyton mentagrophytes var. granulo-sum. Verdächtig sind zentrifugal sich ausbreitende, randelevierte und zentral abblassende mittellamellär schuppende Erytheme. Die Herde zei-gen Konfluenz, jucken mäßig und führen zur Alopezie behaarter Areale. Blandere Symptomatik kennzeichnet den Einfluss anthropophiler Erreger wie Trichophyton rubrum oder Trichophyton interdigitale. Diagnosesicherung und Abgrenzung von Candidainfektionen sowie von anderen Dermatosen, wie z. B. Psoriasis vulgaris, erfolgen durch den Erregernachweis in den entzündlichen Randbereichen der Läsion mittels Mikroskopie und kultureller Anzucht. Einzelne Herde heilen unter lokaler Applikation von Ciclopiroxolamin oder Terbinafin ab. Bei ausgedehnteren und die Haarfollikel einbeziehenden Infektionen ist das Allylamin Terbinafin (Lamisil®) Systemantimykotikum der Wahl. Ferner kommen Triazole und Griseofulvin zur Anwendung.

Skabies

Sarcoptes scabiei var. hominis, ein Spinnentier, wird durch direkten engen Körperkontakt übertragen und zählt ebenfalls zu den „sexually transmitted diseases". Die weibliche Krätzmilbe untertunnelt das Stratum corneum der Epidermis und legt dort ihre Eier ab. Die diagnostische Primärläsion ist der Milbengang, eine charakteristische strichförmige Papel, an dessen Ende der Parasit dermatoskopisch nachweisbar ist. Prädilektionsstellen sind die Fingerzwischenräume, Mons pubis mit angrenzendem Inguinalbereich, Periumbilical- und Mamillenregion sowie die Axillae. Gesicht, Palmae und Plantae bleiben beim Erwachsenen typischerweise ausgespart. Bei Erstvorstellung der Patientin bietet sich meist der Befund eines generalisierten, teils papulovesikulösen, teils squamokrustösen para- oder postskabiösen Ekzems mit multiplen länglichen Kratzexkoriationen. Geradezu pathognomonisch ist der heftige, sich nächtlich in der Bettwärme noch verstärkende Pruritus. Hygieneverhalten, Alter und Immunkompetenz bestimmen die Ausprägung der Parasitose, die von der gepflegt-larvierten „Scabies ingognita" bis hin zur Scabies norvegica mit millionenfachem Milbenbefall reicht. Differentialdiagnostisch kommen alle ekzematösen und pruriginösen Dermatosen in Betracht. Die lokale Anwendung von Hexachlorcyclohexan, bei Kindern und Schwangeren Benzylbenzoat, ist Standardtherapie. Im besonders schweren Fall steht das Systempräparat Stromectol® als Einzeittherapie zur Verfügung. Unverzichtbar ist die Mitbehandlung erkrankter Kontaktpersonen sowie die Desinfektion von Bett- und Leibwäsche.

Pediculosis pubis

Die Übertragung der Filzlaus, Phthirus pubis, erfolgt durch Geschlechtsverkehr. Mit hakenbewehrten Füßen an Scham- und Axelhaare sich klammernd, nährt sie sich vom Blut des Wirtes. Bei genauer Inspektion werden der fest haftende Parasit und angeklebte Nissen erkannt. Dezent ekzematöse Veränderungen der Genitalregion sind von mäßigem Juckreiz begleitet. Am unteren Abdomen und an den Oberschenkelinnenseiten finden sich diagnoseweisend bläuliche Einbissstellen, die Maculae coeruleae. Die Lokalbehandlung besteht in der dreitägigen Anwendung von Gammahexachlorcyclohexan.

Andere erregerbedingte Erkrankungen

Bakterien:
Pyodermien

Infektionen durch „eiterbildende" Staphylokokken und Streptokokken können prinzipiell am gesamten Integument in Erscheinung treten. Befall der Genitoanalregion mit sehr dünner Haut, großem Blutreichtum und eng vernetztem Lymphabflusssystem lässt die typischen Kardinalsymptome der Entzündung in andersartiger Gewichtung erscheinen, Schwellung und Schmerzhaftigkeit stehen weit im Vordergrund, fulminant progrediente Verläufe können rasch zu irreversiblen Destruktionen sowie zu septischer Aussaat führen. Es handelt sich um zumindest potenzielle dermatologische Notfälle.

Impetigo contagiosa

Aus epidermalen Bläschen und Pusteln entwickeln sich rasch goldgelbkrustige Herde. Streptokokken verursachen die honiggelbe kleinblasige, Staphylokokken die goldgelbe großblasige Impetigo. Bei engem Kontakt besteht hohe Infektiösität; Kleinkinder und Atopiker sind prädisponiert. Desinfizierende, gegebenenfalls lokal-antibiotische Therapie führt zur narbenfreien Abheilung.

Ekthyma

Aus oberflächlichen, bei Streptokokken typisch kleinblasigen Impetigoherden können sich wie ausgestanzt wirkende Ulzerationen entwickeln.

Erysipel

Die akute Infektion der Lymphspalten des Koriums wird durch Streptococcus pyogenes, seltener durch Staphylococcus aureus verursacht. Eintrittspforte sind meist unscheinbare Hautläsionen nach Bagatelltraumata oder bei präexistenten Dermatosen (z. B. Zehenzwischenraum-Mykose). Das klassische Bild des hochroten, scharf zur gesunden Haut abgegrenzten Erythems mit zungenförmigen Ausläufern wird durch das massive Ödem undeutlich. Meist klagt die Patientin über Fieber, Schüttelfrost und allgemeines Krankheitsgefühl. Bullöse und hämorrhagische Verläufe sind genitoanal häufig. Bedrohlich ist das gangränöse Erysipel mit Übergang in Phlegmone und Sepsis. Die Diagnose wird unterstützt durch Nachweis von Leukozytose, Blutsenkungsbeschleunigung und Anstieg der Akute-Phase-Proteine. Therapie der Wahl ist Penizillin G; wegen möglicher Beteiligung von Staphylokokken werden zunehmend penizillinasefeste Penizilline eingesetzt. Wichtigste Komplikation des chronisch rezidivierenden Erysipels ist das chronische Lymphödem.

Phlegmone

Ausgehend von tief reichenden Substanzdefekten entwickelt sich die Phlegmone langsam und manchmal unerkannt ohne akute Symptomatik. Die diffus abszedierende Entzündung mit voluminöser teigiger Schwellung und livider Rötung bildet unbehandelt Fistelgänge und Nekrosen aus. Im Begriff der Erysipelphlegmone spiegelt sich der insbesondere für die Genitalregion geltende dynamische Zusammenhang beider Pyodermieformen wider. Differentialdiagnostisch auszuschließen sind Anaerobierinfektionen, Gasbrand und Milzbrand. Nach breiter Inzision ist die antibiogrammgerechte Antibiose anzustreben.

Fournier-Gangrän

Die seltene, durch besonders toxogene Streptokokken der Gruppe A hervorgerufene Gangrän des subkutanen Fettgewebes stellt ein lebensbedrohliches Krankheitsbild dar. Aus anfänglich bläulich livid verfärbter Haut entwickelt sich nach blasiger Epidermolyse die Nekrose von Korium und Subkutis. Der Verlauf ist foudroyant und bietet die toxischen Systemzeichen der Sepsis mit Multiorganversagen. Trotz chirurgischer Intervention und Breitspektrumantibiose endet das überaus schmerzhafte Krankheitsbild häufig letal. Die Streptokokkengangrän wird von der durch Mischinfektion von Streptokokken, Staphylokokken und gramnegativen Keimen hervorgerufenen nekrotisierenden Fasziitis abgegrenzt.

Follikulitis

Die hauptsächlich durch Staphylococcus aureus hervorgerufene eitrige Infektion der oberen Haarfollikelanteile bietet in den durch Schwitzen und Druck alterierten Intertrigines ein disseminiertes Bild. Die typische Einzeleffloreszenz ist die im Infundibulum lokalisierte, zentral vom Haar durchbohrte, stecknadelkopfgroße Pustel mit erythematösem Hof. Ganz ähnlich erscheinen Pityrosporum- und gramnegative Follikulitis, Steroid- oder Halogenakne. Lokalbehandlung mit Erythromycin ist Mittel der Wahl, nur die massive Ausprägung bedarf systemischer Antibiose.

Furunkel

Der gesamte Haarfollikel einschließlich der Matrix und Umgebung ist durch Staphylococcus aureus schmerzhaft, nekrotisierend und abszedierend entzündet. Regionäre Lymphknoten sind dolent vergrößert palpabel. Der initial derb infiltrierte Knoten heilt nach Einschmelzung und Spontanperforation narbig ab. Für rezidivierende Furunkel, im allgemeinen Sprachgebrauch als Furunkulose bezeichnet, können Prädispositionen, an erster Stelle Diabetes mellitus, wegbereitend sein. Die Konfluenz mehrerer Furunkel mit verstärkten Allgemeinerscheinungen wie Schüttelfrost, Fieber und Leukozytose wird als Karbunkel bezeichnet und kann zur Septikämie überleiten. Nach zentraler Erweichung, die gegebenenfalls durch Ichtyolsalbe forciert werden kann, müssen Stichinzision und Drainage erfolgen. Der Einsatz einer penizillinasefesten Antibiose hängt von Lokalisation, Größe und systemischen Symptomen ab. Die Trichophytia profunda ist eine wichtige Differentialdiagnose.

Gramnegative Pyodermie

Die durch verschiedene gramnegative Bakterien hervorgerufene schankriforme Pyodermie bleibt konventioneller Antibiose gegenüber therapierefraktär. Typisch ist ein zeitlicher Zusammenhang mit Tropenurlauben und Insektenstichen. Die schmierig belegten, bis mehrere Zentimeter durchmessenden, meist indolenten und randunterminierten Geschwüre verlangen Abgrenzung von Ulkusmorphe bietenden venerischen Erkrankungen und vom Pyoderma gangraenosum. Die kombinierte systemische Behandlung mit Metronidazol und Ciprofloxacin führt zur Abheilung.

Tuberkulose

Die durch Mycobacterium tuberculosis und Mycobacterium bovis verursachte Multisystemkrankheit präsentiert sich in Abhängigkeit von Stadium, Körperregion und Immunkompetenz des Patienten in vielgestaltiger, in internistischen Lehrbüchern beschriebener Symptomatik. Der tuberkulöse Primärkomplex durch Inokulation über an florider Genitaltuberkulose leidende Sexualpartner ist selten. Die Entwicklung des bis zentimetergroß werdenden, schmierig-eitrig belegten Ulkus mit regionärer indolenter Lymphadenopathie sollte bei Lymphogranuloma venereum, luetischem Primäraffekt, Pyodermie oder atypischer Mykobakteriose ins differentialdiagnostische Kalkül einbezogen werden.

Die ebenfalls seltene Tuberculosis ulcerosa cutis et mucosae der Genitoanalregion entsteht bei schlechter Abwehrlage durch Autoinokulation einer massiv streuenden Urogenital- oder Darmtuberkulose. Multiple, außerordentlich schmerzhafte, schmierig belegte und flache Ulzerationen scharfer Begrenzung ähneln den Läsionen bei Aphthose und Pemphigus vulgaris. Bei negativem Tuberkulintest sind massenhaft säurefeste Stäbchen nachweisbar.

Die tuberkulostatische Kombinationsmedikation mit INH, Rifampicin und Ethambutol bzw. Pyrazinamid erfolgt in Analogie zum internistischen Standardschema für die Therapie der Lungen- bzw. extrapulmonalen Tuberkulose. Eventuell sind dermatochirurgische Maßnahmen erforderlich.

Borreliose

Die Übertragung von Borrelia burgdorferi erfolgt durch Zeckenbiss; das nördliche Mitteleuropa und die Küstenregionen der USA gelten als Endemiegebiete. Die stadienhaft verlaufende Systemerkrankung kann unbehandelt zu folgenschweren, überwiegend zentralnervösen, kardialen und arthritischen Manifestationen führen. Die Erkennung der Leitsymptome des Frühstadiums ist daher von vorrangiger Bedeutung. Das meist dezente, selten intensiv rote Erythema chronicum migrans dehnt sich langsam und zentral abblassend zentrifugal um die Bissstelle aus und ist selbstlimitierend. Das gesamte Integument kann betroffen sein, daher auch der Begriff der „Wanderröte". Bei gelegentlich auftretendem Fieber und allgemeinem Krankheitsgefühl wird differentialdiagnostisch an ein Erysipel gedacht. Wochen bis Monate nach der Infektion kann die meist solitäre, bläulich-livid noduläre Lymphadenosis cutis benigna mit Prädilektion auch der Mamillen und des Genitale hinweisend sein. Als dermatologisches Spätsymptom erinnert die Acrodermatitis chronica atrophicans Herxheimer an eine unbehandelte Borrelieninfektion. Meist an den akralen Extremitäten lokalisiert, wechselt eine anfänglich dunkellivide ödematöse Schwellung der Haut zu einer an Perniones erinnernden atrophischen Morphe. Für die Routinediagnostik (vor allem der Spätstadien) stehen serologische Antikörpernachweise zur Verfügung. Therapeutikum der Wahl ist im Frühstadium perorales Doxycyclin, die lange bestehende Infektion sollte mit Ceftriaxon mehrwöchig intravenös behandelt werden.

Viren:

Zoster

Infolge einer Reaktivierung des in den sensiblen Spinalganglien persistierenden Varizella-Zoster-Virus treten im zugeordneten Dermatom neurologische und dermatologische Entzündungserscheinungen auf. Betroffen sind meist ältere oder immungeschwächte Menschen, doch saisonal (Frühsommergipfel) gehören auch junge Patienten zur Routineklientel. Nach prodromalen lokalen neuralgiformen Schmerzen treten gruppiert angeordnete, wasserklare Bläschen auf elevierten Erythemen in Erscheinung. Die klassische Halbseitigkeit und scharfe Begrenzung auf das betroffene Nervensegment kann im Genitoanalbereich (S2–S5) bei Begleitödem undeutlich sein. Zoster haemorrhagicus und Zoster gangraenosus sind schwerere Verlaufsformen, deren Entstehung durch die anatomischen Besonderheiten dieser Region begünstigt wird. Die nach Eintrübung, Eintrocknung und Krustenbildung spontane Abheilung kann depigmentierte Narben hinterlassen. Die zur Halbseitenläsion akzessorischen, vereinzelt über das übrige Integument verteilten Vesiculae werden als „Zoster mit aberrierenden Bläschen" bezeichnet. Bei Zoster generalisatus durch Virämie mit Befall aller Nervensegmente besteht das Risiko hämatogener Dissemination in innere Organe. Diagnostische Zweifel können durch immunzytologischen VZV-Nachweis im Bläschenabstrich beseitigt werden. Wichtigste Differentialdiagnose ist die oben besprochene Herpes-simplex-Infektion. Die systemische virostatische Therapie mit Aciclovir, Brivudin oder Valaciclovir muss in der virämischen Frühphase der Erkrankung erfolgen, ihr Wert besteht in der Prävention der postzosterischen Neuralgie. Die Lokaltherapie beschränkt sich auf austrocknende und desinfizierende Maßnahmen. Ziel der analgetischen Behandlung des Zosterpatienten ist die Schmerzfreiheit. Nicht steroidale Antiphlogistika und zentral wirksame Analgetika werden entsprechend Stufenplänen individuell mediziert.

Mollusca contagiosa

Diese benigne Virusinfektion der Haut ist häufig und weltweit verbreitet. Betroffen sind meistens Kinder mit atopischer Prädisposition sowie Patienten mit grunderkrankungsbedingter oder iatrogen ausgelöster Immundefizienz (z. B. HIV-Infektion). Genitale Infektion kann Folge sexueller Übertragung sein. Leiteffloreszenz ist die hautfarbene, zentral („napfartig") gedellte Papel, aus der durch seitlichen Druck eine weißlich-talgähnliche Substanz („Molluskumkörperchen") exprimiert werden kann. In der Genitalregion sitzen sie im typischen Fall in den Inguinalfalten und an der Oberschenkelhaut; Labien, Schleimhaut und Analfalte sind gelegentlich befallen. In gruppierter, linearer oder disseminierter Anordnung gehört das Bild der monomorphen Mollusca zu den Blickdiagnosen. Der Spontanheilung wirkt Autoinokulation entgegen; Küretage ist Therapie der Wahl.

Protozoen:

Larva migrans cutanea

Die typische Hautparasitose des Karibikurlaubers wird hauptsächlich durch Ancylostoma brasiliense verursacht. Die Larven des Hunde- und Katzenbandwurms dringen aus verunreinigtem Strandsand an den „Aufsitzstellen" in die intakte Haut ein. Die „Hautwanderung" des Nematoden hinterlässt eine charakteristisch knäuelartige, entzündlich infiltrierte, mit seröser Flüssigkeit gefüllte und juckende „Spur". Therapie der Wahl ist topisches Thiabendazol, bei Therapieversagen steht eine systemische Präparation zur Verfügung.

Allergische Hauterscheinungen

Urtikaria

Die akute Urtikaria ist eine generalisierte, von starkem Juckreiz begleitete, teils konfluierende Quaddelbildung am gesamten Integument. Dabei sind die erythematösen, beetartig erhabenen, scharf begrenzten und durch Ödemdruck zentral abgeblassten Urticae spontan flüchtig, um an anderer Stelle rasch erneut aufzutreten. Typisch erfolgt die Juckreiz-beantwortung durch Scheuern ohne Kratzartefakte. Entsprechende Reaktionen der Schleimhaut werden als Angioödeme bezeichnet. Das prinzipiell harmlose und reversible Geschehen kann in Form des Larynxödems durchaus lebensbedrohlich werden. Das häufige polyätio-logische Reaktionsmuster der Haut basiert auf der immunologisch oder nicht immunologisch bedingten Freisetzung von Histamin und anderen Mastzellmediatoren. Die akute Urtikaria ist in der überwiegenden Zahl der Fälle eine durch Antikörper vermittelte allergische Reaktion vom Typ I. Klinisch relevante auslösende Allergene sind Arzneimittel wie Penizillin, Salizylate und Lokalanästhetika, Nahrungsmittel wie Meeresfrüchte und Nüsse oder parasitäre Antigene wie Wespengift und Wurmbefall. Das Rezidivieren bzw. Persisitieren der Quaddelschübe über einen Zeitraum von sechs Wochen hinaus definiert die chronische Urtikaria. Licht, Kälte, Wärme und Vibration sind Auslöser der physikalischen, Anstrengung oder Aufregung Initiatoren der cholinergischen Urtikaria. Gelegentlich besteht Infektassoziation mit Helicobacter pylori. Die symptomatische Therapie erfolgt mit Anthistaminika, entsprechend der Akuität werden Steroide in mittlerer Dosierung kombiniert. Trotz akribischer Ursachensuche mit angestrebter Elimination des kausalen Agens bleibt die Genese der chro-nischen Urtikaria in etwa der Hälfte der Fälle ungeklärt.

Allergisches Kontaktekzem

Lokaler Allergenkontakt löst über den allergischen Typ-IV-Mechanismus eine Spättyp-Reaktion der Haut aus. Voraussetzung ist die Sensibili-sierung als Ergebnis des nach Allergenresorption gestarteten Allergen-„processing" in den regionären Lymphknoten unter Mitwirkung von Langerhans-Zellen, T-Zellen und bestimmten Zytokinen. 24 bis 72 Stun-den nach Exposition entwickeln sich in unscharfer Beschränkung auf den Ort der Allergeneinwirkung eher juckende als brennende erythematöse Plaques mit Papulovesikeln. Krustenbildung, Schuppung und residuales Erythem definieren die Phasen der Rückbildung. Charakteristikum der al-lergischen Kontaktdermatitis sind hämatogene Streuphänomene mit

Ausbildung disseminierter oder gruppierter Papulovesikel in Hautbereichen abseits des Allergenkontaktes. Bei wiederholter oder chronischer Allergenexposition weichen die akut-entzündlichen Symptome epidermalen Verhornungsstörungen mit Hyperkeratose, Rhagadenbildung und Lichenifikation als Zeichen des chronischen Kontaktekzems. Die Genitalregion mit lockerer, bindegewebiger Dermis bildet oft massive Ödeme aus, die kausalen Allergene verbergen sich meist in Kosmetika und Hygieneartikeln. Toxische Kontaktdermatitis, Erysipel und Candida-Intertrigo sind differentialdiagnostisch abzugrenzen. Voraussetzung für die Abheilung ist die Elimination der auslösenden allergenen Noxe. Lokale Steroide und Desinfizienzien gelten als symptomatische Therapie der Wahl; in schweren Fällen sind systemische Kortikoide in mittlerer Dosierung und Diuretika hilfreich. In der Langzeitbehandlung chronischer Ekzeme haben sich teerhaltige Externa sowie unterstützende UVB-Lichttherapie bewährt. Die Identifizierung des Allergens erfolgt nach Abheilung durch den Epikutantest.

Allergisches Arzneimittelexanthem

Das Arzneimittelexanthem stellt eine unerwartete und unerwünschte Wirkung einer systemischen medikamentösen Therapie dar und geht mit Veränderungen der Haut und der Schleimhaut (Enanthem) einher. Klinik und Verlauf werden durch den für das auslösende Arzneimittel charakteristischen immunologischen Reaktionstyp nach Coombs und Gell determiniert. Von der exanthematischen Arzneimittelreaktion im Sinne einer generalisierten und disseminierten Aussaat gleichartiger Effloreszenzen werden hier das Erythema nodosum, das Erythema exsudativum multiforme und der arzneimittelinduzierte Lupus erythematodes abgegrenzt. Antibiotika wie Penizillin und Aminoglykoside, Sulfonamide sowie Psychopharmaka wie Barbiturate und Tranquilizer sind für das urtikarielle Arzneimittelexanthem (Typ I) ursächlich, bei identischer Klinik muss die pseudoallergische Aspirin-Additiva-Intoleranz pathogenetisch unterschieden werden. Für die purpurisch-vaskulitische Morphe (Typ II, III) sind häufig Allopurinol, Cimetidin, Hydantoine, Penizillin und Diuretika verantwortlich. Makulopapulöse, morbilliforme und scarlatiniforme Exantheme (Typ IV) weisen auf den Einfluss von Ampicillin, Erythromycin, Penizillin, Sulfonamiden, Allopurinol, Barbituraten, Benzodiazepin und Phenytoin hin. Betablocker und Goldpräparate führen zu lichenoiden, Cinnarizin und Penicillamin zu blasigen Hauterscheinungen. Differential-diagnostisch ist in erster Linie an Infektionskrankheiten wie Scharlach, Mumps und Röteln zu denken. Fieber, reduzierter Allgemeinzustand und dolente Lymphadenopathie sprechen gegen, Juckreiz für ein Arzneimittel-exanthem. Nach dem Absetzen des ursächlichen Pharmakons werden topische und systemische Steroide eingesetzt. Allergologische Positiv-und Alternativtestung werden bei Erscheinungsfreiheit zu einem späteren Zeitpunkt vorgenommen.

Fixe Arzneimittelreaktion
Medikamentenbedingt treten kleinflächig umschriebene Haut- und Schleimhautveränderungen nach Einnahme des Arzneimittels typischer-weise immer wieder an derselben Stelle auf. Ursächlich sind Analgetika, Barbiturate, Goldsalze, Penizillin, Sulfonamide und Psoralene. Charak-teristisch ist die Ausbildung eines bis zu 15 cm durchmessenden hell-livi-den, scharf begrenzten, scheibenförmigen Erythems mit partiell bullöser Umwandlung. Subjektiv können brennende Beschwerden empfunden werden. Das Genitale zählt zu den Prädilektionsstellen. Dem Absetzen des Pharmakons folgt die spontane Rückbildung. Der allergologische Nachweis gelingt durch positive Epikutantestung des ursächlichen Arzneimittels im Herd im erscheinungsfreien Intervall.

Atopisches Ekzem

Es handelt sich um eine anlagebedingte Überempfindlichkeit der Haut mit Neigung zu chronisch rezidivierenden ekzematösen Veränderungen. Atopisches Ekzem, allergisches Asthma und allergische Rhinitis bilden den polygen vererbten Formenkreis der Atopie. Verteilung und Morpho-logie prägen sich in den verschiedenen Lebensabschnitten unterschiedlich aus, Kardinalsymptom bleibt jedoch immer der oft quälende Pruritus. Beim Säugling sind Kopf, Gesicht und Rumpf bevorzugt betroffen, wobei intensive Rötung und Infiltrat, verbunden mit Erosionen, Krusten und Schuppung („Milchschorf"), vorherrschen. Das Ekzem des Kindes- und frühen Erwachsenenalters ist beugenbetont (Eczema flexurarum), es finden sich konfluierende erythematöse, fein schuppende Plaques; längliche Erosionen und Impetiginisation sind Ausdruck der Juckreizbeantwortung durch Kratzen. Die adulte Form der atopischen Dermatitis ist wieder mehr rumpfbetont und weist hauptsächlich pruriginöse Effloreszenzen auf. Basissymptome sind Pruritus, Ekzem in typischer Verteilung und Morphe, Chronizität und positive Familienanamnese. Die Diagnose wird bei zusätzlichem Vorliegen im Erlanger Atopie-Score erfasster, so genannter fakultativer Symptome und bei signifikant erhöhtem Serum-Gesamt-IgE wahrscheinlich. Zu diesen akzessorischen Stigmata zählt das Mamillenekzem. Das Genitale ist im Erwachsenenalter gelegentlich betroffen. Komplikationen der atopischen Dermatitis sind Impetigo contagiosa, Eczema herpeticatum und die Ausbreitung von Mollusca contagiosa. Die symptomatische Therapie beeinhaltet die Juckreizstillung durch Antihistaminika, den Einsatz von glukokortikoidhaltigen und stark rückfettenden Externa sowie UVA1- oder UVB-Lichttherapie. Bei Impetiginisation ist Erythromycin das Antibiotikum der ersten Wahl, der Einsatz von Ciclosporin A gilt als Ultima Ratio. Anamnestisch bekannte oder duch RAST-Testung entdeckte „Umwelt"-Atopene sind nach Möglichkeit zu meiden.

Physikalische und chemische Hautschäden

Prinzipiell können physikalische und chemische Hautläsionen traumatisch-akzidentiell, iatrogen, artifiziell-autodestruktiv oder fremdverschuldet-kriminell verursacht sein.

Mechanische Verletzung

Im Regelfall gibt die Anamnese Aufschluss. Es gelten die diagnostischen und therapeutischen Prinzipien der Traumatologie. Mechanische Artefakte sind oft Resultat autodestruktiver Verhaltensweisen, wie etwa bei Psychosen, Zoonosenwahn oder Zeichen versuchter Konfliktbewältigung mit demonstrativer Flucht in die Krankheit. Gelegentlich dient Täuschungsabsicht sekundärem Krankheitsgewinn. Artifizielle Veränderungen der Anogenitalregion können auch sexuell-akzidentieller Genese sein. Verdächtig sind kurz gesagt Hautläsionen bizarrer asymmetrischer Konfiguration, die sich nicht dem Muster typischer primärer oder sekundärer Effloreszenzen zuordnen lassen.

Verbrennung, Verbrühung

Als Verbrennung (Combustio) bzw. Verbrühung bezeichnet man den akuten Hitzeschaden der Haut. Dieser zählt zu den schmerzhaftesten Läsionen des Integuments. Verbrennungsnarben können zu ästhetisch sehr störenden Entstellungen führen. Die Schwere der Verbrennung und die Prognose wird durch den Schädigungsgrad, die beteiligte Fläche und das Vorhandensein von Allgemeinsymptomen definiert. Bei der Berechnung der Verbrennungsausdehnung entsprechend der Neunerregel nach Wallace entfällt lediglich 1 % auf die Genitalregion. Funktionelle und kosmetische Defizite jedoch sind für die Betroffenen überproportional folgenschwer. Verbrennung und Verbrühung stellen dermatologische Notfälle dar. Beim Schweregrad I signalisiert das unter Schuppung abheilende Erythem die Schädigung der oberen Epidermis, zusätzliche Blasenbildung bei Grad II deutet auf Beteiligung des Koriums hin. Die Abheilung erfolgt in beiden Fällen als Restitutio ad integrum. Initial weiße, trockene und anästhetische Areale mit späterer Demarkierung von schwarzen Nekrosen kennzeichnen den Grad III, die Koagulationsnekrose von Epidermis und Dermis bei variabler Beteiligung von subkutanem Fettgewebe, Muskel und Adnexen. Je nach Schweregrad sind Kühlung, lokale Glukokortikoide, Metallinefolienabdeckung sowie Analgesie Therapieprinzipien. Bei großflächigen Verbrennungen und bei Eintreten der

Verbrennungskrankheit sollte die intensivmedizinische Versorgung in speziellen Verbrennungszentren erfolgen.

Akuter UV-Schaden, Dermatitis solaris

Wenige Stunden nach UV-Exposition entwickelt sich ein hellrotes, schmerzhaftes und scharf auf den Ort der Lichteinwirkung begrenztes Erythem. Es erreicht nach etwa 12 bis 24 Stunden sein Maximum. Blasenbildung und Nekrotisierung entsprechen in Analogie zur Combustio Schweregraden. Lokalbehandlung mit Zinkschüttelmixturen, gegebenenfalls systemische Antiphlogistika (Indometacin) oder Kortikoidstoß.

Verätzung

Einwirkung aggressiver Chemikalien kann zur lokal toxischen Schädigung der Haut führen. Die durch Zellproteinauflösung sich ausbreitenden und daher folgenschwereren Laugenverätzungen bilden einen weich gequollenen gallertigen Ätzschorf. Ein durch rasche Neutralisation lokalisierter, scharf umschriebener, trockener, pergament- bis lederartiger Ätzschorf variabler Färbung ist Folge der Säureeinwirkung. Nierenschädigung durch Resorption gehört neben der Narbenbildung zu den wesentlichen Komplikationen. Umgehende Abspülung und Verdünnung der Ätzstoffe mit Wasser wird therapeutisch ergänzt durch ätzsubstanzspezifische Neutralisatoren. Allgemein kann Sodalösung bei Säureverätzung, Essiglösung bei Laugenverätzung eingesetzt werden.

Toxisches Kontaktekzem

Durch direkte Einwirkung toxisch-irritativer Substanzen auf die Haut entstehen entsprechend der irritativen Potenz des jeweiligen Agens die akute toxische Dermatitis oder das chronisch degenerative Kontaktekzem. Das klinische Bild entspricht dem des oben beschriebenen allergischen Kontaktekzems, es gelten die gleichen symptomatischen Therapieprinzipien. Unterscheidungsmerkmale sind das hier sehr monomorphe Erscheinungsbild, die scharfe Begrenzung auf das Kontaktareal, das

Fehlen hämatogener Streuphänomene sowie eher durch Schmerzhaftigkeit als durch Pruritus gekennzeichnete subjektive Beschwerden.

Autoimmunkrankheiten

Pemphigus vulgaris

Die ätiologisch unklare bullöse Autoimmundermatose verläuft chronisch
und kann unbehandelt tödlich enden. Zirkulierende Anti-Desmoglein3-
Autoantikörper (so genannte Pemphigusantikörper) verursachen eine
intraepidermale Blasenbildung an Haut und Schleimhäuten. Charakteristisch sind schlaffe, teils großflächig konfluierende Bullae wasserklaren
Inhalts. Sie platzen rasch und hinterlassen anfangs nässende, später ver-
krustende Erosionen. Im Vollbild der Krankheit erscheinen sie generalisiert unter Prädilektion der mechanisch belasteten Intertrigines und
Akren sowie am Capillitium. Die Verschieblichkeit der oberen Epidermis-
schichten hat als Nikolski-Phänomen differentialdiagnostische Bedeutung. Der Krankheitsbeginn ist eher diskret, die Erstmanifestation in der
Mundhöhle typisch. Anogenitale Haut und Übergangsschleimhaut
einschließlich Urethra und Zervix können mitbeteiligt sein. Entsprechend
verursachen die schmerzhaften, teils speckig, teils hämorrhagisch krustig
belegten Erosionen Schluckstörungen bzw. Dyspareunie oder Dysurie.
Der Pemphigus vegetans als seltene Krankheitsvariante bildet vor allem
an der Vulva, im Analbereich und in der Inguinalregion schmerzhafte,
papillomatös wuchernde (Typ Neumann) oder nässend verruköse (Typ
Hallopeau) Areale. In die Differentialdiagnose sind chronisch rezidivierende Aphthen, herpetische Schleimhautläsionen, das bullöse Pemphigoid und das Lyell-Syndrom einzubeziehen. Die Diagnosesicherung
gelingt durch Histologie, direkte und indirekte Immunfluoreszenz.
Modernes Behandlungsprinzip ist der Synergismus von Kortikosteroiden
und Immunsuppressiva; die Kombinationspulstherapie mit Cyclophosphamid hat sich bewährt. Topisch finden desinfizierende und austrocknende Maßnahmen Anwendung.

Bullöses Pemphigoid

Autoantikörper gegen hemidesmosomale Proteine (so genannte Pemphigoid-Antikörper) lösen die subepidermal-junktionale und daher stabilere Blasenbildung aus. Das bullöse Pemphigoid ist vergleichsweise häufig, betroffen sind vorwiegend Patienten höheren Lebensalters. Klinisch imponieren pralle, seröse, teils hämorrhagische Blasen auf elevierten, urtikariellen Erythemen und auch auf klinisch unveränderter Haut. Bevorzugter Sitz der eher juckenden als schmerzenden Läsionen sind die Intertrigines und die großen Extremitätenbeugen. Ein Befall der Schleimhäute ist selten. Die Cyclophosphamid-Pulstherapie ist Behandlung der Wahl.

Vernarbendes Schleimhautpemphigoid

Die chronische Blasen bildende und zikatrisierende Erkrankung der Schleimhäute ist selten. Autoantikörper richten sich gegen Strukturproteine der Lamina lucida. Frauen erkranken vorzugsweise. Spätfolge sind meist Adhäsionen der Mundhöhle und Symblepharonbildung der Konjunktiven. Vernarbend abheilende, schmerzhaft chronische Erosionen im Anogenitalbereich hinterlassen als Endzustände die Vaginal- und Urethralstenose sowie Verengungen des Analkanals. Steroide in Kombination mit Azathioprin oder Dapson gelangen zum Einsatz. Die Prognose ist eher unbefriedigend.

Dermatitis herpetiformis Duhring

Chronisch rezidivierende polymorphe Hautveränderungen bei glutensensitiver Enteropathie definieren den Morbus Duhring. Ursächlich ist eine wahrscheinlich genetisch determinierte Gliadinallergie. Subjektiv überwiegt heftiger Juckreiz über brennende Empfindungen. Im Randbereich initialer urtikarieller Plaques bilden sich schubweise Seropapeln in herpetiformer Gruppierung. Vor allem bei Kindern und alten Menschen sind die Läsionen eher im Pubisbereich, der Genitalregion und sakral-gluteal lokalisiert. Die glutensensitive Enteropathie ist meist asymptomatisch; Malabsorption kann voluminöse Steatorrhoe, Eisen- und Folsäure-Mangelanämie, Osteoporose und andere Mangelerscheinungen herbeiführen. Histologie und direkte Immunfluoreszenz mit Nachweis subepidermaler Blasenbildung bei Eosinophilenreichtum und IgA-Ablagerung sowie die serologische Untersuchung sind Voraussetzung zur Abgrenzung infektiöser und nicht infektiöser bullöser Dermatosen. Zoster und bullöses Pemphigoid zählen zu den klinisch wichtigsten Differentialdiagnosen. Therapeutische Grundlage ist die glutenfreie Diät. In der Behandlung des Schubes gilt DADPS (Dapson) als Mittel der Wahl.

Zirkumskripte Sklerodermie

Die Morphaea ist eine umschriebene Verhärtung der Haut ohne Beteiligung innerer Organe. Pathogenetisch wird immunologischen Faktoren derzeit größere Bedeutung beigemessen als einer vorangegangenen Borrelia-Burgdorferi-Infektion. Zugrunde liegt eine Überproduktion von Kollagen. Es gibt verschiedene klinische Typen: plaqueförmige, lineäre, kleinmakulöse, noduläre, erythematöse und generalisierte zirkumskripte Sklerodermie. Häufig imponiert ein einzelner, scheibenartiger, 5–20 cm großer Herd mit elfenbeinfarbenem Zentrum und rötlich-violetter Umrandung, dem „lilac ring". Spontane Rückbildung mit residualer hyperpigmentierter Atrophie ist möglich. Beteiligung des subkutanen Fettgewebes, der Faszien oder der Muskulatur kann zu Kontrakturen und entsprechend zu irreversiblen, gravierenden kosmetischen und funktionellen Einschränkungen führen. Eine progressive Sklerodermie muss durch die serologische Diagnostik und die Untersuchung innerer Organe ausgeschlossen werden. Differentialdiagnostisch wäre auch an Lichen sclerosus et atrophicans zu denken. Die PUVA-Bad-Therapie hat sich bewährt. Für die Behandlung stehen Antibiotika (Penizillin G, Doxycyclin) sowie lokale und systemische Glukokortikoide im Sinne der Morbostase zur Verfügung. Unter Umständen kann sogar die Remission erreicht werden.

Vaskulitiden

Morbus Behçet

Die chronische Systemvaskulitis unklarer Ätiologie ist kenntlich an einer klinischen Leit-Trias: rezidivierende orale Aphthen, schmerzlose Genital-ulzera und chronisch rezidivierende, zur Erblindung führende Uveitis mit Hypopyonbildung. Die Erkrankung zeigt ethnische Prävalenz und über-wiegt in der Türkei und in Japan. Zu den drei Hauptsymptomen können variabel Nebensymptome assoziiert sein. Möglicherweise beteiligt sind Erythema nodosum, sterile Pustulose, rezidivierende Thrombophlebiti-den und tiefe Thrombosen, Arthritis, Enzephalitis und ulzerierende Entero-pathie. Die Entscheidung über die Diagnose erfordert mindestens zwei Haupt- und zwei Nebensymptome. Der positive Pathergietest (entzündli-ches Infiltrat 24 Stunden nach intrakutaner 0,1 ml NaCl-Injektion) ist ein wertvolles Diagnostikum. Habituelle Aphthen, Pemphigus vulgaris und Herpes-simplex-Infektionen sind differentialdiagnostisch zu unterscheiden. Colchizin ist Mittel der Wahl; unter Umständen können Glukokortikoide und Immunsuppressiva kombiniert werden. Die Gabe von Interferon-α-2 gilt als Therapieversuch. Die Lokaltherapie erfolgt symptomatisch.

Erythema exsudativum multiforme (EEM)

Die häufige akute Dermatose ist durch typische kokardenförmige Haut-veränderungen charakterisiert. Die Ätiologie wird unterschiedlich disku-tiert. Klassisch handelt es sich um eine Immunkomplexvaskulitis. Bei vie-len Patienten besteht eine Assoziation zur Infektion mit Herpes simplex oder Mycoplasma pneumoniae. Stevens-Johnson-Syndrom und toxische epidermale Nekrolyse sind seltene verwandte, aber in Lokalisation und Schweregrad sehr unterschiedliche Intoleranzreaktionen, die eher medi-kamentös ausgelöst werden. Grippale Prodromi können vorauseilen. Das Exanthem entsteht rasch und schubartig unter Prädilektion des Gesichts und der Extremitätenstreckseiten. Mund-, Genital- und Analschleimhäute können beteiligt sein. Einzel- und Leiteffloreszenz, die Kokardenläsion, ist ein kreisrunder, flach erhabener Herd mit charakteristischer zonaler

Architektur: blauviolettes, papulonekrotisch-bullöses Zentrum, weißliche Intermediärzone und rötlicher Randsaum. Die Histologie ist charakteristisch. In die Differentialdiagnose sind polymorphe Formen einer Vasculitis allergica, kontaktallergisch-hämatogene Streureaktionen, Urtikaria und bullöses Pemphigoid einzubeziehen. Systemische Glukokortikoide in mittlerer Dosierung können die Abheilung des selbst limitierenden EEM beschleunigen.

Steven-Johnson-Syndrom (SJS)

Im Vordergrund stehen äußerst schmerzhafte Läsionen am Genitale, große, teils hämorrhagische Erosionen mit weißlichen, pseudomembranösen Belägen an der Mundschleimhaut und erosive Konjunktivitis. Am Integument finden sich zur Konfluenz neigende EEM-ähnliche Veränderungen. Zusätzlich bestehen schwere Allgemeinsymptome. Mögliche Folge von Vulvitis und Proktitis sind Narben und Strikturen. Die Therapie mit mittel bis hoch dosierten Steroiden sollte rasch erfolgen.

Toxische epidermale Nekrolyse (TEN)

Das (medikamentöse) Lyell-Syndrom, ein fulminantes Krankheitsbild mit spontaner Ablösung der Epidermis und des Schleimhautepithels, endet in 30 % der Fälle letal. Sich bullös-erosiv umwandelnde, großflächig konfluierende lividrote Erytheme bieten das typische klinische Bild der „verbrühten Haut". Die Schleimhäute zeigen ausgedehnte, teils nekrotische Veränderungen. Die Systemmanifestationen mit hohem Fieber, Leukozytose, Transaminasenerhöung und Störungen des Elektrolyt- und Wasserhaushaltes sind schwerwiegend. Hochgradig droht die Gefahr der Sekundärinfektion. Wichtig ist die Differentialdiagnose zu EEM und SJS, zum „staphylococcal scalded skin syndrome", zum generalisierten fixen Arzneimittelexanthem sowie zu großflächigen Verbrühungen und Verätzungen. Dieser dermatologische Notfall macht intensiv-dermatologische Behandlung mit hoch dosierten systemischen Glukokortikoiden bei prophylaktischer Antibiotikakombination erforderlich. Lokalmaßnahmen erfolgen symptomatisch.

Entzündliche Dermatosen unklarer Ätiologie

Psoriasis

Die Psoriasis ist eine polygen vererbte Verhornungsstörung. Der Verlauf ist chronisch rezidivierend. Charakteristisch sind scharf begrenzte erythematöse, mit silberweißer mittel- bis groblamellärer Schuppung bedeckte Plaques. In den klassischen Prädilektionen von Extremitätenstreckseiten, Sakralregion und Capillitium stellt sich die Psoriasis vulgaris vom chronisch stationären Typ dar. Bei der Schuppenflechte der Faltenbereiche, der Psoriasis intertriginosa, fehlt die typische Schuppung weitestgehend, hier erinnern von einer mazerierten Hornschicht bedeckte und oft rhagadiforme Plaques eher an eine Candida-Intertrigo. Differentialdiagnostisch hilfreich ist die Suche nach psoriatischen Tüpfelnägeln und subungualen „Ölflecken" sowie nach Auslösbarkeit der psoriatischen Auspitz-Kratzphänomene. Getriggert durch einen meist entzündlichen Fokus schießen bei der Psoriasis exanthematica generalisiert nummuläre psoriatische Plaques auf. Den psoriatischen Befall des gesamten Integuments bezeichnet man als Psoriasis erythrodermatica. Alle Psoriasissonderformen können, untypisch für die Schuppenflechte, mit juckenden und brennenden Sensationen einhergehen.

Die Standardexterna Cignolin und Calcipotriol sind wegen starker Reizeffekte ungeeignet für die Behandlung der intertriginösen Lokalisationen. Hier stehen Salizylsäure-Steinkohlenteer-Präparate beziehungsweise topische Steroide zur Verfügung. In der Lichttherapie wird zunehmend die Bade-PUVA- durch die TL01-UVB-Bestrahlung ersetzt. Bei mittelschwerer und schwerer Psoriasis spricht ein Teil der Patienten gut auf den Therapieversuch mit Fumarsäureester (Fumaderm®) an. Immer sollte an eine mögliche Psoriasis arthropathica gedacht werden. Immunsuppressiva und NSAID mindern die Gefahr irreversibler chronischer Gelenkdestruktionen.

Pityriasis rosea

Die häufige entzündliche Dermatose tritt akut auf, ist selbst limitierend und betrifft in der Regel junge Erwachsene. Die Ätiologie ist unklar. Zuerst erscheint ein symptomloser, solitärer, hellroter, 2–4 cm großer, rundlich ovaler und marginal fein schuppender Herd, das so genannte Primärmedaillon. Eine bis zwei Wochen später folgt die exanthematische Aussaat erythematöser Plaques mit pityriasiformer Schuppung. Sie sind 1–2 cm groß, an die Hautspaltlinien orientiert und charakteristisch auf die lichtgeschützten Hautareale verteilt. Ihre Bedeutung liegt in der Differentialdiagnose zur sekundären Lues, zur Dermatomykose und zur exanthematischen Psoriasis. Kurzfristige lokale Glukokortikoide unterstützen die Abheilung.

Lichen ruber

Die Knötchenflechte ist eine relativ häufige entzündliche Erkrankung von Haut und Schleimhäuten. Primäreffloreszenz ist die rötlich violette, flach polygonale Papel. Herdförmig gruppiert sitzen diese bevorzugt an Handbeugen, Sakralregion und Unterschenkelstreckseiten. Charakteristisch stellt sich ein oberflächliches, feines Liniennetz dar: die Wickham-Streifung. Subjektives Leitsymptom ist der massive, durch Scheuern beantwortete Pruritus. Symptomlose Schleimhautläsionen in Form netz- oder farnkrautartiger Zeichnung finden sich seltener an der Genitalschleimhaut als in der Mundhöhle. Prädilektionsstelle ist dann der Introitus vaginae. Der erosive und der ulceröse Lichen ruber sind Sonderformen, bei denen ausgedehnte Schleimhautdefekte sehr schmerzhaft sind. Differentialdiagnostische Abgrenzung zum Pemphigus vulgaris, zur Erythroplasie und zum extramammären M. Paget ist erforderlich. Zur Therapie der erosiv-ulcerösen Formen werden systemische Glukokortikoide und Acitretin eingesetzt.

Lichen sclerosus et atrophicans

Die Dermatose der überwiegend älteren Frau führt zur Ausbildung kleiner, porzellanweißer Papeln am Stamm sowie zu Hautatrophien im Genito-analbereich. An der Vulva zeigen sich konfluierende Papeln, follikuläre Hyperkeratosen und Depigmentierungen. Oft ist der Juckreiz exorbitant. Das chronische Genitalekzem und der Lichen ruber erosivus müssen abgegrenzt werden. Eine Behandlung mit lokalen Östrogenapplikationen und intraläsionalen Glukokortikoiden ist nicht immer erfolgreich.

Morbus Reiter

Die klassische Symptomtrias von Urethritis, Arthritis und Konjunktivitis ist nur in der Hälfte der Fälle vorhanden. Mögliche Hauterscheinungen sind psoriasiforme Veränderungen an Hand- und Fußsohlen sowie Zervizitis. Der Verlauf ist chronisch rezidivierend. 90 % der Fälle sind HLA-B27-positiv. Pathogenetisch muss das postdysenterische Reiter-Syndrom nach Darminfekt durch Salmonellen oder Yersinien vom posturethritischen Reiter-Syndrom durch Chlamydia-trachomatis-Infektion im Sinne der STD unterschieden werden. Erstmanifestation im Spätstadium der HIV-Infektion ist häufig. Wichtig erscheint die differentialdiagnostische Abgrenzung von der Psoriasis arthropathica, dem M. Bechterew und von anderen Arthritiden aus dem rheumatischen Formenkreis. Antibiotika, NSAID, Glukokortikoide, Methotrexat oder Acitretin sind therapeutische Optionen.

Erkrankung der Talgdrüsen

Aknetetrade

Es handelt sich um ein zum Formenkreis der Akneerkrankungen zählendes, seltenes Syndrom, bestehend aus Acne conglobata, Pyodermia sinifica et fistulans, abszedierender Follikulitis bzw. Perifollikulitis sowie Pilonidalsinus. Braunrote, nodulozystische, oft eitrig einschmelzende und fuchsbauartig fistulierende Infiltrationen, daneben keloidartige

Narben sind Ergebnis des schmerzhaften, chronisch fortdauernden Prozesses. Die charakteristischen papulopustulös-nodösen Akneveränderungen von Brust, Rücken und Gesicht helfen bei der Unterscheidung von Lymphogranuloma inguinale oder vegetierenden Pyodermien. Antibiotika und Retinoide mildern die Symptomatik, oft sind großzügige operative Exzisionen mit Eigenhaut-Plastik oder -Transplantation unvermeidlich.

Stoffwechselerkrankungen

Xanthoma eruptivum

Xanthome weisen auf Fettstoffwechselstörungen hin. Übermäßige oder abnormale Serumlipoproteine speichern sich im Integument in Form gelblicher Knoten. Das Xanthoma eruptivum ist einer von vielen Xanthomtypen mit exanthematischer Eruption gelber, rundlicher, derber Papeln mit Bevorzugung der Gesäßregion und der Extremitätenstreckseiten. Ursächlich erscheint eine Erhöhung der Präbetalipoproteine („very low densitiy lipoproteins"). Diätetische, lipidregulierend-medikamentöse und palliativ-operative Therapieprinzipien werden kombiniert.

Genodermatosen

Pemphigus familiaris benignus chronicus

Beim M. Hailey-Hailey handelt es sich um eine autosomal-dominant vererbte Genodermatose mit Manifestation im jungen Erwachsenenalter. Ursächlich ist ein Defekt der Keratinozytenadhäsion. Die erosiv vegetierenden, nur selten bullösen Läsionen in den Intertrigines sind typischerweise von feinen Fissuren durchsetzt; bei Superinfektion entsteht fötider Geruch. Therapieversuche mit Retinoiden und Methotrexat werden empfohlen. Ultima Ratio ist die Spalthauttransplantation nach Exzision der Herde.

Nävi und gutartige Tumoren

Dermoidzyste

Die seltenen, von Epidermis oder Haarfollikelepithel ausgekleideten Zysten entstehen durch Einsprengung epithelialer Zellnester in embryonale Verschlussstellen. Vor allem median-sakral und perianal angelegt enthalten sie neben Horn- und Talgmaterial auch Drüsenstrukturen, Haare, Zähne oder Knochen. Behandlung: Exzision.

Seborrhoische Keratose

Die immer benigne Alterswarze hat ausschließlich kosmetische Bedeutung, ist jedoch eine wichtige Differentialdiagnose des malignen Melanoms. Betroffen sind Personen jenseits des 40. Lebensjahres. In den Prädilektionen von Gesicht und Rumpf finden sich initial hautfarbene bis bräunliche, flache, scharf begrenzte, breitbasig aufsitzende Plaques mit gepunzter Oberfläche. Langsame periphere Vergrößerung geht einher mit zunehmender Pigmentierung und markanter verruziformer Konturierung. Besonders dunkel pigmentierte seborrhoische Warzen werden als Melanoakanthom bezeichnet. Mit Kürette oder scharfem Löffel erfolgt die narbenlose Entfernung.

Melanozytäre Nävi (Nävuszellnävi)

Es handelt sich um gutartige, bei jedem Menschen vorkommende, fleckförmige oder papillomatöse melanozytäre Läsionen der Haut und der Schleimhäute unterschiedlich starker Pigmentierung, die histologisch durch Nävuszellnester definiert sind. Nicht nur anamnestisch, klinisch und histologisch, sondern auch prognostisch werden kongenitale von erworbenen Nävuszellnävi unterschieden. Pigmentzellnävi sind möglicher Ausgangspunkt des malignen Melanoms.

Erworbene melanozytäre Nävi

Erworbene Nävi manifestieren sich im Laufe der Kindheit, zeigen einen deutlichen Wachstumsschub während und nach der Pubertät, um sich im

Alter spontan zurückzubilden. Äußere Faktoren sind UV-Licht- und Sexualhormone – so werden Nävuszellnävi (NZN) in der Schwangerschaft größer und dunkler. Die Morphologie ist abhängig vom histologischen Entwicklungsgang: Der intraepidermale „Junktionsnävus" erscheint als bis 6 mm große, homogen hell- bis dunkelbraun pigmentierte, eben noch palpable Papel. Der epidermokoriale „Compoundnävus" ist von homogen schwarzbrauner Farbe, erhaben-knotig und gelegentlich mit papillomatöser Oberfläche. Bei Besatz von Terminalhaar: Naevus pigmentosus et pilosus. Einen von einem auffallenden pigmentlosen Saum umgebenen Compoundnävus bezeichnet man als Halonävus. In der zweiten Lebenshälfte erscheint der dermale Nävus als halbkugelig erhabener, hautfarbener, fibrotisch palpabler Knoten mit Solitärhaaren. Stadienentsprechend wären Lentigines, Epheliden, flache seborrhoische Keratosen, Melanom, pigmentiertes Basaliom oder Fibrom abzugrenzen.

Kongenitale melanozytäre Nävi
Sie sind bereits von Geburt an vorhanden. Scharf begrenzt und meist im Durchmesser von 1–3 cm, gelegentlich aber riesenhaft, ganze Körperregionen bedeckend (Tierfellnävus), entwickeln sie sich parallel zum Körperwachstum. Es finden sich variable Pigmentierung, raue papillomatöse Oberfläche sowie häufig Hypertrichose. Sie tragen ein erhöhtes Risiko für Melanomentstehung.

Unauffällige NZN bedürfen keiner Therapie. Bei suspektem Befund muss das Exzisat histologisch untersucht werden. Melanomrisiko gegen Operationsrisiko oder kosmetische Konsequenz abzuwägen sollte dem erfahrenen Fachdermatologen vorbehalten sein.

Urticaria pigmentosa

Der in der Klinik gebräuchliche Begriff ist irreführend, die generalisierte kutane Mastozytose stellt eine eigene Krankheitsentität dar. Reife Mastzellen vermehren sich herdförmig am gesamten Integument. Hellbraune bzw. braune, 1–5 mm große, rundlich-ovale Makeln oder Papeln in disseminierter generalisierter Aussaat und ein positiver urtikarieller Dermatographismus, das pathognomonische Darier-Zeichen, erlauben die sichere klinische Diagnose und die Abgrenzung von der generalisierten Lentiginose. Die Histaminfreisetzung durch mechanischen oder thermischen Reiz führt oft zum Kreislaufkollaps. Im Kindesalter spontan remittierend, kann die adulte Urticaria pigmentosa in eine Mastzellleukämie übergehen. Dann sind Osteoporose, Hepatosplenomegalie, Lymphadenopathie und Magenulzera Zeichen der systemischen Mastozytose; Knochenmarksbeteiligung ist begleitet von Bluteosinophilie, Anämie, Thrombozytopenie sowie erheblichen Knochenschmerzen. Behandlungsoptionen sind Therapieversuche mit Photochemotherapie (PUVA), systemischen Antihistaminika und topischen hochpotenten Steroiden unter Folienokklusion.

Naevus flammeus

Die angeborene nävoide Gefäßfehlbildung aus dilatierten Kapillaren ist harmlos und zählt zu den Blickdiagnosen. Die scharf umschriebene und bizarr begrenzte hell- bis lividrote makulöse Läsion verschwindet unter Glasspateldruck. Sie kann Teilsymptom neurokutaner Angiomatosen wie Sturge-Weber-Syndrom und Klippel-Trenaunay-Syndrom sein. Die Behandlung kann mittels Laserkoagulation erfolgen.

Erosive Adenomatose der Mamille

Das seltene Adenom der apokrinen Milchdrüsenausführungsgänge ist eine Erkrankung der Frau mittleren Alters. Einseitige erosive, teils krustig belegte Plaques oder palpaple Knotenbildung verlangen die Differenzierung vom M. Paget mamillae, vom Mamillenekzem und vom intraduktalen papillären Mamillenkarzinom. Therapie: Exzision.

Präkanzerosen

Dysplastischer Nävuszellnävus

Gemeint sind melanozytäre Nävi mit Zellatypien, unregelmäßiger Begrenzung und überdurchschnittlicher Größe. Sie erscheinen sporadisch, hereditär isoliert oder als familiäres Nävusdysplasiesyndrom mit oftmals mehr als 100 Läsionen. Die etwa 5–12 mm großen, oft unscharf abgegrenzten, zentral erhabenen und peripher abgeflachten Herde zeigen unterschiedliche und inhomogene Pigmentierungen von rosa über hellbraun bis schwarz. ABCDE-Regel (s. S. 446) und Epilumineszenzmikroskopie schaffen eine gewisse, aber nie absolute Objektivierbarkeit. Nach schmaler Exzision einzelner atypischer NZN muss ein Melanom histologisch ausgeschlossen werden.

Morbus Bowen und Erythroplasie Queyrat

Es handelt sich um obligate Präkanzerosen der Haut (Morbus Bowen) oder der Schleimhaut (Erythroplasie Queyrat). Beim M. Bowen können scharf und regelmäßig begrenzte, rötlich-bräunliche Plaques mit schuppender Oberfläche leicht als chronische Ekzemplaques, Psoriasis oder Tinea fehlinterpretiert werden. Subjektive Symptome fehlen. Bei der unter Bevorzugung der großen und kleinen Labien meist im Anogenitalbereich lokalisierten Erythroplasie imponiert ein ebenfalls scharf und polyzyklisch begrenzter, düsterrot-samtiger und indolenter Herd. Therapiealternativen sind Exzision, CO_2-Lasertherapie oder Kryochirurgie.

Maligne Erkrankungen

Paget-Karzinom (Morbus Paget)

Ein intraduktales Karzinom des Milchdrüsenausführungsganges mit Ausdehnung auf die darüber liegende Epidermis verursacht ekzemähnliche Mamillenveränderungen. Hinter dem einseitigen, scharf und unregelmäßig begrenzten, rötlich schuppenden und mäßig infiltrierten Herd ist häufig ein retromamillärer Tumor palpabel. Dem M. Paget der Mamille klinisch analog erscheint das meist anogenital lokalisierte extramammäre Paget-Karzinom, ausgehend von apokrinen Drüsen. Die initialen Läsionen werden meist als Mamillen- bzw. Analekzem verkannt, ebenso ist ein M. Bowen klinisch schwer unterscheidbar. Die Sicherung erfolgt histologisch am Nachweis von „Paget-Zellen". Beim M. Paget der Mamille ist die Mammographie indiziert. Die mamilläre Läsion erfordert Mastektomie und gegebenenfalls axilläre Lymphonodektomie; extramammäre Herde werden großzügig exzidiert.

Vulvakarzinom

Die überwiegend hochdifferenzierten, seltener anaplastischen Tumoren der Vulva sind selten und vornehmlich eine Erkrankung des höheren Lebensalters. Aus anfänglich rötlichen, elevierten Plaques oder „narbigen" Verhärtungen entwickeln sich blumenkohlähnlich-papilläre, oft exulzerierte und leicht blutende Prominenzen unter Zerstörung genitaler Strukturen. Bemerkenswert ist die für Malignome eher unübliche starke Schmerzhaftigkeit. Die operative Behandlung ist abhängig von Differenzierungsgrad und Ausbreitung. Standardtherapie im typischen klinischen Fall ist die radikale Vulvektomie mit En-bloc-Resektion des gesamten inguinofemoralen Lymphknotenfettgewebes und der dazugehörigen Hautareale.

Malignes Melanom

Das maligne Melanom der Haut oder Schleimhaut ist der bösartige Tumor der Melanozyten (Pigment bildende Zellen). Es handelt sich um die am häufigsten tödlich verlaufende Hautkrankheit überhaupt, die Inzidenz bei der weißen Weltbevölkerung ist steigend. Therapieentscheidung und Prognose stützen sich auf die korrekte klinisch-onkologische und histologische Einteilung. Die klinische Diagnose orientiert sich an der ABCDE-Regel: Die Pigmentmale erscheinen in asymmetrischer Gestalt (A = „asymmetry"), sind unregelmäßig begrenzt (B = „border"), haben ungleichmäßige Farbe (C = „colour"), überschreiten einen 5 mm-Durchmesser (D = „diameter") und imponieren erhaben oder sich vergrößernd (E = „elevation, enlargement"). Vier klinische Typen des Hautmelanoms sind zu unterscheiden: Das Lentigo-maligna-Melanom tritt an sonnenexponierten Stellen meist älterer Menschen in Form unscharf und polyzyklisch begrenzter, dunkelbrauner bis schwarzer Maculae auf. Es entsteht aus der flächigen, präinvasiven Lentigo maligna. Das häufige superfiziell spreitende Melanom ist auffällig durch von rosa bis schwarz inhomogen pigmentierte, bizarr unscharf begrenzte Plaques, teils mit knotigen Anteilen. Horizontale Ausbreitung und partielle Regression gestalten den „scheckig-bunten" Aspekt. Als aggressivste Melanom-variante mit sehr schlechter Prognose gilt das noduläre Melanom. Der meist zu spät bemerkte, braun- bis tiefschwarz unregelmäßig pigmentier-te, häufig erosiv-ulzerierende Knoten metastasiert frühzeitig. Besondere Melanomlokalisationen an Händen und Füßen, Arealen ohne Haarfollikel, werden im Begriff des prognostisch ungünstigen akral-lentiginösen Mela-noms hervorgehoben. Schleimhautmelanome sind seltene Verlaufsfor-men mit schlechter Prognose, die Vulva ist genitale Prädilektionsstelle. Prognostisch entscheidend sind die Tumordicke nach Breslow, die Eindringtiefe nach Clark und die unter Berücksichtigung von Lymph-knotenbefall und Fernmetastasierung sich ergebende klinische Stadien-einteilung (TNM). Das Melanom ist nur bei rechtzeitiger und stadienent-sprechender operativer Therapie heilbar! Andernfalls ist die Prognose infaust. Das operative Konzept umfasst Primärtumorexzision mit Sicher-heitsabstand, ggf. Entfernung der Lymphabstrombahn und regionäre Lymphonodektomie unter Berücksichtigung des „sentinel lymph node". Adjuvante Therapiestrategien werden kontrovers diskutiert, die hoch dosierte Interferon-α-2b-Therapie ist empfohlen [d. A.]. Die Therapie des metastasierten Melanoms ist leider noch immer palliativ. Mono- und Polychemotherapie unter Einsatz von Dacarbazin, Vincristin, Fotemustin und Cis-Platin, in möglicher Kombination Immuntherapien mit Inter-feron-α oder Interleukin-2, Tumorvakzination und Gentherapie sind in der klinischen Erprobung. Vor dem Hintergrund der Komplexität der Behandlungsstrategien und unter Berücksichtigung der psychosozialen Belastung der Betroffenen in der Risiko-Nutzen-Abwägung sei an dieser Stelle auf die weiterführende dermatologische Literatur verwiesen.

Basaliom

Betroffen sind meist alte Menschen mit der Anamnese chronischer Licht-exposition. Der epitheliale Tumor hat semimaligne Dignität: Das Basaliom wächst lokal invasiv und aggressiv destruierend, weist jedoch keine Metastasierungstensdenz auf. Das Mittelgesicht stellt die bevorzugte Lokalisation dar. Rumpf oder Pubesregion sind selten, Schleimhäute nie beteiligt. Basaliomtypen werden klinisch nach der vorherrschenden Morphe unterschieden: knotiges, zystisches, pigmentiertes, sklerodermiformes, oberflächliches oder exulzeriertes Basaliom. Pathognomonisch sind einen perlschnurartigen Kranz bildende, derb-halbkugelige, hautfarbene bis transluzente Basaliomknötchen mit Besatz klein- bis mittelkalibriger Teleangiektasien. Langsame, aber stetige Progredienz bei teils unverständlicher Indolenz der Patienten kann nach Jahren durch Arrosionsblutung oder Infektion zum Tode führen.

Chronischer Arsenizismus, Röntgenbehandlung oder UV-Exposition sind häufig bei den seltenen Rumpfhautbasaliomen eruierbar. Flach-nummuläre, rötliche oder bräunliche, mäßig randbetonte Herde erinnern an Psoriasis, M. Bowen, M. Paget, nummuläres Ekzem oder Tinea. Ulcus rodens und Ulcus terebrans stellen horizontal bzw. vertikal exulzerierende fortgeschrittene Basaliomformen dar, die auch in der ungewöhnlichen genitoanalen Lokalisation stärkste Gewebezerstörung nach sich ziehen. Nach histologischer Diagnosesicherung ist die Exzision mit knappem, aber auf Schnittrandfreiheit überprüftem Sicherheitsabstand Therapie der Wahl. Inoperabilität oder hohes Alter stellen Indikationen für Röntgen- oder Chemotherapie dar.

Mycosis fungoides

Die Mycosis fungoides ist das häufigste, von T-Helfer-Zellen ausgehende Lymphom der Haut. Die niedrigmaligne Krankheit entwickelt drei durch die vorherrschende Läsion definierte Stadien: Ekzem-, Plaque- und Tumorstadium. Die neuere TNM-Klassifikation berücksichtigt darüber hinaus Lymphknotenbeteiligung und viszeralen Organbefall. Initiale, kaum schuppende, rötlich-braune, ekzemähnliche Flecken am seitlichen Stamm und an den proximalen Extremitäten wandeln sich bei zunehmender Infiltration in an die Hautspaltlinien orientierte erythrosquamöse

Plaques um. Halbkugelige, zentral nekrotisch zerfallende Knoten sind Kennzeichen des oft erst nach Jahren eintretenden Spätstadiums, die Erkrankung wird über Befall von Knochenmark, Leber, Lungen und ZNS bei allgemeinem Katabolismus letal. Die histologische und molekularbiologische Differenzierung von unspezifischer und spezifischer Lymphadenopathie hat prognostische Relevanz. Eine blickdiagnostische Unterscheidung von einer Tinea corporis oder einem nummulären Ekzem fällt schwer. Frühe Stadien gelangen unter PUVA-Therapie zur Vollremission, bei fortgeschrittenen Verläufen wird mit Interferon-α-2a therapiert. Bei ulzerierenden Knoten dienen Exzision und Radiatio der Palliation.

Primär kutane B-Zell-Lymphome

Als Neoplasien des Immunsystems entsprechen die B-Zell-Lymphome verschiedenen B-Lymphozyten-Differenzierungsgraden. Von den primär an der Haut sich manifestierenden B-Zell-Lymphomen sind die Lymphome mit sekundärer Hautbeteiligung zu unterscheiden. Diffuse knotige Infiltrate, Plaques und exulzerierende Knoten mit von kranial nach kaudal gereihter Prädilektion finden sich beim niedrigmalignen primär kutanen Keimzentrums-Zell-Lymphom, beim kutanen Immunozytom und beim hochmalignen großzelligen B-Zell-Lymphom mit rascher viszeraler Metastasierung. Die Unterscheidung und Prognose wird durch Histologie, Molekularbiologie und bildgebende Staging-Diagnostik möglich. Therapieoptionen sind Exzision, Interferon-α-Interleukin-2-Immuntherapie, Radiatio und Polychemotherapie; ihr Einsatz sollte jedoch speziellen dermatoonkologischen Zentren vorbehalten bleiben.

Hautveränderungen in der Schwangerschaft

Die hormonelle und metabolische Umstellung der Schwangeren führt zu physiologischen Veränderungen der Haut, ist mit Veränderungen präexistenter Dermatosen verbunden und kann Ursache definierter Schwangerschaftsdermatosen sein.

Physiologische Hautveränderungen

Typisch ist die Neigung zu Hyperpigmentierung mit Betonung der Linea alba ("Linea nigra"), der Mamillenregion und des Genitales. Auch Narbenbereiche sind betroffen, und vorbestehende Nävi und Lentigines dunkeln nach. Oft entstehen scharf begrenzte bräunliche Pigmentmale im Gesicht (Chloasmen). Einer Hypertrichose folgt das postpartale Effluvium. Milde Ödeme, eruptive Angiome, Teleangiektasien und Naevi aranei sind Folge vaskulärer Veränderungen. Striae distensae sind begrenzt reversible, pathogenetisch unklare, multiple, parallel liegende Streifen an Bauch, Hüften und Mammae, den Bereichen höchster Volumenbelastung.

Einfluss der Schwangerschaft auf präexistente Dermatosen

Bei Autoimmundermatosen wie Sklerodermie, Dermatomyositis, systemischem Lupus erythematodes und bullösen Dermatosen wird häufig eine Verschlechterung des Verlaufs konstatiert. Dasselbe gilt für das invasive oder metastasierende Melanom. Auch virale Dermatosen wie Condylomata acuminata oder mykotische Infektionen wie die Vulvovaginitis candidomycetica unterliegen ungünstiger Beeinflussung. Variabel scheint die Auswirkung auf Psoriasis pustulosa und atopisches Ekzem. Teilweise eindrucksvoll ist andererseits die Befundbesserung bei Acne vulgaris, Pyodermia fistulans et sinifica, Psoriasis vulgaris und Sarkoidose.

Definierte Schwangerschaftsdermatosen

Autoimmun-Progesteron-Dermatitis

Ursächlich ist zelluläre Immunreaktivität gegen endogenes Progesteron. Im ersten Trimenon präsentieren sich subjektiv asymptomatische, follikulär gebundene Papeln, Pusteln und Komedonen an Extremitäten und Glutealregion. Gleichzeitig treten Arthralgien und Gewichtsverlust auf. Eosinophilenreichtum, positiver Intrakutantest gegen Progesteron und Histologie grenzen die seltene Erkrankung von anderen Schwangerschaftsdermatosen ab. Therapeutisch werden Estrogene empfohlen. Nach typischem Spontanabort im ersten Trimenon folgt die rasche Rückbildung.

Prurigo gestationis

Die stark juckende Dermatose manifestiert sich im zweiten Trimenon. Bevorzugt am Stamm und an den Extremitätenstreckseiten finden sich multiple, zentral schüsselförmig exkoriierte Papeln, die sich nach der Entbindung spontan, gegebenenfalls unter Hinterlassung postinflammatorischer Hyperpigmentierung zurückbilden. Das Kind ist nicht gefährdet. Lokaltherapie mit harnstoff- und steroidhaltigen Externa genügt.

Erythema nodosum gravidarum

Während des ersten oder mit Beginn des zweiten Trimenons bilden sich die pathognomonischen, unterschenkelstreckseitenbetonten nodösen Erytheme aus. Die Abheilung erfolgt spontan, für künftige Schwangerschaften besteht Rezidivneigung.

Pruritische Follikulitis in der Schwangerschaft

Die in der zweiten Schwangerschaftshälfte unter Prädilektion des Rumpfes aufschießenden juckenden Papeln sind charakteristisch follikulär gebunden. Bis zur Rückbildung nach Entbindung ist eine symptomatische topische Behandlung indiziert.

Herpes gestationis

Die seltene polymorphe bullöse Dermatose ist selbst limitiert, rezidiviert jedoch in zunehmender Ausprägung in Folgeschwangerschaften mit demselben Vater. Das Krankheitsbild kann aber auch bei folgenden Menstruationen oder bei Einnahme von Kontrazeptiva auftreten. Ätiologisch wird eine Sensibilisierung gegen Plazenta-Antigene diskutiert, der Nachweis von Anti-Basalmembranzonen-Antikörper gegen das Bullöse-Pemphigoid-Antigen 2 erlaubt die Zuordnung zu den Autoimmundermatosen der Pemphigoidgruppe. Es besteht HLA-Assoziation. Der Entstehung urtikarieller oder multiformeartiger Läsionen umbilikal und in den Striae distensae eilt exzessiver Juckreiz voraus. Bei Rumpf und proximale Extremitäten betonender Generalisation können kleine Blasen entstehen. Die Extremitäten werden fast nie betroffen. Im zweiten oder dritten Trimenon beginnend, folgt die Spontanheilung spätestens bis zum dritten Monat post partum. Die plazentagängigen Auto-Antikörper können beim Neonatus milde, rasch abheilende Herpes-gestationis-artige Hauterscheinungen verursachen, ernsthafte Schädigungen sind jedoch nicht die Regel. Die Diagnosesicherung gelingt bei Nachweis von dem bullösen Pemphigoid analogen histologischen und immunfluoreszenzhistologischen Charakteristika. Klinisch abzugrenzen wären in erster Linie die Prurigo gravidarum, die PUPPP und das nummuläre Ekzem. In der Therapie sind topische Steroide meist ausreichend. Bei Exazerbation sind niedrig dosierte systemische Kortikosteroide indiziert, als Ultima Ratio stehen Azathioprin und DADPS zur Verfügung.

Pruritische urtikarielle Papeln und Plaques in der Schwangerschaft (PUPPP)

PUPPP („Pruritic urticarial papules and plaques of pregnancy") ist die häufigste Schwangerschaftsdermatose. Gemeinsam mit dem Pruritus gravidarum zählt sie zu den polymorphen Schwangerschaftsdermatosen. Manifestationszeitraum ist das dritte Trimenon. Am Abdomen und an den Extremitätenstreckseiten finden sich extrem juckende, jedoch nur selten exkoriierte urtikarielle Papeln und Plaques. Daneben imponieren ödembedingte Pseudovesikel; echte Blasenbildung tritt nicht auf. Die Läsionen gehen einige Tage post partum in Remission. Das Neugeborene ist gesund. Rezidive bei weiteren Schwangerschaften sind beschrieben. Der Herpes gestationis stellt die wichtigste Differentialdiagnose dar. Lokale Kortikosteroide sind meist ausreichend; bei schwereren Verläufen werden systemische Steroide angewandt.

Pruritus gravidarum

Artifizielle Exkoriationen sind Folge eines massiven generalisierten Juckreizes im letzten Trimenon. Oftmals sind Anorexie, Übelkeit und Erbrechen, Hepatomegalie und cholestatischer Ikterus assoziiert. Paraklinisch werden Bilirubin, alkalische Phosphatase und GGT pathologisch erhöht nachgewiesen. Der Juckreiz sistiert nach Entbindung, das Kind ist ungefährdet. Innere Behandlung mit Cholestyramin und topische Anwendung von Zinkschüttelmixturen und Ölbädern gelten als Therapie der Wahl.

Impetigo herpetiformis

Der historisch gewachsene Begriff bezeichnet die im letzten Trimenon auftretende, generalisierte Psoriasis pustulosa vom annulären Typ. Marginal pustulöse und zentral schuppende elevierte Erytheme sind bevorzugt an Unterbauch und Oberschenkelinnenseiten lokalisiert. Das febrile und potenziell letale Krankheitsbild wird von Schüttelfrost, Erbrechen, Durchfällen sowie von tetanischen Krämpfen begleitet. Paraklinisch sind erhöhte Entzündungsparameter und Hypokalzämie nachweisbar. Ein Hyperparathyreoidismus ist auszuschließen. Es besteht die Indikation für den Einsatz hoch dosierter systemischer Steroide.

Weiterführende Literatur

– Sterry W, Paus R 1999 **Checkliste Dermatologie.** 3. Aufl. Stuttgart, New York, Thieme
– Braun Falco O, Plewig G, Wolff 1996 **Dermatologie und Venerologie.** 3. Aufl. Berlin, Heidelberg, Springer
– Fritsch P 1998 **Dermatologie und Venerologie – Lehrbuch und Atlas.** Berlin, Heidelberg, Springer
– Schmidt-Matthiesen H 1992 **Gynäkologie und Geburtshilfe.** 8. Aufl. Stuttgart, New York, Schattauer

– Staubesand J 1988 **Sobotta – Atlas der Anatomie des Menschen.** 19. Aufl. München, Urban & Schwarzenberg

– Füllgraff G, Palm D 1992 **Pharmakotherapie, Klinische Pharmakologie.** 8. Aufl. Stuttgart, Jena, New York, Fischer

– Fitzpatrick T B 1998 **Atlas der klinischen Dermatologie.** 3. Aufl. New York, Frankfurt a. M., McGraw-Hill Health Profession Div.

Alzheimersche Erkrankung

Fritz. K. Beller

ALZHEIMERSCHE ERKRANKUNG

Fritz K. Beller

Einleitung

Als Demenz wird ein Zustand bezeichnet, bei dem sich der Verlust von geistigen Fähigkeiten so ausgeprägt entwickelt hat, dass er die tägliche Routine beeinträchtigt (4). Dieser Zustand nimmt mit dem Alter an Häufigkeit zu. Die Alzheimersche Erkrankung (AE) ist in zwei Dritteln aller Fälle die vordringliche Ursache dieses Zustandes. Weil nahezu alle Patienten in Altersheimen und Kliniken enden und die Menschen, insbesondere Frauen, immer älter werden, hat sich diese Erkrankung zu einem schwerwiegenden volkswirtschaftlichen Problem entwickelt.

Epidemiologie

Frauen sind von der AE häufiger betroffen als Männer. Das kann dadurch bedingt sein, dass sich in der älteren Bevölkerungsgruppe mehr Frauen befinden, die länger leben. Außerdem besteht die Möglichkeit, dass an AE erkrankte Frauen länger leben als an AE erkrankte Männer. Nicht auszuschließen ist gegenwärtig, dass Frauen für AE empfänglicher sind als Männer.

Ursachen

Wenn die AE vor dem 60. Lebensjahr beginnt, was für 5 % aller Fälle zutrifft, muss mit der Mutation eines der Gene gerechnet werden, die die Preselin-Proteine (Chromosomen 14 und 1) oder den Amyloid-Precursor (Chromosom 21) schützen (5). Diese Mutationen werden autosomal dominant übertragen. Dagegen wird die im späteren Lebensalter einsetzende AE nicht dominant vererbt (11). Ob bei diesen Formen überhaupt eine genetische Übertragung eine Rolle spielt, ist bisher nicht bekannt. Faktoren, die das Entstehen einer AE begünstigen, sind ein niedriger Ausbildungsstandard und früher durchgemachte Kopfverletzungen. In neuerer Zeit wird der Estrogenverminderung in der Menopause in diesem Zusammenhang besondere Aufmerksamkeit geschenkt.

Estrogene wirken auf Neuronen durch Mechanismen ein, die sowohl genomische als auch Zelloberflächen-Rezeptoren beeinflussen. Das betrifft vor allem einen α- und einen β-Rezeptor. Im Tierversuch wurden estrogene Wirkungen morphologisch am Gehirn beobachtet; es gibt Hinweise darauf, dass die kognitive Funktion durch Estrogene verbessert wird.

Im Einzelnen wurden folgende Estrogenwirkungen am Gehirn beschrieben:
- Verbesserung der Zelldifferenzierung
- Zunahme des Wachstumpotenzials und der Plastizität von Neuronen
- Beeinflussung des Überlebens von Neuronen
- Schutz gegen programmierten Zelltod (Apoptose)
- Verbesserung des aktiven Transports von Glukose
- Modulierung von Transmittersystemen
- Erhöhung der Expression von Aliprotein E

Bei Mensch und Tier werden cholinergische Defizite mit einer Einschränkung des Erinnerungsvermögens assoziiert. Die Ovarektomie hatte im Tierversuch die Verminderung der cholinergischen Aktivität im Gehirn zur Folge. Estrogen vermochte Lerndefizite zurückzubilden, die durch Cholin-Antagonisten verursacht wurden (6).

Klinische Wirkung von Estrogenen auf die AE

Ob exogen zugeführte Estrogene das Entstehen der AE verzögern können, ist bisher ungeklärt. Nicht bekannt ist auch, ob eine Estrogenwirkung auf die kognitive Funktion nur in der direkten postmenopausalen Periode oder auch im Senium wirksam ist. Es besteht die Möglichkeit, dass Estrogene das Abnehmen von kognitiven Funktionen im späteren Leben vermindern. Es gibt Hinweise darauf, dass Estrogene in dieser Hinsicht bei jüngeren Frauen wirksamer sind. Schließlich besteht die Möglichkeit, dass Estrogene den Beginn einer Demenz beeinflussen.

Ist schon der Aufbau von randomisierten klinischen Studien mit großen Schwierigkeiten verbunden, steigern sich diese Probleme, wenn Hirnfunktionen, insbesondere die kognitive Funktion, isoliert untersucht werden. Bei alten Menschen sind diese Untersuchungen besonders aufwändig. Unter diesen Umständen ist es von Bedeutung, aber nicht beweisend, dass alle seit 1994 veröffentlichten Case-Control- und Kohortenstudien mit einer Ausnahme eine Verbesserung des Risikos von AE ergeben haben. Wenn auch gegen einige der Untersuchungen methodische Einwände geltend gemacht wurden, so stimmt der allgemeine Trend zuversichtlich. In der Leisure World Retirement Community ergaben die Todesurkunden von 9.000 Frauen, von denen 248 Estrogene eingenommen hatten, ein Drittel weniger Alzheimer-Fälle als eigentliche Dementia-Fälle. Erkennbar war ein deutlicher Zusammenhang zwischen Zeitdauer der Einnahme und Dosis. Entsprechende Berechnungen ergaben, dass die Erkrankung um etwa fünf Jahre hinausgeschoben werden konnte.
Die neueste Untersuchung von Mulnard et al. war jedoch enttäuschend. Eine kooperative Multizenterstudie, die randomisiert und placebokontrolliert bei 120 Frauen mit milder oder mittelstark ausgeprägter AE durchgeführt worden war, ergab, dass weder die Progression noch eine Verbesserung der AE festgestellt werden konnte, wenn ein Jahr lang Estrogen verabreicht wurde. Es ist allerdings zu berücksichtigen, dass das Estrogen zyklisch und nicht kontinuierlich verabreicht worden war.

Gestagene

Gegenüber den Untersuchungen mit Estrogenen sind bisher nur zwei Untersuchungen bekannt geworden, die sich mit Gestagenen befassten. Die eine ergab eine Verbesserung der Situation (10), die andere nicht. Bekannt ist, dass höhere Dosen von Medroxyprogesteronacetat (MPA) depressiv wirken können (13).

Zusammenfassung

Zahlreiche Untersuchungen weisen darauf hin, dass die Alzheimersche Erkrankung, die bei Frauen nach dem 60. Lebensjahr auftritt, mit dem Verlust von Estrogenen in Zusammenhang stehen kann. Dagegen ist ein früheres Auftreten vermutlich genetisch bedingt. Die Verabreichung von Estrogenen hatte in vielen Studien eine Verbesserung der kognitiven Funktionen zur Folge. Vor allem haben aber die bisherigen Fall- und Kohortenstudien gezeigt, dass eine Prävention der Alzheimerschen Erkrankung möglich ist.

Weiterführende Literatur

– Beller F K. 1998 **Mentale Veränderungen – Depression – Alzheimersche Erkrankung.** In Beller F K. (Hrsg.) Brevier der Menopausenbehandlung. Fortbildungsreihe des Berufsverbandes der Frauenärzte e. V. Hofstetten, pro service & verlag
– Henderson V W. 1997 **Estrogen and Alzheimer's disease: Current status.** Menopausal Medicine 7: 1–5
– Henderson V W. 1997 **Estrogen replacement therapy for the prevention and treatment of Alzheimer's disease.** CNS Drugs 8: 343–351
– Shaywitz S E, Shaywitz B A, Pugh R R et al. 1999 **Effect of estrogen on brain activation patterns in postmenopausal women.** JAMA 281: 1197–1202

– Jaffe K, Sawaya G, Lieberbong I. 1998 **Estrogen therapy in postmenopausal women: effects in cognitive function and dementia.** JAMA 279:688–695

Stichwortverzeichnis

STICHWORTVERZEICHNIS

Notizen